野村陽子

看護制度と政策

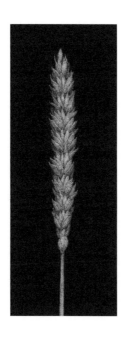

法政大学出版局

目　次

序　章 …………………………………………………………………… 1

 1　本書の位置づけ　1
 2　看護制度，看護政策とは　3
 3　看護制度の変容　4
 4　本書の構成　6

第 1 章　看護制度の歴史的変遷 …………………………………… 9

 第 1 節　保健師助産師看護師法の創設前期　9
  1　産婆規則の制定と業務の規定　11
  2　看護婦規則の制定と業務の規定　17
  3　保健婦規則の制定と業務の規定　23

 第 2 節　保助看法の制定と 1951 年改正　29
  1　保助看法の制定　30
  2　1951 年の保助看法改正　33
  3　保助看法における業務の規定　38

 第 3 節　保助看法制定および 1951 年改正における政策過程　44
  1　政治，行政，団体の動き　45
  2　保助看法制定の政策決定過程　57
  3　1951 年改正の政策決定過程　60

 第 4 節　保助看法改正以降の看護制度の変遷　66
  1　看護制度の検討期（1952 年〜 1988 年）　67
  2　看護制度の新たな展開期（1989 年以降）　70

第2章　医療資格制度の構造 79

第1節　看護制度の構造　79
1　看護職の資格制度　80
2　看護職の量を確保する制度　83
3　看護サービスに関する制度　86

第2節　資格制度の特性　89
1　プロフェッション研究と資格制度　89
2　国家と資格制度の関係　93

第3節　看護資格制度の国際比較　97
1　看護師資格制度に関する国際比較　98
2　専門看護師資格制度に関する国際比較　106
3　日本の看護資格制度の特徴と新たな制度化の動き　115

第4節　医療資格制度の変遷と看護制度　122
1　医師，薬剤師の資格制度創設　123
2　新たな医療関係職種の誕生　127
3　医療資格制度体系と看護制度の課題　135
4　福祉資格制度の創設　139

第3章　近年の准看護師制度の政策過程 147

第1節　准看護師問題の概観　147
1　准看護師制度の概要　148
2　准看護師問題の所在　152
3　准看護師制度の国際比較　157

第2節　准看護師制度の検討　160
1　国会を中心とした動き　161
2　厚生省の検討会を中心とした動き　163

第 3 節　1994 年以降の准看護師問題検討過程　164

　　1　准看護師問題を取り上げた社会的背景　165
　　2　准看護師問題の検討経過　168

第 4 節　政治，行政，団体の関係と政策展開　192

　　1　政治，行政，団体の影響力関係　192
　　2　政策コミュニティとその機能　198
　　3　政策段階における課題　200

第 4 章　訪問看護制度の政策過程　209

第 1 節　訪問看護制度の概観　209

　　1　訪問看護制度の概要　210
　　2　制度上の問題点　215

第 2 節　訪問看護制度の政策決定過程　222

　　1　制度創設以前の訪問看護活動　223
　　2　訪問看護制度創設の政策過程　228

第 3 節　規制緩和による制度の変更　242

　　1　民間企業の参入　242
　　2　医師の指示書等の規制緩和　248

第 4 節　政治，行政，団体の関係と政策展開　252

　　1　政治，行政，団体の影響力関係　253
　　2　政策コミュニティとその機能　260
　　3　訪問看護制度の政策展開　260

第 5 章　看護政策の特徴と推進の課題　267

第 1 節　看護の政策過程の特徴　267

　　1　アクターの影響力関係　268
　　2　政策段階における比較　274

3　看護政策の特徴　280
　　第2節　看護政策推進の課題　284
         1　政策の規模　284
         2　政策案の熟成　287

第6章　看護制度の課題と今後の方向性 ……291

　　第1節　看護制度の課題　291
         1　業務法と現代医療の乖離　292
         2　看護師資格の二重構造　297
         3　看護師の量的確保　299
         4　専門性・自律性の課題　302
　　第2節　看護制度変革の方向性　308
         1　業務法見直しの方向性　309
         2　准看護師制度に関する論点整理　313
         3　チーム医療における専門職化の推進　317

終　章　制度変革のために ……327

         1　将来の医療提供体制と看護制度　327
         2　看護政策の推進方策　331
         3　看護管理と看護政策　334
         4　政策推進の基盤整備　338

　参考文献　343

　あとがき　353

　索　引　357

序　章

1　本書の位置づけ

　本書は，看護制度が将来の超高齢社会においても社会の要請に応えられる制度となっているのかという問題意識から，看護制度の課題を明らかにし，看護政策の推進方策を考察したものである。それでは，今の看護制度にはどのような問題があるのであろうか。
　現場の具体例を挙げると，要介護認定を受けている高齢者が訪問看護を受けることを希望しても，医師がその必要性を認め指示書を出さなければ，在宅で看護を受けることはできないといったことや，入院中に病状について看護師に質問をしても「医師に聞いてほしい」と言われることなどは，多くの患者や高齢者が経験していることではないだろうか。
　なぜ，看護サービスの必要性を看護師が決められないのか，専門教育を受けている看護師は病気に関する患者の質問に答えないのであろうか。病気の診断・治療に関することは医師が説明すべきであるということは前提であるが。
　その理由を考えてみると，制度に起因しているのではないかということが見えてくる。訪問看護は，介護保険法に医師の指示がなければ行えないことが規定されており，また，保健師助産師看護師法（以下「保助看法」という）の規定には，診療の補助は医師の指示が必要であると解釈される条文がある。このような制度の枠組みがあることから，看護師は医師の指示が必要と考える業務に関しては，医師の判断を待つということで動きを止めているのではないだろうか。

看護職は専門職と言われているが，専門職の基本的要素である専門性はある程度満たしているものの，自律性が制限されているのである。このことが，看護職としての能力を十分に発揮できない状況を生み出していると思われる。なぜ，看護職の自律性が制限される制度となっているのであろうか。

　そこで，保助看法の当該規定について制定当時まで遡ってみると，それは明治時代から昭和初期に規定された内容であり，その当時の医療実態の中で創られたものであることがわかった。医療はその後大きく変容し，また医療の対象者も変化してきているが，看護の制度はなぜ変わらなかったのであろうか。

　このような医療現場における看護制度と実態の乖離は，時代の変化とともに大きくなっていると考えられる。一般的に，制度は創設された当時が最も実態に合ったもので，時間の経過とともに制度と実態の乖離は生じるものと言われていることからも，60数年前に創設された保助看法に，実態と合わない部分があるのは当然のことであろう。しかし，そのことによって，医療の現場で看護職がその能力を十分に発揮し，役割を十分に担えていないという状況があれば，看護は公共的なサービスであるという観点から考えると問題である。

　それではなぜ，看護制度は時代の変化に合わせて改正されてこなかったのであろうか。保助看法は創設後，これまでに23回改正されているが，改正の多くは他の制度改正に伴うものである。近年では医療安全や看護の質の向上の観点から改正が行われているが，看護制度の根幹に関わる制度改正は一度も行われていない。小西知世は[1]，これまでの保助看法改正は消極的改正にすぎず，また改正しやすい部分からまず手を着けるという現実的なアプローチにとどまっており，今後は第1条の目的規定や第5条等の業務規定，そして准看護師制度など保助看法の抜本的改正をしなければならない時期が来たのではないかと，法律家の視点から保助看法の課題を指摘している。

　看護制度の根幹部分の改正の検討は，これまで数回議論されているが，第3章の准看護師制度の事例のように法改正には至らず，制度の改正は非常に

---

1) 小西知世「保助看法改正の成果」『看護管理』第12巻第5号，医学書院，2002年，382頁。

困難を伴うということが明らかとなっている。なぜ，このように看護制度の根本的な部分を改正することが困難なのであろうか。

このような問題意識の下に，第1章から第4章で，保助看法はどのような過程で創設されてきたのか，資格制度の構造に問題があるのではないか，准看護師制度見直しの議論はどのような政策過程であったのか，そして，看護制度の根幹に係る制度ではないが，看護サービスを拡大した訪問看護制度創設の政策過程について，制度決定が可能となった要因を明らかにしている。

本書では，看護制度の問題点は何か，どのように変えていく必要があるのか，そして，制度が変えられない政治的な理由は何なのかを探るために，これまでの看護政策の過程を分析し課題を明確にするとともに，今後の看護政策の推進方策を考察することを目的としている。

2　看護制度，看護政策とは

ここで，本書で取り扱っている看護制度と看護政策について定義しておこう。

本書のタイトルとしている「看護制度」とは，看護サービスを提供する制度全体を指しており，ここでは法律に基づく種々の規定も含めた内容を看護制度としている。看護制度の全体像については第2章で記述しているが，看護制度の中核となっている法律は保助看法と位置づけており，保助看法は看護職[2]の資格制度であることから，看護サービスを提供する制度はこれを前提として創られているということである。こういった観点から，看護制度の課題を言及している。

また，「看護政策」とは，看護制度を創設または改変していく政治過程と位置づけており，本書では看護制度のうち，准看護師制度と訪問看護制度について，政治学でいう政策過程研究の手法を用いて分析している。看護政策には，人材確保や教育，労働に関する政策なども含まれ，幅広いものであるが，本書ではなぜ，准看護師制度と訪問看護制度という，関連性が見えない

---

[2] ここで言う「看護職」とは，保健師，助産師，看護師，准看護師を指している。なお，「看護職員」も同義語である。

制度の政策過程を取り上げたのかという疑問を読者は持たれると思われる。その理由は，看護制度の中核的存在である保助看法という資格制度の問題を論じたいと考えたことから，典型的な看護政策の課題である准看護師制度を取り上げたというものである。しかし，准看護師制度の政策過程は，政治的な解決に至っていない，ある意味では失敗事例である。要するに，政策決定にまで及んでいない事例であり，看護政策の推進方策を見出すために，成功事例として訪問看護制度の創設を取り上げているのである。この2つの政策過程を比較することにより，看護政策における問題点を浮き彫りにし，政策を推進する方向性を導き出そうとしている。

3　看護制度の変容

このような看護制度，看護政策の議論を進める前提として，保助看法を中心とした看護制度・政策の変遷についてここで概観しておきたい[3]。

看護は医療サービスとして提供されるので，看護制度は医療制度の変化によってその影響を受けてきたが，労働や教育に関する制度の影響も受けつつ変容してきた制度である。

1948年に保助看法が創設されて以降，わが国の医療体制はその充実が急速に進んでいる。特に1958年の国民健康保険法の全面改正により国民皆保険が実現したことの影響は大きく，これによって病院の数，特に私的病院数が急増し，看護職の不足が顕著になった。

このような中で医療機関に働く看護職の労働環境は悪化していき，夜勤労働による長時間勤務，低賃金，非効率な職場環境などが常態化していった。1960年には病院ストライキが全国的に起き，1965年にいわゆる「ニッパチ闘争」[4]が起きるなど，看護職不足が社会問題化した。このような労働問題への対応として，労働時間の短縮，夜勤体制の改善，夜勤手当の増額などが

---

[3]　看護制度の概観は，保健師助産師看護師法60年史編纂委員会編『保健師助産師看護師法60年史』日本看護協会出版会，2009年，および金子光『初期の看護行政』日本看護協会出版会，1992年を参考としている。

[4]　夜勤体制を看護職2人で月8日とすることを求める運動。

行われ，また育児休業法に看護職が含まれるなど次第に労働環境は改善していった。

一方，医療制度の側面からは，1963年に医療制度調査会が医療機関の運営に関して改善の方針を出すなど，近代化が進められた。また，後述するが看護職不足を背景として，准看護師制度を高卒1年間の養成とする保助看法改正案が国会に提出されたが廃案となるなど，看護制度の見直しが議論されたのがこの時期であった。

その後，政府は看護職不足に対応するための確保対策に本格的に取り組むことになり，院内保育所の整備，ナースバンク，需給計画，養成所への補助などを行っている。このような対策の効果もあって，看護職の就業者数は少子化の時代に入っているにもかかわらず増加し，2012年には約154万人となっている。

一方，教育に関しては，前述したように養成所に対して補助を行い，その数の増加を図っており，看護師学校養成所は1950年では81校であったが，2013年には773校にまで増加し，1年間で約4万6千人の看護学生を教育する体制となっている。また教員養成にも1950年から予算を計上してその育成を図り，看護教育の質を保つ施策を行っている。

教育内容については，看護の考え方の変化，医療の発展に合わせた専門科目の拡大など，時代に合わせた教育カリキュラム（指定規則）の改正を定期的に行っている。なお，教育に関する施策は，文部科学省との連携の下で行われているものである。近年，看護大学の設置に財政支援措置が認められ，急速に大学の設置が進み，1989年はわずか12校であったが2013年には218校が看護大学となり，学生数は看護師3年課程の約39％を占めるようになってきている。

そして，近年では，医療のさまざまな環境の変化，患者のQOLの重視，そして医療安全の観点から，看護に求められるものも変化している。そのため，看護の量的な確保対策から質の充実がより求められるようになり，教育・研修に関する施策に重点が置かれるようになってきている。

医療の高度化による機能分化や在宅医療の推進などから，医療機関において専門性の高い看護職が求められるようになり，専門看護師や認定看護師な

どの専門的な看護を行う者の認定制度が職能団体によって始められている。また，病院の副院長に看護職を登用する医療機関も増加し看護の役割も広がっている。このような状況の中で，看護職の役割拡大が政策課題となり，静脈注射の解禁やチーム医療における業務拡大の議論から，2014年には保助看法改正による研修制度が創設されている。

このように，看護制度の課題は時代と共に変化し，それに応じて必要とされる対策が取られてきているが，一方で戦後の看護職が非常に少なかった時代につくられた付添看護制度や准看護師制度は，長期間その改正が行われてこなかった。これらの制度は，法律改正を伴うものであることから，制度の見直しは困難とされていたが，付添看護制度は入院医療のあり方の見直しなどと併せて議論が行われ，1994年の健康保険法一部改正により廃止されている。しかし，准看護師制度は何回か検討の俎上に上っているが，いまだに解決されていない看護制度の課題である。

4 本書の構成

本書は，3つの視角から分析を行っている。すなわち，第1章では歴史的分析，そして第2章で資格制度を中心とした制度の構造分析，第3章，第4章では2つの事例（准看護師制度と訪問看護制度）を用いた実証的分析を行っている。そして第5章および第6章で看護制度・政策の課題を考察し，今後の推進方策を提示している。

次に各章のより詳細な内容であるが，第1章では，看護職の資格制度である保助看法を中心に，明治時代の医制から産婆規則，看護婦規則，保健婦規則の制定，そして保助看法の創設とその直後の改正について歴史的変遷を分析している。保助看法は戦後に創られた制度であるが，その根拠となっているものは明治時代の医制にまで遡り，その後，産婆・看護婦・保健婦規則を経て3職種を合わせて法制化されている。このような経緯で創られた制度であることから，保助看法の条文がなぜこのような規定となっているのかを考える上では，歴史を遡って分析することが重要であった。また，第3節では，保助看法制定と1951年改正について政策過程を詳細に分析し，特に看護職

の業務に焦点を当てて保助看法が規定されてきた経緯を考察している。そして保助看法制定後の看護制度の検討過程と改正の経緯について，現在までの動向を追っている。

第2章では，看護サービスを提供する枠組みとなっている制度には，医療制度，保健制度，医療保険制度，介護保険制度などがあることから，第1節で看護制度の全体像を捉えている。そして，看護制度の中核となっている保助看法について，資格制度という観点から制度の構造を分析している。具体的には，プロフェッション論を用いて資格制度の本質を抑えた上で，医療関係職種の資格制度創設の変遷を追い，資格制度の課題，そして看護の資格制度との関係においてどのような影響があったのかについて考察している。それに加え，わが国の看護資格制度の特徴を明らかにするために諸外国の制度との比較を行っている。

第3章は准看護師制度の政策過程を分析している。この制度は保助看法創設の3年後の1951年にできたものであるが，看護師と准看護師の二重構造の資格制度となっていることが問題とされている。行政ではこの問題を解決するための検討を複数回行ってきているが，60数年を経ても解決していない問題である。第3章では，1994年から准看護師問題を解決するための4つの検討会が開催され，集中して准看護師養成停止に取り組んだ期間を取り上げ，その検討過程を分析している。

第4章は，訪問看護制度を創設した老人保健法改正の政策決定過程を取り上げている。この事例は老人医療費の適正化を背景として在宅医療の推進が政策課題となっている中で進められたもので，1987年から約5年間という経過の中で新たな看護の分野として訪問看護制度が創設されたという事例で，政治，行政，団体の影響力関係および政策段階について分析している。

第5章は，第3章および第4章で分析した政策過程を比較し，各政策段階においてどのような問題が存在していたのか，また，政治，行政，団体の力関係は政策過程にどのような影響を及ぼしていたのかについて考察している。この2事例を比較することにより，看護政策の特徴を明らかにするとともに，政策過程における今後の課題を考察している。

第6章は，これまでの各章の分析から看護制度の課題を総括的に整理する

とともに，その課題を解決するための制度変革の方向性を述べている。具体的には，看護制度を改善する方向性として保助看法の業務法の見直し，准看護師制度の論点整理，そして保助看法における専門性の向上，自律性の確保について言及している。最後に終章として，看護制度・政策のめざすべき方向性と，それを実現するための基盤整備について展望を述べている。

第1章　看護制度の歴史的変遷

　1948年に制定された「保助看法」は，看護関係の3つの資格を統合した初めての法律である。同法の制定以前は，1899年に制定された産婆規則，1915年に制定された看護婦規則，そして1942年に制定された保健婦規則があり，それぞれの歴史的経緯の中で社会の要請に応えてこれらの規則が創られてきている。このことは諸外国には例のないわが国の看護制度の特徴である。

　保助看法はこれら3つの規則において規定されていた内容のうち，「業務」に関する基本的な部分は踏襲されたが，「養成課程」は大幅に変更されている。具体的には，3職種はそれぞれ異なった養成課程で教育されてきたが，保助看法では看護師教育を基礎とし，これに保健師および助産師を積み上げて教育するという体系に変更され，3職種を合わせた法律として出来上がっている。

　保助看法は看護職の資格制度であるが，看護制度の中核となっていることから，保助看法がどのような歴史的変遷の下で創設されてきたのかについて，3職種の資格制度ごとに分析し，看護制度の特徴を明らかにしていきたい。

第1節　保健師助産師看護師法の創設前期

　本節では，産婆規則，看護婦規則，保健婦規則の制定から，保助看法の創設に至るまでの変遷をみているが，特に看護業務に着目して，その経緯を分析する。それぞれの規則や保助看法には，看護職の資格制度として，①免許，②教育・試験，③業務，④倫理（行政処分）に関する事項が規定されている。筆者の問題意識は，看護職は超高齢社会に役立つ制度となっているかという

ことに焦点を当てているので，資格制度全体ではなく，業務に関する規定について，その歴史的変遷を分析する。

保助看法の看護業務に関する規定を詳細にみると，①業務の定義，②医行為の禁止，③医師の指示，に区分されるが，産婆，看護婦，保健婦の3つの規則と保助看法の条文の規定内容を比較すると，表1-1のように，「業務の定義」に関する条文の表現が若干異なっている。

そこで，看護業務の定義について，規則ではどのような背景からこのような用語を用いることになったのかを，規則が制定された当時の社会情勢を踏まえて分析し，次に各規則における業務の定義が保助看法制定時にどのような背景から現行制度のような定義になったのかについて考察する。

なお，本章でいう「看護業務」の範囲は，看護師が行う業務に加え，保健師および助産師の業務を含めている。

また，「医行為の禁止」や「医師の指示」の条文については，それぞれの規則に規定された表現と保助看法の規定内容はほぼ同様であるが，このよう

表1-1 業務の定義に関する条文の比較

	規 則	保助看法
助産師	産婆規則 第9条 産婆は産婆名簿に登録を受けさる者に妊婦産婦褥婦又は胎児生児の取扱を専任することを得す	第3条 この法律において「助産師」とは，厚生労働大臣の免許を受けて，助産又は妊婦，じょく婦若しくは新生児の保健指導を行うことを業とする女子をいう
看護師	看護婦規則 第1条 本令に於て看護婦と称するは公衆の需に応じ傷病者又は褥婦看護の業務を為す女子を謂う	第5条 この法律において「看護師」とは，厚生労働大臣の免許を受けて，傷病者若しくはじょく婦に対する療養上の世話又は診療の補助を行うことを業とする者をいう
保健師	保健婦規則 第1条 保健婦の名称を使用して疾病予防の指導，母性又は乳幼児の保健衛生指導，傷病者の療養補導其の他日常生活上必要なる保健衛生指導の業務を為す者（略）	第2条 この法律において「保健師」とは，厚生労働大臣の免許を受けて，保健師の名称を用いて，保健指導に従事することを業とする者をいう

な条文が書かれた歴史的背景についても分析する。なお，規則における条文は以下のとおりである。

- 医行為の禁止
  「産婆規則」第8条　産婆は妊婦産婦褥婦又は胎児生児に対し外科手術を行い産科器械を用ゐ薬品を投与し又は之か指示を為すことを得す但し消毒を行い臍帯を切り浣腸を施すの類は此の限りに在らす
  「看護婦規則」　第6条　看護婦は主治医師の指示ありたる場合の外被看護者に対し治療器械を使用し又は薬品を授与し若は之か指示を為すことを得す但臨時救急の手当は此の限に在らす
  「保健婦規則」　第10条　看護婦規則第6条乃至第10条の規定並に其の罰則の規定は保健婦の之を準用す

- 医師の指示
  「保健婦規則」　第6条　保健婦傷病者の療養補導を為す場合に於て主治医師あるときは其の指示を受くることを要す

1　産婆規則の制定と業務の規定

1）太政官布告，医制の発布

　助産師は，江戸時代から「産婆」という名称で，数少ない女性の職業として確立されていた[1]。その業務はいわゆるお産の介助であったが，産婆に関する資格制度や養成制度がなかったことから，知識や技術は極めて低く[2]，堕胎など人の生命に関わる医療類似行為をしばしば行っており，その弊害は無視することができない状況にあった。このため，明治新政府は1868年12月24日に産婆に対する太政官布告を発し，産婆の売薬の世話や堕胎の取り

---

1)　菅谷章『日本医療制度史』原書房，1976年，295頁。
2)　厚生省医務局編『医制百年史』ぎょうせい，1976年，90頁。

扱いを禁止し、それらの行為について取り締まることを明らかにした[3]。これは制度という性格のものではなく、禁止令であった。

その後、明治政府は近代的な制度の創設に向けて調査を行うため、1871年に欧米諸国に使節団を派遣した。この使節団に加わっていた長与専斎を中心に医制が創られ、1874年に東京府、京都府、大阪府に発布されている。医制創設の主な目的は、①衛生行政機構の整備、②西洋医学に基づく医学教育の確立、③医師開業免許制度の樹立、④薬剤師制度・薬事制度の確立であった[4]。このような制度の創設に加え、当時、分娩介助をしていた産婆について、その質の低さから一定の質を確保する必要性が感じられていたため、医制に産婆の資格に関する規定や、医師と産婆の関係において業務の範囲を規定した条文が設けられている。

医制第50条には産婆の資格として、40歳以上で婦人小児の解剖生理および病理の大意に通じ、指導を受けた産科医の眼前において平産10人、難産2人の実際の取り扱いをなして得た実験証書を所持する者を検して免状を与えることが書かれている。また、経過措置として当分の間、従来営業の産婆はその履歴を質して仮免状を授けること等も規定されている。

一方、業務の制限として、第51条で産婆は急迫の場合のほか産科医あるいは内外科医の指図を受けずにみだりに手を下してはならないこと、また、産科器械を用いることは禁止することが規定され、第52条では方薬を与えることを禁ずることが書かれている。

医制発布後、京都、東京、新潟などで産婆養成所が開設され、ここでは西洋の助産学が教育され、新産婆と呼ばれる若い女性が育っていった。医制に産婆の条文が設けられたことは画期的なことであったが[5]、医制は東京府、京都府、大阪府にのみ発せられたものであったことから、それ以外の地方では相変わらず分娩を経験した無資格の年配者などがお産の介助を行っていた[6]。

---

3) 菅谷章, 前掲, 295頁。
4) 厚生省医務局編, 前掲, 14頁。
5) 菅谷章, 前掲, 296頁。
6) 佐藤香代『日本助産婦史研究』東銀座出版社, 2001年, 18頁。

2) 医制に産婆制度が位置づけられた意味

医制において産婆の制度が設けられたことは，看護職の資格制度がここで芽生えたという意味で，注目する必要があると考える。医制における規定は，看護職の規定として最初のものであるので，この規定が保助看法にどのような影響を及ぼしているのかについて考察しておきたい。

1つは，産婆の資格として人体の構造である解剖や生理，病理といった学問を学ぶことが明記され，またお産の介助を指導を受けた産科医の前で実践するという実務経験が必要であることが規定された点である。これは看護教育には学説と実習が必要であること，学説は医師が学ぶ学問の内容の一部分であること，実習の指導者（許可を与える者）は医師であるといった内容であり，看護教育の初期の考え方として抑えておくべきであろう。

2つには，医師の指図を受けずに医療的な処置をしてはならないとした点で，医師と産婆の違いを明確にし，またその関係性，すなわち指図を受ける関係をここで明記している。このような規定内容になった理由を木下安子は[7]，「当時の産婆は医療行為を行っていたであろうし，医師との区別がつかないことも多かったと思われる」とその当時の状況を説明し，また，医制は「医師，洋医を保護し，増加させようという方針ですから，他の医療類似の行為が取り締まりを受けたであろうことは容易に想像されます」と述べており，産婆の他，鍼治，灸治の業種も医師の指示を受けることとされた[8]。このように医制は，医師を中心とした医療従事者の制度体系，要するに指示関係を体系づけた最初の制度であったと言えよう。

それに加え，産科医との関係においては，免許を取得するためには産婆は産科医の眼前でお産の取り扱いをしなければならないこと，そして産科医の証明書が必要であることなど，産科医と産婆の上下関係を明確に位置づけている。ここでは単に産科医と産婆の区別がされただけではないことに注目すべきであり，この医師と産婆の関係性が現在にもつながっていると思われる。

---

7) 木下安子『近代日本看護史』メヂカルフレンド社，1980年，8頁。
8) 厚生省医務局編，前掲，63頁。

3つには，産婆の禁止行為として，産科器械を用いることや，投薬を禁じている。ここでいう産科器械を用いるとはおそらく堕胎のことで，これらの禁止規定は明治元年に出された太政官布告を引き継いでいるものと思われる。当然のことであるが，医師以外が人体に危害を与える医行為を行うことは，この時代から固く禁じられていた。
　この医制の産婆に関する禁止行為の規定は，現行の保助看法第37条に規定している「禁止行為」の原型とみることができる。医制第51条，第52条は産婆規則第7条，第8条につながり，その後に制度化された看護婦規則第6条[9]につながっていると思われる。そして現行法の保助看法第37条の禁止行為の条文に，表現の若干の違いはあるが，内容としては同様のものとなっている。

「医制」
　　第51条　産婆は産科医或は内外科医の差図を受くるに非されは妄に手を下すへからす然れとも事実急迫にして医を請ふの暇なき時は躬ら之を行ふことあるへし但し産科器械を用ふるを禁す且つ此時は第49条の規則に従ひ其産婆より医務取締に届くへし
　　第52条　産婆は方薬を与ふるを許さす
「産婆規則」
　　第7条　産婆は妊婦産婦褥婦又は胎児生児に異常ありと認むるときは医師の診療を請はしむへし自ら其の処置を為すことを得す但し臨時救急の手当は此の限りに在らす
　　第8条　産婆は妊婦産婦褥婦又は胎児生児に対し外科手術を行ひ産科器械を用い薬品を投与し又は之か指示を為すことを得す但し消毒を行ひ臍帯を切り浣腸を施すの類は此の限に在らす
「看護婦規則」
　　第6条　看護婦は主治医師の指示あるたり場合の外被看護者に対し治療器械を使用し又は薬品を授与し若は之か指示を為すことを

9）厚生省医務局編『医制百年史　資料編』ぎょうせい，1976年，37頁，64頁，92頁。

得す但臨時救急の手当は此の限に在らす
「保助看法」
　　　第37条　保健師，助産師，看護師又は准看護師は，主治の医師又は歯科医師の指示があった場合を除くほか，診療器械を使用し，医薬品を授与し，医薬品について指示をしその他医師又は歯科医師が行うのでなければ衛生上危害を生ずるおそれのある行為をしてはならない。ただし，臨時応急の手当てをし，又は助産師がへその緒を切り，浣腸を施しその他助産師の業務に当然付随する行為をする場合は，この限りでない。

　医制においては，前述したように医師の指示関係や医行為の禁止は明確な規定がされているが，産婆とはどのような業務を行う者なのかといった業務内容に関する定義は書かれていない。おそらく産婆の業務範囲を明確にする必要性があったのは産科医との相違を明確にするためであったことから，医師との関係性を規定したことで事足りたものと思われる。

3）産婆規則の制定

　産婆に関する規定は前述したように医制に条文が設けられたが，医制は3府（東京府，大阪府，京都府）に対する発布のみで全国的な規制とはならずに，地方（都道府県）の取締規則に委ねられていた。このため，3府を中心に西洋医学に基づいた産婆教育が西洋の助産師活動を知った産科医によって始められ，レベルの高い産婆が養成されたが，仮免許で営業する産婆や地方では相変わらず無資格の年長女性「取り上げ婆」がお産の介助を行っていた[10]。各地方庁ではさまざまな試験制度や取り締まりを設けていたが，全国的に統一する必要性があると考えられたことから，1899年7月19日に初めて単独の法規として「産婆規則」が公布された[11]。

　この間に医師に関する法制度としては，1879年に医師試験規則ができ，1883年には医師免許規則および医術開業試験規則，そして1906年には医師

---

10)　佐藤香代，前掲，18頁。
11)　菅谷章，前掲，300頁。

法，歯科医師法，医師会規則ができ，医制は自然消滅のかたちとなった。このように明治時代に医師等の資格制度の根幹が創られている。

さて，1899年に創られた産婆規則の業務に関連する条文を詳細にみると，①産婆試験に合格し年齢は20歳以上の女子（第1条），②産婆は妊婦，産婦，褥婦又は胎児，生児に異常がある時は医師の診察を請うこと，自らその処置をしてはならない，ただし臨時救急の手当てはこの限りではない（第7条），③産婆は妊婦，産婦，褥婦又は胎児，生児に対し，外科手術を行い産科器械を用い，薬品を投与し，又は之か指示を為すこと得す，ただし，消毒を行い臍帯を切り浣腸を施す類はこの限りではない（第8条），④産婆は産婆名簿に登録を受けない者に妊婦，産婦，褥婦又は胎児，生児の取扱を任せてはならない（第9条），などが規定されており，業務に関する規定は第7条から第9条である。

このような業務に関する規定について，産婆規則では，異常ありと認めた時は医師の診療を請うべきで自ら処置をしてはならないとされている。これは西洋の助産師活動を知った浜田玄達が1869年に政府に出した建白書[12]の影響があったものと推察される。現行の保助看法では，医行為の禁止とは別の条文を設けて異常妊産婦等の処置の禁止を明記しており，産婆規則第7条を踏襲している。

また，医制の医療禁止行為に記載されていなかった行為として，産婆規則第8条では，「外科手術を行うこと」および「薬品の指示」が追加され，また禁止行為の除外として，消毒を行うこと，臍帯を切ること，浣腸を施すことが明記された。現行法の保助看法には，外科手術（堕胎）を行うこと以外の内容は踏襲されている。

次に，新たに追加された第9条の産婆業務の定義についてみると，「産婆業務は，妊婦産婦褥婦又は胎児生児の取扱」と規定されている。具体的にどのような業務範囲であったのかについては，産婆試験規則に定められた試験科目から推測することができる。なお，産婆試験は，学説と実地に分かれている。

---

12) 佐藤香代，前掲，19頁。

試験科目
① 正規妊娠分娩及びその取扱法
② 正規産褥の経過及び褥婦・生児の看護法
③ 異常妊娠分娩及びその取扱法
④ 妊婦産婦褥婦生児の疾病消毒の方法及び産婆心得
学説試験に合格した者は，実地試験若しくは模擬試験を受ける。

　産婆業務の範囲について，保助看法と比較してみると，表1-1のように現行法は「助産又は妊婦，じょく婦若しくは新生児の保健指導を行う」とされているが，産婆規則との明確な相違点は，胎児が助産業務に含まれなくなったことである。また，「産婦の取扱」を「助産」と定義し，そして妊婦，じょく婦，新生児の「取扱」を「保健指導」という用語に変更している。
　1899年に制定された産婆規則は，1910年に改正され，学校や講習所の卒業者は無試験で産婆名簿に登録することができるようになったが[13]，その後，産婆規則は1942年の国民医療法の政令に引き継がれ，ここで名称が「産婆」から「助産婦」に改められている。この間，昭和初期に産婆教育の刷新，改革と産婆の身分保証，そして産婆団体の統制を法的に位置づける「産婆法」が国会に上程されたが，成立しなかった。また，1948年には，国民医療法自体が廃止されることとなり，ここに規定されていた助産婦規則は，保助看法に移行された。

2　看護婦規則の制定と業務の規定

　病人の世話をする行為としての「看護」は，家庭の中で生活の営みとして昔から行われていたことである。職業として看護が誕生したのは明治時代の初期で，欧州の医師による病院の設立や戊辰戦争による多くの負傷兵に対する世話の必要性が契機となっている。この頃の看護は特別な訓練もなく傷

---

13)　同上，23頁。

病兵や病院の入院患者の身の回りの世話をするものであったが，その後，英国・米国で行われていた看護教育が輸入され，専門職業人としての教育を受けた看護師が病院や経済的に豊かな家庭に雇用されて看護を行うようになった。

このような発展の仕方をした看護業務が基礎となって，1915 年 6 月 30 日に看護婦規則が制定されている。看護婦規則のうち，看護業務に関連する条文は以下の 2 つで，「看護婦の定義」と「医行為の禁止」である。

> 第 1 条　本令に於て看護婦と称するは公衆の需に応し傷病者又は褥婦看護の業務を為す女子を謂う
> 第 6 条　看護婦は主治医師の指示ありたる場合の外被看護者に対し治療器械を使用し又は薬品を授与し若は之か指示を為すことを得す，但臨時救急の手当は此の限に在らす

看護婦規則と産婆規則の定義を比較してみると，第 1 条の看護師の定義は産婆とかなり異なることから新たに書かれた条文と思われ，看護師の業務を「看護」としている。しかし，第 6 条の医行為の禁止に関する条文は産婆規則とかなり類似している。どのような理由でこの条文が規定されたのか，看護師が職業として芽生えた時代から量的に増大していった時代の背景を踏まえて，看護師の業務が形づくられ看護婦規則制定に至った経緯についてみていきたい。

1）萌芽期における看護師業務

日本で最初の病院は，1861 年に設立された長崎養生所で，オランダ人医師が提唱したものであった。ここには患者の世話をする看病人はいたが，これらの者は患者の身内の者であった[14]。身内以外で患者の世話をする者の出現は，幕末の戊辰戦争（1868 年）以降で，負傷兵に対する治療が外国人医師を招いて行われ，救護施設や病院においてかなり多くの看病人が雇用され働

14）亀山美知子『近代日本看護史　Ⅳ』ドメス出版，1985 年，25 頁。

いている。この頃の看護は戦傷兵の世話であったことから、一般的に看病人には男性が雇用されていたが、乱暴な兵士を穏やかにするために「柔よく剛を制す」という考え方から女性を雇用するところもあった[15]。これらの女性の多くはおそらく寡婦や「莫連者(ばくれんもの)」であったと考えられるが、看病人が負傷兵からの乱暴行為に保護されつつ傷病者の世話に当たっていた[16]。この負傷兵に対する看護業務は、看病人が患者1人ずつに付き添い、身の回りの世話をするものであった[17]。

1869年には現在の東京大学医学部附属病院の前進である「大病院」が医学校兼大病院となって、患者を受け入れていた。大病院では看病人や看病方取締を雇い、医師の診療の介助や投薬、患者の身の回りの世話、掃除などが行われていた。

この頃の看護業務について「東京府大病院規則」をみると、看病人は、「薬の受け渡し」と「患者の身の回りの世話（起臥、衣類、飲食、掃除等）」を行っており、また、看病方取締の仕事は「診察時の医師への介助」、「看病人の監督」で、当直医官の指示を受けることとされており、看病方取締助は、看病方取締の指図を受けて、受け持ち患者の包帯交換や病室のさまざまな業務を行っていた[18]。

このような時代に医制が公布されているが、医制には看護師に関することは一切触れられていない。これは医師の下で働いていたことから、規制する必要がなかったためと思われる。

次に、医師と看護師との関係をみてみると、大病院の看病方取締や看病人は、医師中心の男性社会の中で位置づけられたことから、院長を頂点としたヒエラルヒーが形成される組織において、医師の下に置かれていた[19]。このことは、現在の病院における医師と看護師の位置づけの原点になっていると推察される。

---

15) 菅谷章，前掲，305頁。
16) 亀山美知子『近代日本看護史　Ⅱ』ドメス出版，1989年，11頁。
17) 看護史研究会『派出看護婦の歴史』勁草書房，1983年，6頁。
18) 同上，7頁，8頁。
19) 亀山美知子，前掲，29-31頁。

2）近代看護の始まりと看護婦規則の制定

看護教育の始まり

　看護師の教育が養成所を設立して始められたのは，英国に留学していた医師が1884年に有志共立東京病院（慈恵病院）において米国の看護師を招いて養成所を開設したのが，わが国で最初に行われた看護教育である。その後，1886年には同志社の京都看病婦学校や，東京の桜井女学校の中に米国の宣教師が看護師養成所を開設している。そして1888年には，前述した東京帝国大学附属病院（東大病院）が看病法講習科を開設し，1890年には日本赤十字社が看護師養成所を開設している[20]。日本赤十字社の養成所以外では，米国や英国の看護師を招いて看護教育を行っており，まさに直輸入的な教育が行われ，養成数は少なかったが質は高く女性教師以上に時代の先端をゆくエリート的近代職業の1つであった[21]。このように看護師養成の気運が高まり，看護師の需要も高まっていたが，一般に女性が職業をもつことが軽蔑される時代でもあったため，看護に従事する女性は少なかった[22]。

　この時代は病人が療養する場は家庭がほとんどであったため，養成所を卒業した看護師は，経済的に豊かな家庭へ派出看護婦として働いていた者も多く，また，医師を養成する病院で看護に従事する者や，日赤看護師養成所の卒業生は軍病院の看護師として，キリスト系養成所を卒業した看護師は貧困者の無料訪問看護を行うなど，それぞれ社会的なニーズがある分野で看護を展開していった[23]。

看護業務の広がり

　この時代に行われていた看護は，東大病院では診療の介助者としての役割が期待され，そのための訓練が行われていた。そして，患者の身の回りの世話は病院が雇用した看病人が行っていたが，次第に患者個人が雇う付添看病

20）　土曜会歴史部会『日本近代看護の夜明け』医学書院，1989年，7頁。
21）　同上，133頁。
22）　菅谷章，前掲，307頁。
23）　土曜会歴史部会，前掲，134頁。

婦によって行われるパターンが出来上がったと考えられている[24]。一方，派出看護では「大臣や公爵」などの裕福な家庭に派遣され，難産，チフス，肺炎，虫垂炎などの看護や育児を行っており，また，赤痢の集団発生時には隔離所へ派遣されて看護を行っている。

看護師の質の低下

看護師の養成は次第に，官公立や私立病院，派出看護婦会，日赤，開業医などで行われるようになり，病院の看護師養成は教育期間が一定して質が保たれていたが，派出看護婦会の養成所では，需要が増えると低年齢の者や教育期間を短くした速成看護師を養成し，また開業医では小学校を卒業した女子を見習いとして住み込みで経験を積ませて看護師にしていた。そして日赤は戦争で看護師の急増が求められると教育期間を短縮して質の低い看護師を養成していた。1894年，1895年には日清戦争，1904年，1905年には日露戦争で看護師の需要が急増し，また，1914年には第1次世界大戦が始まっている。

このような中で，看護師名義の乱用や若年齢者の看護，不当な料金の請求，風紀の乱れ，主治医の指示を受けずに医行為をする者など質の低下が顕著となり，看護界から看護婦規則の制定に対する動きもあり，東京府において1900年に看護婦規則が発令された。これは質の低い看護師を取り締まる側面が強かったが，一方で看護師という職業が成立したという意義もあった[25]。

看護婦規則の制定

東京府の規制は，開業医の看護師と派出看護婦にのみ適用され，病院の看護師は医師の監督下にあるという理由で適用されていない。そしてこの東京府の規則が各府県の看護婦規則の手本となり，1915年の国の看護婦規則につながっている。看護婦規則が創られた背景には，日露戦争や第1次世界大戦で傷病兵を看護する者が活躍し，看護師に対する社会的評価が高まった反面，派出看護婦会が戦争未亡人を吸収したことから[26]，看護教育を受けない者が看護業務に従事するようになったという問題が表出していた。このよう

---

24) 看護史研究会，前掲，10頁。
25) 同上，74頁。
26) 同上，91頁。

な社会的要請もあり，看護に従事する女性に対し，教育，資格，業務の面で全国的な規制をする必要性があり[27]，国によって看護婦規則が制定された。

3) 看護婦規則における業務の規定
医師の指示
　看護婦規則の業務に関する規定に着目してみると，1900年に創られた東京府看護婦規則では，第7条に主治医の指示を受けなければ治療に関する手術や投薬をしてはならないと規定されていたが，1915年の看護婦規則には，東京府の条文を受けて第6条に「看護婦は主治医師の指示ありたる場合の外被看護者に対し治療器械を使用し又は薬品を投与若は之か指示を為すことを得但臨時救急の手当は此の限に在らす」という記述になっている。

　ここで注目すべきことは，1899年に公布された産婆規則の医行為を禁止した条文には「主治医の指示」が書かれておらず，単に医行為を禁止しているが，翌年の1900年に発布された東京府看護婦規則には前述したように主治医との指示関係が明記され，それが1915年の看護婦規則に引き継がれているということである。このことは，産婆は開業していたことから医師との業務上の関連が薄かったが，看護師は医師の下で業務を行うという性格であったため，このような条文が書かれたと考えられる。この時代に医師から看護師への注文として書かれた文章に，「看病婦は医師の助手であり手伝いである」「医師に対して絶対服従」「従順は女子の美徳である」[28]という表現がある。このことからも男性がほとんどであった主治医の指示については当然のこととして看護婦規則に盛り込まれたものと思われる。この点については，保助看法の制定時にどのような議論があったのか注目する必要があろう。

看護業務の定義
　次に看護業務の規定についてである。東京府看護婦規則には看護師の定義は書かれていないが，1915年の看護婦規則の第1条には「看護婦とは，傷病者又は褥婦看護の業務を為す女子をいう」と看護師の定義が明記された。

---

27)　菅谷章，前掲，316頁。
28)　看護史研究会，前掲，83頁。

これは今で言う業務独占を意味する看護師の業務の定義の原型である。このような定義となった経緯に関する資料は見当たらないが，おそらく，産婆規則には定義が書かれていたこと，また当時の看護師が看護を行っていた対象者を明記し，「看護の業務」と表現したものと思われる。現行法の保助看法では「看護の業務」をより具体的に「療養上の世話又は診療の補助」としているが，この過程でどのような議論があったのかについては次節で触れている。

看護師以外に看護業務を行える者

　東京府看護婦規則には，第8条に無資格者に看護をさせる場合の規定がある。興味深いので条文をみてみると，「第8条　看護婦は無免許の者をして代て看護を為さしむることを得す但し現に看護の方法を指示し一部の補助を為さしむるは此の限りにあらす」。このような規定は，1915年に公布された看護婦規則にはないが，附則の最後に，地方長官は看護婦資格のない者に対して，当分の間，履歴を審査して看護の業務を免許する准看護婦免状を与えることを認めている。

　看護婦規則は取り締まりであり，この規則で免許を持った者以外が看護業務を行うことは認められないが，唯一附則に規定された准看護婦が看護を行えるとされた。これは養成所への入学や看護師試験の合格が困難な見習い看護師が多かったこと，また有資格者だけでは看護の需要に応じ切れないと判断したものと思われる[29]。現代でも准看護師について議論があるが，有資格の看護師だけでは医療現場の看護は支えきれないという課題は，この時代から存在していた。

3　保健婦規則の制定と業務の規定

　保健師の資格制度が1941年に保健婦規則として制定された背景は，助産師や看護師とは大きく異なっている。すなわち，産婆規則や看護婦規則は，質の低下という社会問題があったことから一定の質を確保し，それ以外の者

---

29)　同上，106頁。

に従事させないという取り締まりを主な目的として制定されたものであったが，保健婦規則は戦時体制が進む中で健康な国民をつくるという国家的な要請から，保健師という職種が必要とされた。保健婦規則が創設される以前の保健師は，社会保健婦，公衆衛生看護婦，保健指導婦などさまざまな名称，資格を持って業務を行っていたので，これを統合し保健師の増加や育成を目的として制度化されている。

　保健師の業務は，乳幼児や妊産婦の相談，結核患者の看護などを行っており，このような業務の性格上，看護師や産婆の資格を有していた者が大部分であった。このため，保健師は看護関連の一職種として位置づけられ，保健婦規則が創られている。

1）保健婦規則制定までの経緯
保健師活動の始まり

　保健師活動の萌芽は，1886 年に京都同志社の新島襄が，米国の宣教師らの協力で看護師を養成し社会保健婦事業を試みたことだとされている[30]。その後，京都，大阪，東京などで乳幼児健康相談や巡回産婆事業が，診療所や市において行われている[31]。

　そして国においては，1922 年に内務大臣の諮問機関である保健衛生調査会が，乳児死亡を減少させるための方策について諮問を受け，1926 年に「小児健康相談所を設置するを最も適当なる施策と認む」という答申を出し，ここで保健師のなすべき業務を明記している[32]。保健師活動は，1923 年の関東大震災の直後に済生会が罹災者に対する巡回看護事業を始め，東京市でも聖路加病院等でスラム地区の母子の保健指導を中心とした訪問事業が始められている。また，1924 年には大阪市産院・乳児院などで訪問看護婦が貧困家庭の妊産婦に対する訪問事業を行っていた。

　一方，重工業の発展に伴い結核患者が増加したことから，その予防対策が重要となり，1932 年には政府の方針で大阪市や東京市において，健康相談

---

30) 看護行政研究会編『看護六法』新日本法規，2011 年，1024 頁。
31) 木下安子，前掲，129 頁。
32) 菅谷章，前掲，321 頁。

所の設置と結核巡回看護が始まっている。また,日本結核予防協会でも看護事業が行われている[33]。一方,農村においては応召者や都市工場での需要などから若手の労働力が低下し,過酷な労働状況で劣悪な環境にあったことから,1930年に朝日農村保健婦事業,1933年からは聖路加農村保健婦事業,1935年には北海道済生会巡回看護事業などが始められている。その後,1938年に施行された国民健康保険法に基づく組合に保健師が配置され,保健指導事業が進められていった。

保健所法と保健師活動

1932年に勃発した満州事変が日支事変,太平洋戦争に発展するにつれ,国民の保健に重大な関心が払われるようになり,1937年には保健所法が制定された。同法規則に保健所の職員として「保健婦」という名称が明記され,保健所に保健師が配置されて地域住民の保健指導を担当することになった。保健所は全国的な設置が進み,保健師の需要が急速に増大したことから,各府県では保健師の養成が盛んに行われるようになった[34]。

このように保健師活動は都市部の貧困層や農村部の劣悪な環境改善の必要性から発展し,次第に戦時体制に移行する中で,国民の体力の向上という国策に資する者として社会的な要請が高まり,保健師業務を行う者が急速に増加していった。

保健婦規則の制定

保健師の資格化の動きは,1940年に大阪朝日新聞社が中心となって「全国社会保健婦大会」が開催され,全国から多くの保健師業務に従事する者が集合し,保健師業務のあり方,資質の向上,資格のあり方などが議論され,第2回大会では保健師の資格制度の建議が行われた[35]。

一方,政府では太平洋戦争に突入する時期であったことから,国民の健康保持増進をめざす保健指導が優先され,民間事業という性格から官製の保健婦事業へと傾斜していっている。この頃の保健師は,その発展過程からも推察できるように,知識や経験そして業務内容において著しい差異があり,名

---

33) 同上,72頁。
34) 同上,324頁。
35) 大国美智子『保健婦の歴史』医学書院,1985年,136-147頁。

称もばらばらであった。しかし，専門技術者として保健師の資格を一定し，乳幼児死亡率の低下と結核対策のために的確な保健指導を行う保健師を普及する必要があったため，政府は1941年7月に保健婦規則を制定した。

保健婦規則の制定後，1942年には，保健師配置の国庫補助が始まり，保健師1人あたり年間800円の4分の1以内の助成が行われている[36]。

2）保健婦規則における業務の規定

保健師業務の定義

保健婦規則における業務の規定をみてみると，第1条に保健師の業務が定義されている。

> 第1条　保健婦の名称を使用して疾病予防の指導，母性又は乳幼児の保健衛生指導，傷病者の療養補導其の他日常生活上必要なる保健衛生指導の業務を為す者（以下保健婦と称す）は年齢18年以上女子にして左の各号の一に該当し地方長官の免許を受けたるものに限る

産婆規則や看護婦規則の第1条にも業務の定義が書かれているが，保健婦規則の業務の規定はこれらとはかなり異なり，「名称を使用して」ということや，業務の内容が非常に詳しく書かれている。

業務の内容が詳細な理由は，おそらくそれまでの保健師は，さまざまなそして幅広い業務を行っており，保健師とはどのような業務をなす者なのかということについて，当事者間でかなり隔たりがあり，また激しい論戦があったためと思われる。

医師との関係

次に医師との関係をみると，第6条に「傷病者の療養補導を為す場合に於て主治医あるときはその指示を受くることを要す」とされており，看護婦規則や産婆規則ではこのような単に医師の指示を規定した条文は見あたらない。これは，保健師は医療機関のような医師の指示下で働いておらず，また

---

36)　菅谷章，前掲，325頁。

健康な住民に対する保健指導も行っていたことから、このような条文が書かれたものと思われる。また、業務の制限については看護婦規則を準用している。このような保健師に対する医師の指示に関する規定は、現行の保助看法に引き継がれている。

看護師資格との関係

保健師業務と看護業務の関係については、保健婦規則第7条に「保健婦は業務執行上必要あるときは看護の業務を為すことができる」とされており、1941年に定められた講習所指定規則でも臨床看護の実習時間がかなり確保されている。そして保健師講習所には3種類あり、入学資格が高等女学校卒業の者、看護師資格を有している者、そして産婆資格を有している者となっている。ここで初めて保健師、看護師、助産師の3つの職種の関係が整理されている。このことは、3つの資格を1つの法律とした保助看法の規定につながっている部分として注目したい。

3）1945年の保健婦規則改正

1942年に国民医療の適正と国民体力の向上を図るため、国民医療法が制定され、この法律において医療関係者として医師、歯科医師、保健師、助産師、看護師が規定され、これらの資格制度は法律に根拠を持つことになった[37]。しかし、助産師、看護師に関する部分はなかなか施行されなかったが、保健師のみ1945年5月に改正され、施行されている。

1945年に改正された保健婦規則の業務に関する部分をみると、1941年の規則では、業務の定義は第1条に規定されていたが、改正規則では第2条に「保健婦は保健指導及療養補導に従事し国民体力の向上に寄与するを以て其の本文とす」と定義し、第14条に業務内容が詳細に規定された。

第14条　保健婦の業務左の如し
　　1　衛生思想滋養の指導
　　2　疾病予防の指導

---

37) 厚生省医務局編、前掲、305頁。

3　母性又は乳幼児の保健衛生指導
　　　4　栄養の指導
　　　5　傷病者の療養補導
　　　6　其の他の保健衛生指導

　1945年の改正で，保健師業務の定義に「保健指導」という用語が新たに使われたこと，また国民体力の向上に寄与することが役割であるということが，あえて規定されている。そして1941年の保健婦規則と異なる業務内容としては，「衛生思想滋養の指導」「栄養の指導」がある。1945年5月という太平洋戦争の終末期でその頃の状況から推察すると，感染症の蔓延や食糧難があったために衛生や栄養に関する指導が追加されたものと思われる。なお，名称独占については，第15条に規定されている。
　一方，医師との関連をみると，第19条に「就業地を担当する保健所の長の指示あるときは之に従うべし」と初めて保健所長の指示に触れている。これは，1942年に国民保健指導方策要綱が定められ，保健所を中心として保健指導の総合的かつ効率的な運営を図るために全国的な保健所網が設けられ[38]，また，1944年には保健所を市町村および国民健康保険組合の保健衛生事業の指導監督ならびに保健師の業務指導を行うこととしたため，このような規定が設けられたものと思われる。この条文は，現行の保助看法に引き継がれている。
　これまでみてきたように，明治初期の医制制定以降，70年余の歴史の中で看護職の資格制度が形づくられてきたのである。看護職は女性の職業として草分け的な存在であるが，その背景には看護という業は医療であることから，特定の教育を受けた者以外を排除するという資格制度の枠組みが必要とされ，職業となっていったということである。そして，もう一つの特徴として，医療サービスの根幹をなす医師の資格制度と深く関連する中で，看護職の資格制度が創られてきたことを再確認する必要があろう。このような歴史の中で，医療資格制度の体系化が図られてきたことを改めて抑えておきたい。

---

[38]　同上，274頁。

そして，筆者が看護制度を考えるきっかけとなった，看護制度は将来にわたっても有用な制度かという観点から，資格制度のうち業務に関連する規定に焦点を当てて歴史的経緯をみてきたが，まさに制度は歴史の積み重ね，その時代に必要とされた社会事象の中で創られるものであると再認識した。このことは裏を返せば，歴史のある制度を検討する場合は，それが創られた過程を理解することが制度を改善する上では重要だということである。

なお，医制から3つの規則，そして保助看法制定までの経緯は図1-1のとおりである。

図1-1 医制から保助看法までの経緯

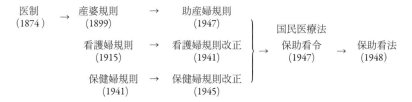

次節では，看護の資格制度の最大の転換点となった保助看法の制定と1951年改正という，最も重要な制度変革期についてみていきたい。

第2節　保助看法の制定と1951年改正

保助看法は戦後，連合国軍総司令部（GHQ）占領下にあった時代に制定された法律で，この時期はわが国の多くの制度が創設された時期でもあった。看護の資格制度は前節で述べたように，明治以降の長い歴史の中で形づくられてきたが，ここで保健師，助産師，看護師の3職種は1つの法律として効力を発揮するものとなったのである。しかし，保助看法は旧制度とのギャップが大きかったことから改正運動が起き，3年後の1951年には2回の保助看法改正が行われ，現行法の骨格が出来上がっている。

保助看法の歴史を振り返ると，この1945年から1951年は現行法の礎が築

かれた最も重要な時期である。それゆえ，短い期間ではあるが制度創設から一部改正までの変遷を詳細にみていきたい。

なお，この時期の歴史的記述については多くの文献があるので，ここでは制度に関連する内容に絞っている。

1　保助看法の制定

1）GHQ 占領下で法案を検討
保健師法案の検討

1945 年 8 月に終戦を迎え，GHQ の占領下でわが国の制度は大幅に見直され，建て直しが行われた。保健師，助産師，看護師に関する資格制度は，1942 年に制定された国民医療法に医療関係者として規定されていたが，同法の委任命令の施行が，保健師が 1945 年 6 月，助産師，看護師は 1947 年 5 月という状況で，施行までの間は旧規則が効力を有していた[39]。

保健師，助産師，看護師に関する制度は，戦時中に低年齢，養成期間の短縮など資格要件が緩和されたこともあり，欧米諸国と比べて著しく立ち遅れていた。このため，GHQ は抜本的な改善を図る必要があると考え，厚生省，文部省，公衆衛生医，臨床医，看護教育従事者などを構成員とする看護制度審議会をつくり，ここで新たな看護制度のあり方について検討を始めた。GHQ のオルト（G.E. Alt）看護課長が実質的に主宰した同審議会では，看護の独自性，専門性とは何か，助産業務は医業か看護かなどの本質的な議論が行われ，看護の概念を整理していった。そして 1946 年末に，保健師，助産師，看護師を一本化した「保健師法案」がまとめられた[40]。

この保健師法案は，保健師，助産師，看護師の制度を統合して「保健師」とすること，基礎的な看護教育を高めるため教育期間を高等女学校卒業後 3 年以上とすること，養成学校卒業後に国家試験の合格を条件として，厚生大

---

[39]　同上，305 頁，415 頁。
[40]　金子光『初期の看護行政』日本看護協会出版会，1992 年，6-11 頁，および「保健師助産師看護師法五〇年の証言」『日本看護歴史学会誌　第 11 号』日本看護歴史学会，1998 年 5 月，5 頁。

臣の免許とすることなど、これまでの規則と比較するとかなり高いレベル資格制度案であった。

この保健師法案はGHQ内部でも合意が得られず、また、厚生省から既得権者の免許や業務の取り扱いなど諸般の事情から時期尚早という意見が出されたために、廃案となっている[41]。

<u>保助看法案の作成</u>

その後、看護制度審議会では保健師法案の目的であった看護師等の資質の向上や3つの資格を分離する方向で法案を作成することになり、厚生省で法案を作成する作業が行われた。当時の状況について、条文の作成をした医務課の担当者によると、GHQからカリフォルニア州の看護婦規則を参考にせよと指示されたが、これは法律の規則を同列に並べた形式的に整っていないものであったため参考にできず、従来の3つの規則を1つにまとめて新しい用語を加えて条文にしたという。「拙速というか、ずいぶん急いで作りました」と述べられている[42]。

このような状況下で作成された保健婦助産婦看護婦令（以下「保助看令」という）は、国民医療法の委任に基づく命令として1947年7月3日に公布され、保健婦規則、助産婦規則、看護婦規則は経過措置の規定を設けて廃止された。保助看令は学校養成所に関する部分が施行されたが、その他は施行されず、翌1948年には根拠法令であった国民医療法が廃止されたため、保助看令は保助看法にそのまま引き継がれた。

2）保助看法の制定と意義

<u>新制度の意義</u>

保助看法は1948年の第2回国会に上程され、原案どおり可決され、同年7月30日に制定・公布された。この法律は、日本の看護制度史上において画期的なものであり、「看護の革命」と言われたように[43]、当時の看護の状況から考えるとかなり大幅な制度改革であった。その背景にはGHQの占領政

---

41) 看護行政研究会編、前掲、1028頁。
42) 佐藤香代、前掲、45頁。
43) 金子光、前掲、216頁。

策があり,日本の民主化の一環としての男女平等,女性解放の実現があった。医療界の医師と看護師の関係は,封建的人間関係と男性の女性支配が典型的に現れている分野であったので,GHQ が力を入れて改革している[44]。

当時,厚生省の看護技官であった金子光が,保助看令の公布に際して解説した記事に「約 60 年の歴史をもつわが国の看護の業務が,従来はひとえに医業の追従物として隷属の形をもっていましたが,今回目覚めて看護の業務は医業と相まって医療の一端を担う,即ち完全な協力体としてその独自性を認められたことは,新制度における数項目にわたる革新のなかの基盤となる原則的思想であって"最も輝かしい"ものであると思います」と記述しているように[45],現代看護の礎を築いた法律の制定であった。

保助看法と旧制度の相違

ここで,新制度として創設された保助看法と旧制度の主な相違点を抑えておこう。

最も大きな違いは,1 つには看護師を甲種と乙種の 2 種類に区分したことである。その理由として「医療需要の進展を考慮して」とされているが,看護の概念を議論し,専門職にふさわしい教育を受けた看護師をつくる制度とする一方で,多くの旧規則の看護師と同等の制度をつくり,量の確保を成り立たせようとしたためである。『日本医師会雑誌』に厚生省の技官が乙種看護婦を創った理由について,看護師すべてが甲種看護婦になることが望ましいが日本の実情ではこの水準に多数を送り出すことが困難なので乙種看護婦が設けられたとする説明文を掲載している[46]。そして,甲種看護婦は高等学校卒業後 3 年以上の養成期間が設けられたが,乙種看護婦は中学卒業後 2 年以上の養成という格差を設けるとともに,業務においても乙種看護婦は急性かつ重症患者の看護はできないという業務制限が設けられた。

2 点目は,保健師,助産師,甲種看護婦は国家免許とし,免許登録の要件を国家試験合格としたことである。そしてこれまでは業務免許であったが,

---

44) 佐藤香代,前掲,44 頁。
45) 金子光,前掲,14 頁。
46) 芦田定蔵「保健婦助産婦看護婦法解説」『日本医師会雑誌』22 巻 6・7 号,日本医師会,1948 年 7・8 月,25 頁。

身分免許とし終身資格としている。これは，医師，薬剤師が国家資格であることに合わせた制度としている。しかし，乙種看護婦は旧規則と同様の都道府県免許であり，都道府県試験の合格を要件としている。乙種看護婦も終身資格となったが，国家免許である甲種看護婦とは，歴然とした資格制度の格差が設けられていた[47]。

2 1951年の保助看法改正

1) 法制定による現場の困惑

　医師法，医療法の制定など新たな医療体制がつくられる中で看護職の資格も法制化されたが，大改革であったために，現場で働いていた旧規則の看護師（「旧制度看護師」という）や，看護師を雇用していた医療関係者に大きな衝撃を与えた[48]。

　特に看護師を甲種と乙種に分け，甲種看護婦は高等学校卒業者（当時の高等学校入学者は女子の37％程度）でなければ看護を学ぶことができないとしたこと，そして旧制度看護師は甲種と同様の業務が行えるものの，国家試験に合格しなければ甲種看護婦になれないことは，旧制度看護師にとって地位低下につながるのではないかという不安を与え，大きな社会問題となっていった。また民間病院では中卒の看護師が多く，乙種看護婦には急性期患者の看護ができないなどの業務制限が設けられたことから，病院内で混乱が起きるなど現場で困惑が生じていた。このため，乙種看護婦という制度をなくしてほしい，また乙種看護婦の業務制限を廃止してほしいという陳情や請願が多く寄せられ，これらの既得権擁護の動きは法律改正運動となっていった[49]。

　この運動について団体の動きをみると，日本看護協会は保助看法の制定は看護職の地位確立につながるとして大いに賛成し，再教育に力を入れていたが，旧制度看護師の要望を受けて，乙種看護婦および旧制度看護師に対する国家試験の条文を削除し，甲種・乙種を区別せず甲種看護婦と同等の教育を

---

47) 看護行政研究会編，前掲，1028頁。
48) 同上，1030頁。
49) 金子光，前掲，216頁。

受けた者を看護師とするよう，1950年3月に4万人弱の署名を集めて，厚生省や国会に請願書を提出している[50]。

一方，1946年4月に医療労働者の組合として結成された労働組合では，看護問題が婦人部で取り上げられ，1949年には甲種看護婦試験免除運動，そして既得権擁護の考え方から国会への請願，署名運動，国会議員への陳情など，全国的な規模で運動を展開している。

2）厚生省，国会での改正案検討

厚生省ではこのような請願や陳情を受け，1950年8月に医務局長の諮問機関として臨時の看護制度審議会を設け，GHQの参加のもとに広く専門家や関係者が加わって制度の検討が行われ，翌年1月に政府の改正原案がまとめられた。

厚生省でこのような検討が行われていることと並行して，国会においても保助看法改正案の検討が始まっている。国会の動きには2つの流れがあった。1つは労働組合を背景としたもので，衆議院および参議院の厚生委員会に所属する主に社会党議員を中心とし，日本教職員組合（日教組），全日本国立医療労働組合（全医労），そして日本看護協会会長の井上なつゑ議員が加わった「看護婦法改正研究会」（「改正研究会」という）である。この改正研究会は1950年10月に発足し，現場看護師の意見聴取や実情調査を行い，翌年には厚生省の改正案に対して「山崎試案」[51]を公表している。

もう一つの流れは，衆議院と参議院厚生委員会の下でこの問題に対する小委員会が1950年11月下旬に相次いで設置されたというものである。この小委員会には後述する医師国会議員連盟や改正研究会の議員が複数名加わっており，ここで保助看法改正案の議論が行われ，衆議院の小委員会が中心となって厚生省案や山崎試案の調整を行い，この小委員会が作成した改正案が議員立法として国会に提出されている。なお，日本医師会の問題意識は，甲種・乙種に区分したことによる現場の問題，養成所の指定条件が厳しく医師

---

50) 日本看護協会『日本看護協会史』第1巻，日本看護協会出版会，1967年，50頁。
51) 山崎試案とは，参議院の山崎道子議員（社会党）が取りまとめた案である。

会で養成ができないこと，看護職不足となっていることなどであった[52]。

保助看法改正にあたって争点となったことは，大きくは3点であった。1つは看護師を甲種・乙種に区分したがこれを1つの資格とすること，2点目は旧制度看護師が新制度の看護師になるために国家試験の合格を条件としていたが，これを廃止し講習会などで肩代わりすること，そして3点目は看護職不足に対応するため乙種看護婦の業務制限を廃止し，また養成所の設置基準を緩和して養成数を増加させることであった。

この改正案の検討を行っていた当時の様子であるが，厚生省看護課長であった金子光によると，国会の小委員会で説明を求められてたびたび説明したが，理解が得られなかった。また，国会議員から，厚生省案では中卒者が看護師になれない，貧しい農村の女性が看護師になれない，乙種看護婦を復活させろ，米国の看護師教育を真似るのではなく，日本らしい制度をつくれという発言があったと語られている。また，乙種看護婦は復活させられないので，同じようなものを創れと言われ，その結果，准看護師が生まれたと述べている[53]。

なお，この時期の各団体の動きや国会における議論については次節で詳述する。

3）保助看法改正案の国会提出

厚生省案，山崎試案，衆議院厚生委員会小委員会案のいずれかを国会に提出することになるが，厚生省案は甲種と乙種を廃止して看護師に一本化し，別に看護助手制度（養成期間1年の知事免許）を創って看護を行うという考え方であった。このため，国会議員からこの案は関係者の要望を反映していないこと，看護職不足の解決にはならないことが問題点として指摘され，厚生省案は国会に提出されず，また山崎試案は衆・参厚生委員会合同の小委員会の中で取り下げられたことから，衆議院厚生委員会小委員会の改正案が上程されることになった。

この時期はGHQの占領下で，法案提出にはGHQの了承が必要であった

---

52) 丸山直友『日医雑誌』第25巻第5号，日本医師会，1951年，465頁。
53) 金子光「保健婦助産婦看護婦法五〇年の証言」前掲，10頁。

が，この小委員会案は GHQ の了解が得られず，一時は店晒しになっていた。そのため，小委員会の議員が GHQ を訪ねて同法案を説明したが，この中で厚生省が小委員会の改正案に反対しているために GHQ が了承しないことがわかり，1951年3月29日の衆議院厚生委員会において，複数の議員が厚生省に対して行き過ぎであることを指摘している[54]。その翌日，小委員会メンバーは，GHQ のオルト課長とサムス（C. F. Sams）局長を再度訪ねて，同改正案の説明を行っている。オルト課長はこの改正案に反対したが，サムス局長は看護師の教育期間を2年ではなく3年とすることを主張したため，小委員会では改正案の訂正を行い，その結果，GHQ の了承が得られている[55]。

このような経過の後，同年3月30日に青柳一郎外9名による議員から議案として同改正案が提出され，31日に衆議院厚生委員会および参議院厚生委員会で法案の提案説明および質疑が行われ，いずれも全会一致で可決している。

こうしてわずか3年で保助看法は改正され，第3章で取り上げる准看護師制度が創設された。なお，改正された内容の概要は以下のとおりである。

① 甲種，乙種の区別を廃止し看護師一本にしたこと
② 保健師，助産師の教育は看護師教育の中に浸透されることによりそれぞれ6か月の純粋な専門教育としたこと
③ 看護師を助け看護の総力を構成する要員として准看護師の制度を設けたこと
④ すでに看護師免許をもっている者は国家試験に受験しなくても講習会を受講すれば国家免許に切り替えられること

この他に，経過措置がいくつか盛り込まれた[56]。

保助看法改正が行われた時期は GHQ の占領政策の終結期で，GHQ 看護課はオルト課長とオルソン（V. M. Ohlson）の2名体制であった[57]。そして，

---

54) 『厚生委員会（第10回国会衆議院）会議録』第20号，1951年3月29日。
55) 『厚生委員会（第10回国会衆議院）会議録』第21号，1951年3月30日。
56) 看護行政研究会編，前掲，1031頁。
57) ライダー島崎玲子，大石杉乃編著『戦後日本の看護改革』日本看護協会出版会，2003年，52頁，362頁。

1951年4月にはマッカーサー（D. MacArthur）が解任され，サムス局長も同時に辞任しており，翌1952年4月にはサンフランシスコ講和条約が締結され，占領政策は終了した。

4）1951年11月に再度保助看法改正

　1951年3月の保助看法改正により，旧制度看護師の要望はほぼ満たされたが，国家試験受験の代わりに要件とされた認定講習会については，問題が残されていた。すなわち，旧制度看護師全員が講習会を受講するための予算が十分に確保されておらず，また，全員が講習を終了するには年数がかかることが明らかになったのである。

　一方，3月の保助看法改正は前述したとおり，わずか1日の審議で法案を成立させたため，参議院の藤原（旧姓山崎）道子議員は無条件で国家資格に切り替える提案ができずに可決されたことから，再度改正を行うことを考えていた。

　また，日本看護協会は認定講習会の実施に向けて準備を始めていたが，協会長であり参議院議員であった井上なつゑは，旧制度の医師が試験もなく切り替えられていることから，既得権者の権利は公平に護られるべきであると考え，看護師も無条件で切り替える制度とすべきという請願書を7万人余の署名を集めて国会に提出している。そして，藤原議員，井上議員による議員立法によって，無条件で看護師の国家登録ができるという保助看法改正案を上程し，保助看法改正案の審議が行われ，1951年10月30日に参議院，そして11月1日には衆議院を通り，11月6日に同改正法は公布された。これによって，旧制度看護師は認定講習会を受けることなく，無条件で新制度の看護師として国家登録がされることになった。

　このような2回の保助看法改正が行われたことについて，看護界では看護の水準が低下することを危惧する声もあり，日本看護協会は国家資格に切り替わった看護師に対する再教育・研修の実施の必要性を主張している[58]。

　1951年の2回にわたる保助看法改正により看護界の混乱は収まったが，

58）　日本看護協会，前掲，55頁．

この改正は看護の質の向上が先送りされ，また，入学資格を中卒とした教育年間の短い都道府県知事免許の准看護師制度が創設されるという制度改正であった。そして，養成所の指定要件を大幅に緩和したことから[59]，医師会立の准看護師学校が大量に造られていった。

3　保助看法における業務の規定

ここで，第 1 節の保助看法制定までの変遷において焦点をあてていた看護業務の規定について，新制度ではどのような条文となったのか，なぜこのような規定となったのかについて，抑えておきたい。

なお，ここで記述している条文は 1951 年の改正当時のものとしている。

1）業務の定義
保健師の業務
保助看法第 2 条には保健師の定義が以下のように書かれている。

　　保健婦の名称を用いて保健指導に従事することを業とする女子をいう

保健婦規則（1945 年改正）では第 2 条と第 14 条に業務に関する規定があったが，この条文と比較すると保助看法はかなり簡潔な表現となっている。

保健婦規則と保助看法を比較すると，1 つには「療養補導」という用語が削除され，「保健指導」のみとなったこと，「国民体力の向上に寄与する」という目的は戦前の富国強兵の考え方であったことから削除され，保健師，助産師，看護師に共通する目的として，保助看法第 1 条に「医療及び公衆衛生の普及向上を図ること」とされた。そして，第 14 条に書かれていた詳細な業務の規定はすべて削除されている。このような簡潔な表現となった理由としては，保健指導とは，保健婦規則に書かれていた業務を総括したものをさ

---

[59]　「保健婦助産婦看護婦法の一部を改正する法律の施行について」『日医雑誌　26 巻 6 号』日本医師会，1951 年，195 頁。

していることからこの用語に整理されたとのことだが[60]，おそらく，保健師法案で保健師，助産師，看護師を一本化した新たな看護の概念をつくろうとした過程で，用語が整理されていったものと思われる。そして，法律は一本としたが資格制度を分けることになった段階で，それぞれの業務の定義が書かれたものと思われる。助産師や看護師の定義は保健師のように詳細ではなかったので，足並みを揃えた表現になったとも考えられる。

助産師の定義
保助看法第3条に助産師の定義が以下のように書かれている。

> 助産又は妊婦，じょく婦若しくは新生児の保健指導を行うことを業とする女子をいう

助産婦規則は1899年に制定された産婆規則の時代の表現であるため，業務については「取扱」と書かれており，業務内容は明確に規定されていなかった。しかし，保助看法では助産師の業務を明確に規定しており，助産（分娩介助）を行うこと，また，妊婦，じょく婦，新生児を対象として保健指導を行うとしている[61]。そして胎児の取り扱いが削除されている。また，教育制度を変更したことから，助産師も看護師の業務が行えることを新たに規定している。

GHQの占領下で設置された看護制度審議会では，助産業務は「医業か看護か」が深刻な議論となり，当時の医療者の間では，看護は医業の傘下にあるのが当然という考え方であった。米国では看護は専門職として位置づけられつつあったことから，医業と看護は上下の関係ではなく，それぞれ専門性をもつ横の関係で協力態勢をとるものであると整理された。ただし，助産は医業の一部をなすものと整理されたことから，保助看法第30条において医師は助産ができることとされている。

『日本助産婦史研究』によると，当時の米国には助産師という職業人はおらず，お産は医療機関で医師が行うものであったため，GHQは自宅で分娩

---

60) 菅谷章，前掲，391頁。
61) 金子光『初期の看護行政』前掲，17頁。

介助を行う状況を改善して，将来，施設分娩でお産が行われることを想定してこの条文を作成しており，日本の文化に根付いていた出産のあり方や制度，助産師の果たしてきた役割等の視点は，すっぽり抜け落ちていたと指摘している[62]。GHQの助産に対する改革の方針は，助産師を廃止し，保健師，助産師，看護師を1つの職能にまとめること，分娩は医師と看護師で施設の中で行うというものであった。

助産師にとって，助産婦規則が保助看法に代わったことは，決して望ましい動きとは捉えられていない。GHQの改革は，開業助産婦にとっては死活問題となっていき，施設内分娩の急増につながっている。

一方，保健指導という用語が入ったことについて，GHQの助産師担当であったマチソン（E. Mathison）が予防の観点から妊婦の保健指導に重点を置いていたことが影響している[63]。このことは，助産師業務が分娩介助という限定された業務ではなく，広がりを持つ業務であることが明示され，現代の助産師業務の拡大につながっていると思われる。

看護師の定義

保助看法では看護師の定義について第5条に以下のように規定している。

　　傷病者若しくはじょく婦に対する療養上の世話又は診療の補助をなすことを業とする女子をいう

看護婦規則では看護師の定義を第1条に規定しており，「公衆の需に応し傷病者又は褥婦看護の業務を為す女子を謂う」となっている。

看護婦規則と保助看法を比較すると，規則では「看護の業務」という記述であったが，これを「療養上の世話」と「診療の補助」とし，業務内容を明確にしている[64]。前述したように，これは保健師法案や保助看令を作成する過程で「看護」に対してこれまでにはなかった新しい思想に基づいて看護が定義されたことが，この変更の下敷きとなって表現されている。すなわち，

---

62) 佐藤香代，前掲，52頁。
63) 同上，59頁。
64) 金子光，前掲，17頁。

従来の看護業務は医師の指示に従って診療の介補を行うことが主であり，患者の身の回りの世話は家族か付添婦が行っていたが，今後は，診療の補助と療養上の世話の両者が看護であり，これらの業務が均衡を保って行われることが患者の健康回復につながるという考え方に基づいて変更されている[65]。

2）医行為の禁止と診療の補助

看護業務に関する規定は，定義の他に医行為の禁止に関する条文があり，これは，保助看法第 37 条に書かれている。また，助産師については異常妊産婦等の処置禁止が第 38 条に規定されている。

> 第 37 条　保健婦，助産婦，看護婦又は准看護婦は，主治の医師又は歯科医師の指示があった場合の外，診療機械を使用し，医薬品を授与し，又は医薬品について指示をなし，その他医師若しくは歯科医師が行うのでなければ，衛生上危害を生ずる虞のある行為をしてはならない。但し（以下略）
> 第 38 条　助産婦は，妊婦，産婦，じょく婦，胎児又は新生児に異常があると認めたときは，医師の診察を請わしめることを要し，自らこれらの者に対して処置をしてはならない。但し，臨時応急の手当は，この限りでない。

第 37 条の内容を，助産婦規則や看護婦規則の禁止行為の表現と比較してみると，若干の用語の違いはあるものの，前節に掲載した 1899 年の産婆規則と 1915 年の看護婦規則を合わせた表現となっている。

この第 37 条と看護師の定義をしている第 5 条の「診療の補助」に関する看護業務の解釈は，両者の条文を合わせて理解することが必要である。このことに関する国会答弁や解説が書かれているので，ここで抑えておきたい。

第一に，保助看法制定時の国会審議の記録によると，日本社会党議員の第 37 条に対する質問で「看護婦，保健婦，助産婦の方に，はたしてなおこれ

---

65) 金子光『保健婦助産婦看護婦法の解説』中央医書出版社，1972 年，23-25 頁。

ほどの厳格な医師および歯科医師の指示というわくをはめてこういう保健婦,看護婦の技術を縛る必要があるのか」という質問に対して,厚生省の政府委員は,第37条に規定した業務は医師が行う医業であるのでこのような規定を設けており,看護婦等の業務はそれぞれ法律の規定で実施していると答弁している[66]。

第二に,保助看法の制定に関与した金子光は自身の著書の中で,この条文の解釈は診断・治療等の行為を禁止しているのであるから,療養上の世話は看護婦が独自の判断でできること,また,第37条で書かれている行為は看護婦でも行いうる行為であるが,危害を及ぼすおそれがあるものであるから,主治の医師または歯科医師の直接の指示なくして行うことを禁止していると記述している[67]。

第三に,1951年に起きた旧国立鯖江病院における医療過誤[68]に対して厚生省から示された第37条の解釈によると,第37条の規定は,法第5条に規定する看護婦の権能の範囲内においても,特定の業務については医師または歯科医師の指示がなければこれを行うことができないものであること,また静脈注射は医師が自ら行うべきものであるとしている[69]。

このように,保助看法が創設された1945年代の看護師が行える診療の補助業務の解釈は,医師が行うべき医業について医師の指示が必要であり,また指示があっても看護師が行うことができない業務があること,そして医業以外については,医師の指示は法律上規定されていないことが読み取れる。

また,助産師に対する異常妊産婦等の処置禁止は第38条に規定されているが,条文自体は1899年の産婆規則(助産婦規則)をそのまま踏襲した表現となっている。助産師は正常なお産を扱い,異常妊産婦は医師が対処するという方針は変更がないことから,特に検討されなかったものと思われる。

---

66) 清水嘉与子『私たちの法律』日本看護協会出版会,1992年,19頁。
67) 金子光,前掲,118頁。
68) 鯖江病院の医療過誤とは,誤薬の静脈注射を看護婦が行い患者を死亡させた事件である。
69) 金子光『初期の看護行政』,前掲,153頁。

3）保健師に対する医師の指示

 保助看法第35条には，保健師に対する主治医の指示が規定されており，同法第36条には，保健師に対する保健所長の指示が書かれている。これらの保健師に対する医師の指示は，1942年の保健婦規則制定および1945年の改正で同規則に書かれていた表現をほとんどそのまま引用している。

> 第35条　保健婦は，傷病者の療養上の指導を行うに当って主治の医師又は歯科医師があるときはその指示を受けなければならない。
> 第36条　保健婦は，その業務に関して就業地を管轄する保健所の長の指示を受けたときは，これに従わなければならない。但し前条の規定の適用を妨げない。

 保健師の保健指導には傷病者の療養指導も含まれていることから，主治医がいる場合にはその指示を受けることは当然のことであったと考えられることや，当時の保健所は保健衛生の指導を統括する機関であったため，国の保健指導方針を統一するには，保健所以外に勤務する保健師であっても保健所長の指導方針に協力する体制が必要であったことから[70]，このような条文が設けられ，それがそのまま残っている。

 保健婦規則は保助看法制定の6年前に制定されたものであるので，これらの条文は，当時の看護制度審議会でも大きな議論とはならなかったことが推察される。

4）1951年改正による看護業務への影響

 保助看法の改正により，看護業務に関連する部分で変更のあった条文は第4条と第6条である。

【1948年7月30日制定】

---

70)　金子光『保健婦助産婦看護婦法の解説』，前掲，124頁。

第4条　看護婦は甲種看護婦及び乙種看護婦とする。
第6条　この法律において「乙種看護婦」とは，都道府県知事の免許を受けて，医師，歯科医師又は甲種看護婦の指示を受けて，前条に規定すること（急性且つ重症の傷病者又はじょく婦に対する療養上の世話を除く。）をなすことを業とする女子をいう。

【1951年4月14日改正】
第4条　削除
第6条　この法律において「准看護婦」とは，都道府県知事の免許を受けて，医師，歯科医師又は看護婦の指示を受けて，前条に規定することをなすことを業とする女子をいう。

　この1951年改正の意味は，看護師という資格者には甲乙の2種類があるのではなく，看護師とは別の資格として准看護師があること，そして急性や重症，じょく婦の看護は教育期間の短い乙種看護婦はできないとして業務の範囲が限定されていたが，改正によってこのような業務の区別はなくなり，医師，歯科医師又は看護師の指示があれば准看護師は看護師と同様の看護業務が行えることとなり，看護師の資格制度が二重構造になったということである。

第3節　保助看法制定および1951年改正における政策過程

　第2節では保助看法が制定された1948年，そして同法改正により准看護師制度が創設された1951年の動向をみてきたが，本節では，この制度創設および改正について，政策過程の観点から分析する。すなわち，アクターとしての政治，行政，団体の動きを捉え，次に政策決定過程について松下圭一の政策過程模型[71]を活用して各政策段階おける動きを分析する。このため前節と重複する部分はあるが，政策過程の分析により，制度創設と法改正の社

---

71)　松下圭一『政策型思考と政治』東京大学出版会，1999年，150頁。

会全体の動きを把握し，看護政策の本質的な課題を考察したい。

なお，この時代はわが国にとって特殊な状況，すなわち，GHQ の占領下にあり，政治，行政，団体ともに GHQ の介入があった中で行われた政策過程であることを念頭において，分析している。

1 政治，行政，団体の動き

1）政治情勢

終戦後から 1950 年頃までの政治情勢であるが，GHQ 占領下で間接統治される中で政党の結成が活発となり，多くの政党がつくられたが，これらの政党が離合集散しながら，現代に通じる政党がつくられていった時代である[72]。

このような政治情勢の中で，何百万人もの復員者や引揚者が帰国し，人々は食糧難にあえぎ，生活も苦しかったことから 1946 年には 25 万人も参加した食糧メーデーといわれるデモが行われ，政府に改善を迫るという動きもあった。

GHQ の政治に対する介入をみてみると，1945 年 10 月 11 日に 5 大改革指令を出し，この中には選挙権付与による婦人の解放，労働組合の結成奨励や教育制度改革，経済機構の民主主義化など幅広い分野に及んでいた。また，GHQ は戦前の政治体制を崩し民主化をめざしていたので保守ではなく中道となる政党を支援し，そして戦時中に軍に協力的だったとされた政治家などを追放したことから，政治家はこれに脅威を感じながら政治活動を行っていた[73]。

保助看法が制定された 1948 年頃の国会の動きであるが，1947 年に戦後初の第 1 回国会が開かれている。この時期は総選挙後に発足した社会党の片山内閣時代であったが，党内の意見対立が激しく，翌年には総辞職している。その後，民主党，日本社会党，国民協同党の連立による芦田内閣（民主党）が誕生し，この時代の第 2 回国会で保助看法は成立している。

しかしその後，芦田内閣は収賄事件で総辞職し，1948 年 10 月には保守系

---

72) 国政問題調査会編『日本の政治近代政党史』国政問題調査会，1988 年，105 頁。
73) 竹前栄治他監修『GHQ 日本占領史』第 1 巻，日本図書センター，1996 年，27 頁。

の民主自由党（民自党）の吉田内閣が単独で政権を握ることになる。GHQは中道政党支援を続けるべきという考えであったが，経済を安定させる必要性から次第に民自党の吉田内閣を認めていった。

保助看法が改正された1951年は，第3次吉田内閣の時代で，民自党が圧倒的多数を占めていた保守安定政権時代であった[74]。なお，前述したようにこの頃はGHQの占領政策は終結期に入っており，1951年4月11日にGHQ最高司令官のマッカーサーが解任され，翌年4月には占領を終了している。

なお，保助看法制定および改正に関連した国会の詳細な動きについては，後述する政策過程で触れている。

2）行政機構の状況

GHQの占領は間接統治であり，GHQは政策決定機関（枢密院，内閣，議会，陸・海軍等）は停止または廃止する方針であったが，行政機構については可能な限り維持・利用することを基本方針としていた[75]。そして，日本はできるだけ早い時期に，国民による政府の最大限の自治を実現すべきという基本理念に立って行政運営が行われた。このような方針であったため，日本の行政組織はほとんど変更されず，GHQは日本政府を通じて管理を行い，具体的な施策を実施していった。政府はGHQ最高司令官の指令どおりに実行する義務を負っていたが，指令は民主主義の発展にとって脅威となる制限的法律や関連する制度を取り除くためにのみ出され，多くは日本政府の主体性を尊重した監督であった[76]。

GHQは行政を動かし改革を推進するにあたって，専門的助言に重きを置いていたことから，多くの米国専門家がスタッフとしてGHQ組織に派遣されていた。そこでは，日本人の心理や社会構造に合わせて占領の目的を達成するために，日本政府のスタッフと共同でさまざまな施策の計画立案が行われた。具体的には専門家による諮問委員会が開かれ，必要な改革案を研究し，勧告を行った。日本側にも諮問委員会と共同で仕事をするような組織をつく

74）国政問題調査会編，前掲，171頁。
75）竹前栄治他監修『GHQ日本占領史』第8巻，日本図書センター，1996年，5頁。
76）竹前栄治他監修，前掲第1巻，10–12頁。

るよう指導し，諮問委員会の任務が完了した後も日本政府の組織を存続させるなど，自立を支援する方式がとられた。

<u>公衆衛生行政</u>

　行政機関の統治を公衆衛生行政でみると，GHQのサムス公衆衛生福祉局長は，壊滅的であったわが国の公衆衛生状況をつぶさに見て，その立て直しのためにさまざまな施策を講じていった。このような壊滅的な状況になっていた理由は，予防，医療はすべて軍人優先とされ，保健医療分野に予算が投入されていなかったことが背景にあった[77]。そして，多くの引揚者がいる中で，感染症の発症が相次いだことや，医薬品の製造が行われておらず，医療施設も医療従事者も十分な状況ではなかった[78]。

　GHQは米国軍人の健康そして国民の健康レベルを上げるための保健施策として，保健所を警察行政から厚生行政に移管させ，保健所網を全国に張り巡らせ，赤痢やチフスなどの感染症への対応を行わせた。また，医薬品の製造そして医療施設をつくり，医療従事者のレベルアップを行っていった[79]。医療従事者の改革としては，医師の専門学校制度を廃止し大学教育のみとしたこと，また看護師については高等学校卒業以上とするなど，かなり高いレベルとした。

　このようにGHQが間接統治する中で，あらゆる分野で大改革が行われていた。このような改革が行えた背景には，戦争により保健医療体制が壊滅的な状況であったために，旧制度にとらわれず新たな制度が創造できたものと推察される。看護制度の大幅な改革もこのような時代背景のもとでこそ行うことができたと考えられる。

<u>看護行政</u>

　GHQが行った看護改革は，公衆衛生福祉局看護課のオルト課長の下で行われた。看護教育の水準を上げるために看護教育に関する審議会を組織し，看護教育プログラムの徹底的な検討を踏まえて作成された勧告によって，看護師は高等学校以上の者が看護教育を受けることなど，教育水準が大幅に引

---

77) 同上，32頁，60頁。
78) 竹前栄治他監修『GHQ日本占領史　第22巻』日本図書センター，1996年，5頁。
79) 竹前栄治他監修，前掲第1巻，32頁。

き上げられた。これをもとに作成された保助看令は，看護教育の学校養成所の指定に関する部分は施行されたが，前述したように保助看令は国民医療法の政令であったことから，同法の廃止によって保助看法の制定につながっている。また，GHQ は保健師，助産師，看護師の 3 つに分かれていた職能団体を日本助産婦・看護婦・保健婦協会（「日本看護協会」とする）に一本化するなど精力的な指導を行っていった[80]。

一方，厚生省の行政組織には看護に関する行政部門はなく，保健師に関することが公衆衛生行政の中で進められており，金子光が看護技官として配置されていた。GHQ は行政組織の中に女性が主役となる課そして看護を独立させた組織が必要と考えたことから，保助看法制定と同月の 1948 年 7 月 15 日に医務局に看護課を設置している[81]。そして初代の課長に看護職の保良せきが着任したが，同氏は行政の仕事になじめず 2 年間で厚生省を去った[82]。その後 2 代目の課長として厚生省保健課等に勤務していた金子光が 1950 年 6 月に着任し，1960 年 9 月までの 10 年間看護行政の責任者としてその基礎を築いた。

保助看法が成立した後の 1947 年頃の看護行政をみると，看護課ではその施行に向けてさまざまな動きが行われている[83]。甲種・乙種看護婦養成所や保健師・助産師養成所の指定，そして専任教員を養成する講習会を開催し，また学校養成所の教育内容を定める指定規則の作成など，まずは看護教育に関する施策を進めている。そして，1950 年秋に予定されていた第 1 回甲種看護婦国家試験の準備，国家免許の取得や登録に係る規定など，保助看法の制定によって新たに厚生省の事務となった事柄について対応が行われている。

また，旧制度看護師に対する再教育は日本看護協会が精力的に取り組んでいたことからこれに対する補助金を確保し，管理的立場にある看護師を対象とした講習会を開催するなど，円滑な法施行に向けて取り組みが行われてい

---

80) 竹前栄治他監修，前掲第 22 巻，159 頁。
81) ライダー島崎玲子「看護改革の政策を決定した人々」『看護教育』第 41 巻第 8 号，2000 年，604 頁。
82) 大森文子『看護の歴史』日本看護協会出版会，2003 年，133 頁。
83) 金子光，前掲，40 頁。

る。

　このような中で1950年頃から動き出した保助看法改正運動への対応として，看護制度審議会を設置し，その運営が行われていたのである。

3）団体の動き

　この時期，看護制度に関連する団体は保助看法の制定や改正に対してどのような動きをとっていたのであろうか。特に1951年改正については団体の要望が政策の始動となっているので，日本医師会，日本看護協会，労働組合の政策への関与を詳しくみていきたい。

日本医師会

　戦時中の日本医師会は政府の医療統制の考え方の下で，政府によって創られ管理され，医師は全員強制加入とされていた官製団体で，国民医療法にその規定が設けられていた。戦後，GHQは国家統制の医療体制を変える必要があると考えこれを改廃するように命じ，1947年10月に「医師会，歯科医師会および日本医療団の解散等に関する法律」が制定され，これにより日本医師会は解散した。この動きと並行して解散後の医師会の組織について検討する懇談会が開かれ，ここで医師会改組要綱案が作成され，審議会の決定を経て民法に基づく公益法人として1947年11月に新生日本医師会が設立された[84]。当時の医師会は会員数が約5万3000人であった。

　■政治活動

　日本医師会は，戦前から医師出身の議員が政治活動を行っていたが[85]，1948年12月には医師会の政治団体として日本医師連盟を設立している。

　この時代の医師会の主な政治課題は，1949年にGHQから勧告された医薬分業に対抗することで，この問題でGHQサムス局長と対立し，同局長から医師会執行部に対する不信任通告が出され，会長，副会長が辞任する事態が起きている。また診療報酬や診療所の48時間規制への対応も重要な課題であった。医薬分業の法制化が進むなど政治課題が山積していたことから，

84）　厚生省医務局編，前掲，397頁。
85）　日本医師会創立50周年記念事業推進委員会記念誌編纂部会編『日本医師会創立記念誌』日本医師会，1997年，7頁。

1950年7月に自由党，社会党，国民民主党などに所属している医師出身の11名の議員による「医師国会議員連盟」が結成され，医師会は政治力を強めていった。

医薬分業法案は1951年3月に国会に提出されたが，同年4月にマッカーサーが解任され，これと同時にサムス局長も辞任したため，医薬分業法案は医師出身議員を中心に修正されて骨抜きとなり，また診療所の48時間収容制限も特例法で3年間延長されている。

■ **看護問題について**

看護問題に対する日本医師会の関心は，医薬分業などと比べればかなり低いものであった。当時発行されていた『日本医師会雑誌』をみると，新しく制定された保助看法の問題点や同法改正の動きを取り上げているが，紙数はかなり限定的であった。

同雑誌によると，保助看法制定の2年後の1950年頃には都道府県医師会から新制度による看護の問題が指摘され始めている。これを受けて日本医師会では看護婦問題が話し合われ，担当理事を決めてこの問題に取り組んでいる。この時点で問題としていたことは，①病院に置く法定看護婦数の緩和，②乙種看護婦養成所の指定基準緩和，③看護婦の検定試験の廃止，④補助看護婦の新設などであった。

1950年10月に社会保障制度審議会が「社会保障制度に関する勧告」を出し，この中で医療機関を整備する方針が示され，看護に関しては「短期中に大量の看護婦の養成が必要であるから応急の対策が講じられなければならない」と書かれていた。この勧告について審議会委員と医師会会長等との座談会が開催され，勧告で取り上げられた看護問題について議論が行われている[86]。

そして同年11月に国会の衆・参厚生委員会の下に看護問題に関する小委員会が設置されたが，この小委員会の設置は医師国会議員連盟の議員が提案している。日本医師会は，都道府県医師会から看護制度の問題点について指摘を受け，その対応を厚生省に働きかけたのではなく，医師国会議員連盟の

---

[86] 長尾春雄他「社会保障制度勧告と医療制度を語る」『日本医師会雑誌』第24巻12号，1950年12月，1136頁。

議員を通して国会で対処する方法をとっている。なお，衆・参厚生委員会小委員会には医師国会議員連盟の議員が2名ずつ委員となっていた。

国会での保助看法改正の審議経過については後述する政策過程の中で記載しているが，この時期の国会では保助看法改正と同時に医薬分業法案が議論されており，医師国会議員連盟の動きが非常に活発な時期であった。このことは，保助看法改正案の背景として留意すべきことであろう。

このような経過からみると，1951年3月の保助看法改正については，日本医師会の要望を反映させたものとなっていると思われる。しかし，同年11月の改正については『日本医師会雑誌』の記事も結果のみを伝えていることから，この改正には日本医師会は関わっていなかったものと推察される。

日本看護協会

医療関係団体の全国組織は，医師会が1916年，薬剤師会は1893年に団体を設立しているが，日本看護協会は戦後に初めて結成された団体である。戦前は助産師，看護師，保健師の団体はそれぞれ日本産婆会，日本帝国看護婦協会，日本保健婦会として存在していた。しかし，GHQは看護の改革を行うためには全国的な看護の職能団体が必要と考え，看護団体の設立に向けて積極的な動きをとり，GHQの指導の下で1946年11月に団体の設立準備総会が開かれた。このような1つの団体となることに対して日本産婆会は難色を示したが，3団体は解散し，1947年4月に「日本助産婦看護婦保健婦協会」（日本看護協会）が創設された[87]。当初は会員数が1323人でその半数を助産師が占めていたが，その後，助産師の大多数が看護協会から脱退し，日本助産師会を設立するなどの波乱があった。しかし，日本看護協会は1948年には会員が6万8773人となるなど急速に組織を拡大し，戦後の混乱の中で組織を固めていき，機関誌の発行や会員に向けた教育活動を熱心に行っている。

■政治活動

看護職の政治活動であるが，戦前は女性の選挙権や被選挙権は認められていなかったので，看護職による国会での政治活動は行われておらず，当然のことながら，看護職を代表する国会議員は皆無であった。しかし1947年4

---

[87] 日本看護協会，前掲第1巻，21-27頁．

月の第1回参議院総選挙に日本看護協会会長であった井上なつゑが立候補し，初めての看護職の国会議員となっている。なお，井上議員は政党「緑風会」に所属し，厚生委員会の委員でもあったことから，保助看法の制定やその後の法改正に国会議員として深く関わっている[88]。

■保助看法の制定

日本看護協会は，保助看法制定について専門職としての地位確立につながるとして賛意を示すとともに，看護の新制度の趣旨に沿うために，旧制度看護師に対する講習会を実施するなど再教育に力を注ぎ，また甲種看護学校専任教員養成講習会を厚生省と共催するなど制度の普及を図っている[89]。

当時の看護協会機関誌『看護』をみると，各号に国家試験準備のための試験問題の解説やそのための参考書が紹介され，協会員が新制度の看護職として資質を高めることを支援する内容となっている。また，厚生省が開催する看護制度に関する審議会に委員を推薦するなど，看護協会は行政と協力して看護の改革を進める職能団体として機能を果たしていた。

■法改正への動き

しかし，1950年10月に予定された第1回甲種看護婦国家試験が近づくにつれ，旧制度看護師の間には大きな動揺が生じていた。旧制度看護師は国家試験を受けなくても甲種看護婦と同様の業務が行えることになっていたが，再教育を受けて国家試験に合格し甲種看護婦になるという世の中の動きがある中で，国家試験のために何を勉強すればよいのか，勤務が忙しくて勉強ができないというあせりなどから，多くの看護師が「国家試験恐怖症にかかっている」と表現されるように，不安が強まっていった[90]。

このような不安が制度改正の要望につながっていき，看護協会は1950年3月に4万人近い署名を集めて，厚生省や国会に請願書を提出している。その内容は，①乙種看護婦に関する条項の削除，②資格既得看護師に国家試験

---

88) 井上なつゑ『わが前に道はひらく――井上なつゑ自叙伝』日本看護協会出版会，1973年，121頁。
89) 日本看護協会，前掲第1巻，40頁。
90) 前田さよ子「既得権者と再教育」『看護』第2巻第6号，メヂカルフレンド社，1950年，71頁。

を課す条項の削除，③看護師に甲種乙種の別なく甲種看護婦と同等の教育を受けた者のみを看護師とすることであった。

　この背景には，後述する全国の医療労働組合の活動があり，労働組合でも旧制度看護師の要望をまとめて，政府や国会に陳情や請願を行っている[91]。

　厚生省はこのような請願を受けたが，半年後の10月には予定どおり第1回国家試験を実施し，8600名が受験した。国家試験が実施されたことに対して，日本看護協会は厚生省に請願書を出してもその要望が受け入れられなかったため，10月25日に独自に「保助看法研究委員会」（「研究委員会」という）を設置した。この研究委員会は，会員の意見をまとめて厚生省の審議会に伝え，法改正に関与する役割を担っていた。

　しかし，研究委員会は会員に対する調査研究や都道府県支部の意見聴取等を行ったが，法改正に対する意見の集約ができず，また協会長である井上議員が米国で行われた国会議員の研修に参加し不在であったことも影響して，国会の審議状況が把握できず，法改正の議論に関わることができなかった[92]。

　ここで，参議院議員であり日本看護協会長であった井上なつゑの政治活動について触れておこう。井上議員は1950年10月に発足した国会議員7名と労働組合が構成員の「改正研究会」に所属し，「山崎試案」となる保助看法改正案を作成している。そして，協会長として保助看法改正問題について医療関係団体などが熱心に研究していることを危惧しているが，前述したように1951年2月から3か月間，米国で行われた国会議員の研修に参加し，保助看法改正が行われた同年3月は日本にいなかったのである。

　そして，法改正後の1951年4月28日から行われた日本看護協会総会で，井上会長は法改正時に不在であったことを謝罪し，改正法の運営面で努力する旨の発言を行っている[93]。

■1951年3月改正に対する考え方

　日本看護協会は，1951年3月に行われた保助看法改正について，甲乙の種別がなくなり「看護師」に統一されたことと，旧制度看護師に対する認定

---

91)　日本看護協会，前掲，30-53頁。
92)　『協会ニュース』第17号，1951年8月3日。
93)　同上。

講習会を行って国家試験を受験させることについて評価しているが，准看護師制度が創設されたことは看護師の社会的地位および技術水準の向上促進の建前からあまり賛同できなかったとしている[94]。

　日本看護協会は，職能団体の性格として看護職の社会的地位を向上しその水準を高めることが重要と考えていたが，一方で，会員から甲乙の種別をなくすことや甲種看護婦になるために国家試験合格を条件としないことなどの強い要望があり，看護協会としての意見をまとめることができず，結果として，政治の動きに関与できなかったと考えられる。

■1951年11月改正に対する動き

　保助看法改正により，旧制度看護師が求めていた要望はほぼ通ったので，日本看護協会では厚生省が示した「国家試験に代わる認定講習に関する省令」に基づいた認定講習会を都道府県支部で実施できるように準備するなど，積極的な動きを見せていた。

　一方，米国より帰国した井上会長は，既得権者の制度の切り替えは英国では無条件であること，また日本でも旧制度の医師は試験もなく切り替えているにもかかわらず看護師にだけ条件を課すことは問題と考え[95]，再度保助看法を改正する動きをとっている。このような中で日本看護協会は，①既得権者は現在のままの資格で国家登録に切り替えること，②切り替えられた看護職は資質の向上を計るためにその補習教育を国家において実施することを請願書としてまとめ，7万3000人余の署名とともに国会に提出している。

　国会では前述したように，井上なつゑ議員，藤原（山崎）道子議員の法案提出によって，再度保助看法が改正された。しかし，この11月改正は，井上会長と日本看護協会の組織としての考え方に齟齬が生じていた。看護協会は，資質向上のために再教育・研修の実施の必要性を強く主張したが，無条件で国家登録となった改正は後々まで取り返しのつかないものであったとの声も聞かれたと，『日本看護協会史』に批判的な記述をしている[96]。

　なお，井上なつゑは1953年の第2回参議院選挙で落選し，また同年6月

---

94)　日本看護協会，前掲第1巻，53頁。
95)　井上なつゑ，前掲，130頁。
96)　日本看護協会，前掲第1巻，55頁。

の総会で初代会長を終えている。

労働組合

戦時中,労働組合は政府が統制する組織の結成が進められる一方で組合の解消方針が出され,全国的な労働組合組織が解散するなど,労働運動は事実上消滅していた[97]。戦後,GHQ の占領政策により労働組合の結成が助長され,労働組合は急激に組合員数を増加させ,労働運動も活発化している[98]。

医療分野における労働組合は産業別組織として,1946 年 3 月に看護師等の労働条件改善の要求を掲げて,全日赤や全日本医療団従業員組合(全医従)が結成され,4 月にはこの組織が中心となって全日本医療従業員組合協議会が結成されている[99]。

この時代の医療関係の労働組合活動の資料は限られているので,入手ができた国立病院の労働組合が発行している『全医療新聞』を参考に,1948 年の保助看法制定から 1951 年の同法改正までの労働組合の活動をみていきたい。

■ 保助看法改正運動の始まりと全国展開

1948 年 11 月に全日本国立医療労働組合(全医労)が結成されている。当初,婦人部の活動は活発でなかったが,1949 年 4 月には婦人部の課題として看護師の問題が交渉案件として取り上げられ,活動が活発化している。労働組合が看護師対策として要望していたことは,旧制度看護師が甲種看護婦となるために国の責任で再教育を完全実施することや,国家試験問題集を全員に配布することで,新制度を受け入れ甲種看護婦になれるような対応を求めていた。しかし厚生省と交渉した結果,この要求は受け入れられず,国家試験の勉強は自費でするべきという回答であったため,甲種看護婦になれないのではないかという不安,失望感につながっていった。そして,同年 6 月の労働組合婦人部大会で,甲種看護婦になるには多額の費用が必要,看護師は有産階級の職業となり看護職不足になるなど新制度に対して反発する声が強ま

---

97) 厚生労働省労使関係担当参事官室『日本の労働組合』日本労働研究機構,2002 年,6 頁。
98) 竹前栄治他監修『GHQ 日本占領史』第 31 巻,日本図書センター,1997 年,2 頁。
99) 厚生労働省労使関係担当参事官室,前掲,318 頁。

り，これが「甲種看護婦試験免除運動」につながっている。

　労働組合の中には保助看法を評価する国鉄などの組合もあり，このような試験免除運動に反対する組織もあったが，既得権者を擁護する考え方が次第に浸透し，1950年4月には「既成看護婦の国家試験免除」の動きを強化して，国会への陳情，厚生省への要望を行っている。

　労働組合のこのような運動は，日本看護協会も巻き込んで進められていたが，組合は既得権擁護の考え方から，旧制度看護師全員が新制度の看護師となれるよう，試験制度の廃止（試験免除）運動を中心としていた。

　しかし，第7回国会および第8回国会で保助看法改正が取り上げられなかったことから運動方針を転換し，全国的な活動としている。具体的には，1950年8月に全国の支部に対して国家試験をボイコットするよう指示を出し，8月下旬から9月上旬にかけて全国支部でオルグを行い，そして9月から11月にかけて，各支部では保助看法改正に向けて県会議員や他の組合，新聞社，医師会等へ働きかけを強めるとともに，署名運動も開始している。

　このような労働組合の動きが見られた時期に，厚生省が臨時の看護制度審議会を設置して保助看法改正の検討を始めている。

■国会議員と共闘

　労働組合で全国的な法改正に向けた闘争が展開される中で，10月に参議院の社会党議員を中心とした「改正研究会」が設置され，これに全医労等が加わり，現場の看護職の意見を調査しつつ改正案の検討を行っている。その後，国会では11月27日に参議院厚生委員会でこの問題を検討する小委員会が設けられ，改正研究会に所属する3人の議員が委員となり，また，同月30日に衆議院厚生委員会でも小委員会が設けられ，この小委員会にも2名の改正研究会の議員が委員となり，国会において保助看法改正案の検討が本格化している。

　労働組合の運動に戻ると，この時期は医療系の労働組合だけでなく，日教組や国鉄などの労働組合と共闘する体制をとり，「既得権看護婦を全員無条件で甲種看護婦とする」という方針のもとに活動が強化されている。そして，全国支部から組合員が上京し，国会議員に対して請願書を持ってたびたび陳情する活動を行っている。

労働組合は議員立法による保助看法の改正を考えて，国会議員への働きかけを強めたのである。

2　保助看法制定の政策決定過程

　政治，行政，そして団体が活発な動きを見せる中で，保助看法の制定および改正が行われた。ここでは，これらのアクターが政策決定過程にどのように関わっていたのかをみていきたい。保助看法制定時はGHQの指導が強力な時代で，また多くの医療に関する法律が創られた時期であった。このため，1951年改正のような政治や団体の大きな動きはなく，また統治下という特殊な社会情勢であったために行政を中心に淡々と制度が創られている。

　なお，この時代の資料には限りがあることから，重複する内容もあるが，政策の流れを再確認するために，政策段階を追って整理しておきたい。

　争点の選択・政策課題の特定

　GHQが占領政策で目標としたことは，非軍事化と民主化の浸透で，そのために政治，経済，社会，教育などの制度改革を行い，その一環として医療の改革が行われた。

　医療分野の問題は，戦争の影響で現場は壊滅的な状況となっており，その上，食糧事情や国民の栄養状態が悪く，そして復員者や引揚者が多数いたことから，感染症が多発していた。このため，感染症対策が最も重要な課題であると考え，早急に取り組んでいる。そして医療施設の増設やレベルの低い医療従事者の教育を立て直す政策も併せて行われている。

　看護制度の改革の必要性は，医療従事者のレベル向上の一環であったが，一方で，民主化を進めるべき部門として男女平等，女性解放の実現をめざすために看護制度の改革を政策課題としている。

　目的・目標設定・選択肢の設計

　看護の改革の目的は看護の質を上げることにあったので，3職種の旧規則を廃止し，新たな法律をつくり，制度全体を変えることを目標とした。

　このために，GHQの看護課長は米国の看護職でチームをつくり，日本の専門家および行政担当者をメンバーとした審議会を設置し，今後の看護制度

のあり方を十分に検討させ，法律の骨格を創っていった。特に，質を上げるためには看護教育が重要であると考え，その充実に力を入れている。

そして目的を達成するためには，新たな看護制度を浸透させるための自律的な職能団体をつくることが必要であるとして，3つの職能団体があったがこれを廃止し，看護の統合性を強調するために団体を1つとする方針を持ち指導している。

もう一つの体制整備として，保助看法を適切に施行する行政組織を整備することが重要と考え，厚生省に看護課を設置させ，その課長に看護職を配置した。これに加え，地方においても看護行政を行う部署が必要と考えたことから，都道府県に看護行政を担当する部署をつくらせるなど，制度を適切に運用する仕組みをつくっている。

このようにGHQは，目的，目標を明確にしてその達成のために必要と考えた体制を組織的に創ったのである。

原案選択・合意形成

GHQは毎日のように行政機関の職員と議論し，また現地視察を行い，医療や看護分野のリーダーを招集した審議会をつくって，どのような制度とすべきか検討を行った。

金子光によると[100]，毎週会議を開き，1年間審議を行った。そのメンバーには，文部省や厚生省の役人，公衆衛生の医者，臨床の医者，看護教育をしていた医者，保健師，助産師，看護師がおり，さまざまな観点から議論が行われた。看護とは何か，看護教育制度の考え方，看護と診療の関係性，助産は医業か，免許制度は身分の問題なので終生免許であるべきなどといったことが議論された。また，看護師になるための教育は，大学で医師になる人と同じ一般教養が必要であるので，高等学校卒業者を看護師養成所の基礎資格とするなど，画期的な制度改革が検討された。そして，3職種を一本化し，「保健師」という1つの職種とする保健師法案を考えたが，内外の反対から3職種を1本化することを断念し，保助看法案を作成している。

---

100) 金子光『初期の看護行政』前掲，7頁。

制度決定

審議会を通して看護制度の考え方をまとめた法律案が作成され、保助看法の前身となった国民医療法の命令（保助看令）が起草された。国民医療法は1948年に廃止され、政令であった保助看令はそのまま保助看法として引き継がれ、国会に上程された。

第2回国会は、芦田均総理、竹田儀一厚生大臣の中道政権時代であった。1948年6月22日に、衆議院厚生委員会で保助看法の提案理由説明が行われ、3回の審議を経て同年6月28日に厚生委員会で可決した。参議院では6月24日に法律の提案説明が行われ、特段の質疑もなく6月30日に委員会で可決され、1948年7月30日に法律第203号として制定・公布された[101]。なお、この国会では、医師法、歯科医師法等の資格制度も制定されている。

執 行

保助看法の施行日は、学校養成所の指定に関する部分は1948年10月27日、看護師に関する部分は2年後の1950年9月1日、また保健師、助産師に関する部分は更に1年後の1951年9月1日とした。

施行に対する団体の対応であるが、1947年に設立された日本看護協会は、甲種看護婦学校専任教員養成を厚生省と共催で行い、また看護師の再教育の充実など、新制度の定着に向けて協力的な動きをとっていた。しかし1950年10月に甲種看護婦の国家試験が行われると、看護師間で大きな動揺が起きた。このような看護師の意向を汲んで、看護協会や労働組合は甲種、乙種の2種類の看護師制度を廃止するよう請願を行っている。このように、法の施行によって多くの看護師は初めて新法制定の意味を知ることになった。

評 価

保助看法の制定は、看護の大改革であると言われ、理想的な資格制度が出来上がったが、これはGHQの指導の下にあったことから出来たものと言われている。そのため、法律の施行直後から、病院看護の実態に合わないなどの混乱や、すでに資格を持っている看護師による国家試験に対する反対運動が起き、3年後の1951年の法改正につながっている。

---

101) 清水嘉与子，前掲，16-21頁。

3　1951年改正の政策決定過程

　次に1951年の保助看法改正の政策決定過程を整理してみたい。公共政策は政治過程を踏み制度として法制化されるが，法制化された制度は，絶えず批判を受けるとともに制度が想定していなかった新しい争点が生まれて，政策開発が促されるものであるといわれているが[102]，1951年改正はまさに制度創設の評価として動き出した政策循環である。

　この改正は3年前に制定された保助看法が施行される段階になって，医療従事者が看護婦規則との激変を実感することになり，政策企画者が想定していなかった事柄が社会問題となっていった。すなわち，旧制度看護師や医療機関の経営者にもたらされた不利益が新たな争点となり，制度改正へとつながっていったのである。

　そこで，1951年に2回にわたって行われた保助看法改正について，政策段階に沿って政策決定過程をみていきたい。

争点の選択

　保助看法の施行によって問題となったことは3点あったと考えられる。1つは旧制度看護師の資格問題，2つめは雇用側が問題とした業務制限や看護師の確保困難，そして3つめは政府の医療機関を急増する施策の中で問題となった看護職不足である。

　まず，看護師の資格問題であるが，新制度によって看護師が甲種と乙種に分けられ，旧制度看護師は甲種看護婦国家試験に合格しなければ国家資格とはならず，また乙種看護婦のような看護業務の制限はないが，旧制度看護師という扱いとなった。このため，甲種看護婦になれないことによる不利益，そして種別で区分されることによる看護師間の格差の問題などを多くの看護師が実感することによって，それが社会問題となっていったのである。

　このような旧制度看護師の問題意識は日本看護協会や労働組合によって集約され，署名運動，請願，陳情という形で，制度を所管する厚生省や国会に

---

102)　松下圭一，前掲，142頁。

旧制度看護師の要望が届けられた。このような組織が個々の看護師の要求を取りまとめる段階で,「制度改正運動」となっている。

一方,雇用者側の問題であるが,中卒の看護師が多い診療所や病院では,乙種看護婦に業務制限があり支障をきたすことや,医師会で乙種看護婦養成所を開設することが困難となり看護師の確保が問題となっていた。日本医師会ではこのような都道府県医師会の意見をまとめて,医師国会議員連盟にその対応を働きかけている。

また,社会保障制度審議会の勧告によって,行政では看護職不足への対応を求められるという社会的な要素が加わり,量の確保が重要な課題となっている。

<u>政策課題の特定</u>

団体からの制度改正の動きを,どのような経緯で政策企画者である行政と国会は政策課題として認識したのであろうか。

まず保助看法を所管する厚生省の政策課題としての認識である。厚生省は新制度の創設以降,その執行に向けてさまざまな準備をしていた時期に,日本看護協会から4万人もの署名を集めた制度改正の請願書が1950年3月に提出された。また4月には労働組合から「既成看護婦の国家試験免除」の要望が出され,看護職の質を高めた輝かしい新制度への看護職からの反発に驚きつつも,この問題を政策課題と捉えて,解決に向けて動き出している。

厚生省は同年8月に臨時の看護制度審議会を開催して,政策課題の明確化とその解決方策に向けた検討を開始しており,この審議会では,①看護師免許の甲乙2種あることの可否,②旧制度看護師に業務範囲は甲種看護婦と同等としながら国家試験を課していることの不合理,③乙種看護婦に業務制限をしていることの不合理などが取り上げられ,新制度の問題点を特定しつつ議論が行われている。

一方,保助看法を立法した国会は,労働組合からの請願やたびたびの陳情を受け,1950年10月に社会党議員を中心とした改正研究会をつくり,保助看法改正の検討を始めている。また,日本医師会の意向を受けた医師国会議員連盟の議員は,衆・参厚生委員会で,看護問題を取り扱う小委員会を同年11月に設置し,特に衆議院厚生委員会小委員会で改正案の検討を始めている。

この衆・参小委員会には改正研究会のメンバーも委員として加わっており，医師会や労働組合の要望を背景として政策課題が特定されたと推察される。

なお，GHQ はこれらの動きを認識しており，厚生省の審議会にはオルト課長が参加するなど政府の対応に関与している。しかしこの時期は GHQ の占領政策が終結期を迎えており，積極的な介入は行われなかったものと推察される。

目的・目標設定

政策目的は「要望」がそのまま政策となるのではなく，政策課題の解決をめぐって，党派，利害の対立，価値意識の相違によって解決の考え方が異なるため目的設定も異なってくると松下が述べているように[103]，保助看法の改正は，利害の対立や価値意識の相違が背景にあるため，政策目的もおのずから方向が異なっていた。

厚生省がこの政策課題を解決するために目標としたことは，新制度で確立した看護師の質を維持しつつ，看護師の種別を廃止し看護サービスの量を確保する手段として，新たに看護補助者の制度をつくるという考え方であった。これは看護職を専門職とする方向を打ち出した新制度の主旨は守るという価値感（理念）を前面に出したものであった。

一方，社会党議員を中心とした改正研究会では，制度の変更によって不利益を被った旧制度看護師の権利を守るという「既得権擁護」が政策目的であった。そのため，旧制度看護師は無条件で国家資格に切り替えられるべきという政策目標を掲げて運動が行われている。

他方，衆・参厚生委員会小委員会は医師会および労働組合の要望を背景としていたため，政策目標は 2 つあったと考えられる。すなわち，医師会が問題とした看護師確保について，医師会など雇用者は，質の高い看護師よりも安価に大勢の看護師を確保したいと考えていたため，乙種看護婦の業務制限を外した制度（准看護師）を創ることを目標としていた。そして旧制度看護師の資格問題については，質の高い看護師を求めていないので，社会党議員の意見を反映した国家試験を免除するという要望を受け入れている。

---

103) 松下圭一，前掲，143 頁。

政策の立案・選択肢の設計

　政策目的において価値意識が異なるそれぞれの政策企画者は，1951 年 1 月から 2 月にかけて相次いで保助看法改正案を作成している。

　最初に改正案を作成した厚生省案では，①甲種・乙種の区別をなくし「看護師」のみとすること，②都道府県指定の養成所で 1 年間教育をした看護助手の制度をつくること，③看護助手は 3 年の勤務経験と高卒レベルの基礎教育を受けた者が 2 年間の看護教育を受ければ看護師の国家試験受験資格を有することである。①は日本看護協会の要望に応えており，また②は看護サービス不足に対応している。最も大きな争点であった旧制度看護師の取り扱いについては明らかではないが，1950 年 11 月に行われた衆議院厚生委員会の参考人質疑において，参考人として出席した厚生省の看護制度審議会委員 3 人全員が国家試験合格を要件とすると述べているので[104]，この点は変更しない方針であったと推察されるが，衆議院の小委員会で厚生省は無条件で切り替えるという意見を出したことも伝えられている。

　次に改正案を示したのは改正研究会で，「山崎試案」と言われているものである。この案では，①甲種・乙種を廃止しすべて看護師とする，②教育期間は高卒であれば 2 年，中卒であれば 4 年で看護師の国家試験受験ができる，③旧制度看護師は無条件で大臣免許とするという案である[105]。この案は旧制度看護師の要望を全面的に受け止めたものとなっている。

　衆議院厚生委員会小委員会は，厚生省案の説明を受け，これを審議する中で小委員会としての改正案を作成している。この案は①甲種・乙種の区別をなくし，看護師と准看護師とする，②教育期間は，看護師は 2 年，准看護師は 2 年，③准看護師は勤務経験 3 年以上で看護教育を 2 年間受ければ看護師受験資格を有す，④旧制度看護師で 13 年以上の勤務経験があれば認定講習会後に国家登録の看護師となるという案である[106]。厚生省案や山崎試案と大きく異なるところは，看護師資格を一本化せずに 2 種類としたことである。

---

104)　『衆議院厚生委員会議録』第 2 号，1950 年 11 月 30 日。
105)　『全医療新聞』第 140 号，1951 年 2 月 24 日。
106)　田中幸子「占領期における保健師助産師看護師法の改正過程」『日本看護歴史学会誌』日本看護歴史学会，第 13・14 号，2001 年 12 月，73 頁。

このように，政策目的が異なることから具体化された政策案にはかなりの隔たりがあり，調整は困難な状況にあったと推察される。

原案選択・合意形成

保助看法改正案は，厚生省案，山崎試案，小委員会案と3案が作成されたが，これを調整したのは衆議院厚生委員会小委員会であった。

ここで衆議院厚生委員会小委員会の委員10名の背景をみてみると，委員長である青柳一郎は自由党で元厚生官僚である。党派でみると与党の自由党は6名，野党は社会党，国民民主党，労働者農民党，共産党各1名であり，また，医師国会議員連盟の議員は2名（自由党1，社会党1），改正研究会は2名（社会党1，労働者農民党1）という構成であった。

このような小委員会でどのような議論があり合意形成に至ったのかについて明らかにしようと考えたが，小委員会の議事録は残されていないので，厚生委員会議録および関係資料から原案選択までの経緯をみてみたい。これによると，厚生省看護課長は小委員会で何度も厚生省案を説明したが，国会議員の理解は得られず，厚生省案は取り上げられなかった[107]。また，参議院厚生委員会小委員会のメンバーであった山崎議員の案は，衆・参小委員会が合同で審議する中で，山崎議員が妥協して取り下げている[108]。こうして衆議院厚生委員会小委員会が作成した改正案が，国会に上程する案として選択された。

通常であれば合意に至った改正案は国会に提出されるが，この時期はGHQの占領下であったため，国会に法案を提出するためにはGHQの了承が必要であった。この小委員会が作成した改正案に対してGHQはしばらくの間，了承しなかったのである。GHQ看護課の記録によると，1951年3月中旬に保助看法改正案について意見交換をしたが[109]，オルト課長は改正案に反対していた。このような状況の中，オルト課長に会った小委員会の議員は，反対している背景に厚生省の動きがあることを察知し，3月29日の衆議院厚生委員会で数名の議員が厚生省に対して行政府として行き過ぎであること

---

107) 金子光，前掲，220頁。
108) 『参議院厚生委員会議録』第15号，1951年3月19日。
109) ライダー島崎玲子，大石杉乃編著，前掲，366頁。

を厳しい口調で指摘している[110]。そして翌30日に小委員会メンバーがオルト課長およびサムス局長を訪ね，オルト課長は改正案について反対したがサムス局長は看護師の教育期間を3年にすることという指摘のみであったことから，これを訂正して改正案を作成している。この段階でGHQから法案提出の了承が得られている[111]。

制度決定

保助看法改正案はまず衆議院厚生委員会で審議された。1951年3月31日12時から同委員会が開会され，ここで小委員長の青柳議員から改正案の提案理由説明が行われた。小委員長が改正理由として強調したことは，①1948年に制定した保助看法は質の向上を急ぎ養成所の設置要件を厳しくしたため養成数が減少し，看護師の確保がきわめて困難になったこと，②准看護師制度を設けて数を増加し看護力の増強を図ったこと，③旧制度看護師は認定講習で大臣免許に切り替えることの3点であった。その後，同法案の質疑が行われたが，改正案に対する議論はほとんどなく，質疑されたことは准看護師養成所の設置基準を緩和することや認定講習会の予算の確保ができるかという点であった。約1時間半の審議を終えて採決に入り，原案どおりに全会一致で可決された。その後，衆議院本会議に同法案がかけられ，採決が行われ可決している[112]。

また参議院では，31日の17時30分から参議院厚生委員会が開会され，衆議院の青柳議員から改正案の説明があった後に参議院厚生委員会小委員会の経過報告が行われた。ここで藤原（旧姓山崎）議員は改正案について，看護師は教育期間を2年と考えていたが3年となったこと，この間に保健師，助産師の浸透教育をするので保健師，助産師は1年から半年に変更したこと，また，乙種看護婦の業務制限を撤廃したことは大きな成果で看護職不足解消に貢献できると，改正案を評価する意見を述べている。その後，質疑が行われたが，ここでも認定講習会の予算が確保できるかということが主であった。また，藤原議員から会期があと1–2日あれば無条件切り替えの修正案を出し

---

110) 『衆議院厚生委員会議録』第20号，1951年3月29日。
111) 『衆議院厚生委員会議録』第21号，1951年3月30日。
112) 『衆議院厚生委員会議録』第22号，1951年3月31日。

たいと考えていたとの発言があったが，約30分間で質疑を終了し，採決を行い，全会一致で可決した[113]。その後，参議院本会議で保助看法改正案が採決され全会一致で可決されている。

このように保助看法改正法案を1日で成立させた背景には，4月1日から国会が休会となることに加え，甲種看護婦国家試験の受験申請の期日が4月10日であったため，3月中に改正案を成立させる必要があった。このような切羽詰まった日程の中で，制度決定が行われ，これが，現在の保助看法となっているのである。

衆議院厚生委員会小委員会が改正案を作成した経緯を考えてみると，政府案は乙種看護婦に代わる制度を看護補助者としていたことから，看護師確保とは程遠い案であり，また旧制度看護師の資格取得についても納得のいかない案であったため，自ら改正案を作成している。この案の作成に政府は協力的ではなかったと厚生委員会の議員が述べているが，この背景には，旧制度によって得られていた価値（資格）が剥奪されたことと，新制度の新たな価値（国家資格）の付与という対立があったと考えられる。すなわち，看護師の養成基準が引き上げられたことにより養成ができなくなり，また甲種看護婦になれない事態が発生した集団（旧制度看護師）と，社会的地位を高め，看護職の専門職化を進めていくという新たな価値が得られる集団との対立であった。この合意形成は前者が優勢な中で行われたということである。

政策の合意形成について，松下圭一は「正しい」政策は存在せず，市民の〈多数〉を結集しえた政策が「正統性」を持つと述べているが，1951年改正はまさに多数の意見が反映された政策決定であった。

第4節　保助看法改正以降の看護制度の変遷

戦後，GHQ占領下で制定された保助看法は，1951年の2回の改正を経て看護職の資格制度としてその骨格ができあがった。その後，戦後の復興期の

113）『参議院厚生委員会議録』第23号，1951年3月31日。

中で医療体制が充実し、看護職の需要が増加したため看護職不足がたびたび社会問題となり、その解決のために種々の対応が取られている。そして、看護職の数は第3章図3-3（151頁参照）のように増加の一途を辿り、看護政策の課題は量の確保から質の充実へとゆっくり舵を切っている。

看護職の資格制度ができて約65年を経たが、この間に看護制度についてどのような議論が行われ、また制度改正や新たな法律が創られてきたのであろうか。本節では1952年以降の経緯を概観しておきたい。

なお、制度の動きについては、第3節で行った政策過程を分析することが必要と考えたが、紙幅の都合上、看護制度・政策の基本的な動きを抑えることに留めている。

1　看護制度の検討期（1952年〜1988年）

保助看法が改正され、GHQの占領が終結した後の約10年間は、看護制度に直接関係する動きは起きていない。しかし、医療機関の数は、国民皆保険をきっかけに急増し、当然のことながら看護師が不足する事態となり、労働環境は悪化していった。このような中で、労働運動が活発となり、病院ストライキが全国的に展開されるなど看護職不足は社会問題化していった[114]。

他方、政治や行政では戦前の体制に引き戻す動きがあり、その一環として行政機構の再編成が行われ、厚生省は1956年3月に医務課、看護課、歯科衛生課が統合されて総務課と医事課となり、看護課は廃止された。このような動きに対して日本看護協会は看護課復活運動を全国的に展開し、また病院ストライキなど看護職不足問題が深刻化していたため、その対応策を取る必要があったことから、1963年4月に看護課を復活している。

このような時期に厚生大臣の諮問機関として1960年4月に「医療制度調査会」が設置されている。しかし、昭和の時代が終わる1988年までは、看護制度に関するさまざまな検討が行われたものの、資格制度本体の制度改正は行われなかった。この時期を看護制度の検討期として、その経過をみてい

---

114)　金子光、前掲、210頁。

きたい。

1) 保助看法改正案の提出と廃案
医療制度調査会の答申
　医療制度全般について改善の基本方策を調査審議するため，厚生大臣の諮問機関として「医療制度調査会」が設置され，この調査会において看護に関する改善方策が検討された。

　1963年には調査会の答申が厚生大臣に提出され，この中に看護問題に関する改善の方向性が下記のように示されている[115]。

① 看護の機能を明らかにし，業務範囲，内容を明確にすること
② 看護業務の質的分類に応じ，その段階に応じた看護職員の教育を検討すること。
③ 保健師，助産師，看護師の教育を一元化する方向において検討すること。
④ 准看護師制度は必ずしも合理的なものではないので，根本的に再検討すること。

准看護師を高卒とする保助看法改正案の提出，廃案
　その後，高等学校の進学率は1970年には82％となり，中学校卒業者の准看護師養成所への志願者が減少していったことや，医学の高度化等に伴って看護業務に従事する者の基礎教育を高等学校卒業にすべきではないかという意見もあり，また，医療制度調査会の答申を勘案して，准看護師の教育を高等学校卒業後1年以上とする保助看法改正案が1970年の第63回特別国会に政府提案として提出された。この法案は同年5月11日に一部修正が行われ衆議院を通過している。5月13日から参議院社会労働委員会で審議が始まったが，看護関係団体等の反対もあり，審議未了のまま国会の会期終了により廃案となった。

---

115)　厚生省医務局編『医制百年史　資料編』ぎょうせい，1976年，203頁。

この時期は，国会において看護制度の議論が行われているが，その後は，行政における検討が中心となっている。

2）看護制度に関する検討

　1970年に国会で保助看法改正案が廃案となった後は，厚生省で以下の3つの検討会が断続的に開催されている。3つの検討会はその名称が似ていて名称だけでは検討内容が分かりにくいので，ここでそれぞれの検討会報告書について概説しておきたい。この時期は，看護職不足の社会問題化，労働条件の改善，また医療機関で働く看護職が急速に増加した時期で，そのため，その体制整備や業務の拡大，教育の充実など幅広い検討が行われている。

<u>看護制度改善検討会</u>

　看護職不足や先の国会審議の影響もあり，1972年に厚生大臣の私的諮問機関として「看護制度改善検討会」が設置され，1973年10月25日に報告書をまとめている。

　報告書の内容を見ると[116]，医療の概念が治療のみでなく，予防からリハビリテーションまで広がり，看護師は人々の健康な生活を支援するというより積極的な役割を担うことになったこと，また医学の著しい進歩などにより，看護師の資質の向上が課題となっていることが述べられている。一方で，医療需要が激増し，看護師の量の不足が生じている。これらの課題を解決するためには，①看護職の業務，他職種に委譲できる業務や，看護補助者に分担させうる業務など看護需要の面から再検討をすること，②看護師には広範囲な活動が期待されるため，准看護師制度の存続には無理があり，准看護師教育施設を看護師教育施設に転換するなど看護教育の基準の見直しを行うこと，③看護制度改善の前提となる経済的・社会的条件の整備と行うことなど，今後取り組むべき方向性が示されている。

　このような指摘は，まさに現在にも通じる内容であろう。

<u>看護体制検討会</u>

　看護体制検討会は1978年に厚生省医務局長の私的諮問機関として設置さ

116）看護行政研究会編，前掲，1136頁。

れ, 6年後の1984年6月に報告書をまとめている[117]。この検討会では委員による制度の検討のみでなく, 勤務体制の実態調査や医療現場のヒアリングを行い, 「病院看護管理指針」を作成し, また, 看護の尺度として調査を基にした「看護度」をまとめるなど, 医療現場の看護の質を高めるための具体的内容に踏み込んだ報告書が作成されている。

看護制度検討会

看護制度検討会は, 21世紀に向けて看護職が果たすべき役割など看護制度改革の基本的方向を検討するために, 1985年に健康政策局長の私的諮問機関として設置され, 2年間の検討の後1987年4月に報告書をまとめている[118]。

この検討会では, 非常に幅広い内容の検討が行われ, 報告書も長文となっている。

報告書には, 看護師養成の促進として看護大学や大学院の増設を促進すること, また看護教育内容の充実を図ること, 一方, 准看護師制度のあり方については廃止論と存続論を併記している。そして, 専門看護師, 訪問看護師を育成すると共に認定システムの確立を示唆しており, また看護教員の養成体制を確立することにも言及している。

このように昭和時代は, 看護の体制をいかに整備するか, また将来のあり方について検討が行われているが, これが実を結ぶのは平成（1989年以降）に入ってからである。

2　看護制度の新たな展開期（1989年以降）

看護制度は保助看法制定後, 約40年を経た頃から, 看護職不足などの社会問題を契機として新たな法制化の動きが出てきている。この背景には, 医療機関の従事者のうち看護職が占める割合が増加したことや, 高齢社会への

---

[117] 厚生省健康政策局看護課監修『看護体制の変革をめざして』メヂカルフレンド社, 1984年。検討会報告書が全文掲載されている。

[118] 厚生省健康政策局看護課監修『看護制度検討会報告書』第一法規, 1991年。報告書および参考資料が掲載されており, これを参考とした。

対応として看護職の役割が期待されたことがあると推察される。そのことと連動していると思われるが，政策を企画する国会議員や行政機関に働く看護職の数が増加し，審議会や検討会に看護職が委員として参画する機会が増えている。また，日本看護協会では政策企画室を設置するなど，政策を動かすアクターが強化されたことも新たな政策立案につながっていると考える。

そこで平成初期から今日までを新たな展開期として，その動きをみていきたい。

1）看護職不足への対応

看護制度を検討する上で常に問題となっていることは，看護職不足が続いていることである。1985年の医療法改正により都道府県に医療計画の策定が義務づけられ，これに端を発したいわゆる駆け込み増床が起こり，病床数が急増し，このために看護職不足が深刻となり，「3K職場」と言われるなど労働環境が非常に厳しい状況となった。

このような時期に，看護制度の新たな動きが起きている[119]。1つは，看護職不足を解消するための法整備が必要という動きがあり，1992年に新法として看護人確法が制定された。この法律は量の確保について法的根拠を持たせたという意味で，画期的なことであった。

なお，看護人確法については，第2章第1節で詳述している。

2つめは，看護職不足を改善するために，看護職員確保対策の予算を大幅に確保し，診療報酬による看護料の引き上げを行うなどさまざまな対応が取られるようになった。そして，検討会として1990年に「看護の日に関する懇談会」が設置され，5月12日を「看護の日」とし，看護の普及に努めることとしたほか，同年から「看護職員生涯教育検討会」が設置され，1992年に報告書が取りまとめられている。これと並行して，1991年からは看護職不足を解消し看護師等の確保を図るために「看護業務検討会」が設置され，看護業務のあり方や他職種との連携など業務の改善について検討が行われた。その後，報告書で提案された看護業務の改善の事例についてモデル事業を実

---

119) 保健師助産師看護師法60年史編纂委員会，前掲，136頁。

施し,その成果がまとめられている[120]。

2)訪問看護制度の創設

1992年には,老人保健法の改正により訪問看護制度が創設された。この制度は,新たな看護分野の拡大として特記すべき出来事である。なお,この制度創設の過程については第4章で詳述しているので,ここでは割愛する。

3)准看護師問題の検討

平成初期には准看護師制度の検討が集中的に行われた。1994年に「少子・高齢社会看護問題検討会」が設置され,同年に報告書をまとめ,翌年には「准看護婦問題検討会」を開催して,実態調査を実施した上で報告書を取りまとめている。その後,1999年には「准看護婦の移行教育に関する検討会」と「准看護婦の資質の向上に関する検討会」を開催し,翌年に報告書をまとめている。なお,この検討過程については第3章で詳細に記述している。

4)助産師の男子導入および「婦」から「師」への名称変更[121]

保助看法の男女の差別的な扱いは以前から問題とされていたが,男女共同参画社会を推進する動きの中で,助産師への男子導入の議論が始まっている。きっかけは,2000年3月に日本助産師会から男性への資格の開放と,名称を「助産婦」から「助産師」に変更することを求める要望書が自民党に提出され,この動きを受けて,日本看護協会も以前から男性にも助産師の道を開きたいと考えていたことから,自民党に同様の要望書を提出した。このような団体の動きを受けて,同年11月に与党3党は議員立法による保助看法改正案を国会に上程している。この改正案には男性助産師を認めることと,名称を「師」に統一することが盛り込まれた。

---

120) 看護行政研究会編,前掲,1199頁。
121) 清水嘉与子「"私たちの法律"は,こうしてつくられた」『看護』第60巻第11号,日本看護協会出版会,2008年9月,100頁,および,田村やよひ『私たちの拠りどころ保健師助産師看護師法』日本看護協会出版会,2008年,78頁を参考としている。

なお、「婦」から「師」への名称変更については、1994年に日本看護協会から名称を「婦」から「師」に変更する方針が示されていたことが背景にあった。

この議員立法は、国民（母親たちのネットワーク）から反対が起こり、また日本助産師会の一部の会員からも反対が表明され、次第に野党の女性議員の中からも反対意見が出始めた。このため、国会では議論が行われたものの委員会に付託されず、時期尚早ということで審議未了・廃案となった。

しかし、改正内容のうちの名称変更については、職業として社会的に広く認められる専門職となる中で、性別を問わない専門職にふさわしい1つの名称とすることは重要な改正事項であると政策企画者が考えたことから、2001年の臨時国会に与党3党の議員立法として提出された。この改正案は、衆議院・参議院での質疑を経て2001年12月に成立し、「婦」から「師」へと名称が変更された。

5）新たな看護のあり方に関する検討会

「新たな看護のあり方に関する検討会」は2002年5月から、当時の厚生労働大臣の意向を受けて開催され、13回の討議を経て翌年3月にその報告書をまとめている[122]。この検討会は国民の医療に対するニーズの変化や訪問看護の普及、そして看護大学の増加など教育水準が向上していることを踏まえ、新しい時代の看護のあり方を議論することとし、看護業務の規定を中心に幅広い議論が行われている。

検討会報告書では、看護師等の役割は患者の生活の質の向上をめざし、療養生活支援の専門家として的確な看護判断と適切な看護技術を提供するものであること、また、看護師の独占業務のうちの「療養上の世話」については看護師が責任を持って判断すべきものであることを明確にしている。そして、医師と看護師の連携のあり方について、医師は治療方針に基づいて指示を行い、看護師はそれを患者の生活上の支障を軽減し安全を図りつつQOL向上のために役立てるという基本的な考え方を示し、在宅がん末期患者の疼痛緩

---

[122] 看護問題研究会監修『新たな看護のあり方に関する検討会報告書』日本看護協会出版会、2004年、51頁。

和や医師の包括的な指示の活用などについて言及している。そして1951年以来，静脈注射は看護師の業務の範囲外であるとされてきたが，これを看護師が行う診療の補助と改め，通知を出している。

　このように看護業務に関する本格的な検討が行われたことは，看護制度の歴史としては画期的なことであり，このことがその後の保助看法改正や看護職の役割拡大の議論に影響を与えている。

　なお，この検討会開催中の2003年2月に，在宅ALS患者の痰の吸引に関する問題を検討するため，当検討会の分化会として「看護師等によるALS患者の在宅療養支援に関する分科会」が設置されている。そしてその結論として，患者・家族の負担軽減のため，当面やむを得ない措置として，一定の条件下で家族以外の者に痰の吸引等の実施を認めることがまとめられ，局長通知が出されている。この動きは，2011年の社会福祉士及び介護福祉士法の改正につながっている。

6）医療安全の確保に関連した保助看法の改正

　その後，医療安全対策の一環として制度改正が行われている。具体的な動きは，患者の視点に立って安心安全な医療を確保する観点から重要と考えられる検討課題について一定の方向性を示し，社会保障審議会医療部会の取りまとめに資することを目的として，「医療安全の確保に向けた保助看法等のあり方に関する検討会」が2005年4月に設置されている[123]。この検討会は，第4次医療法改正に合わせて必要な保助看法の改正を行うために設置されたもので，検討課題は①看護師資格を持たない保健師および助産師の看護業務，②免許保持者の届出義務，③助産師，看護師，准看護師の名称独占，④行政処分を受けた看護職員に対する再教育，⑤助産所の嘱託医師，⑥新人看護職員研修，⑦産科における看護師等の業務，⑧看護記録，⑨看護職員の専門性の向上とされ，非常に幅広い課題が議論された。

　この中で一定の結論が出された内容について，2006年6月21日に保助看法の改正が行われている。改正された法律事項は，①看護師資格を持たない

123）　看護行政研究会編，前掲，1287頁。

保健師，助産師の免許登録については，看護師の国家試験合格を前提としたこと，②助産師，看護師，准看護師の名称独占規定を設けたこと，③行政処分を受けた者の再教育が新たに規定されたことであった．また，医療法の改正により，助産所の嘱託医師および嘱託医療機関や看護記録に関することが明記された．

7）看護基礎教育および新人看護職員研修に関する保助看法改正

　医療の高度化や高齢化等により，看護基礎教育で習得できる技術と，医療機関が求める看護師のレベルに乖離が生じ，新人看護職員の早期離職や医療安全の問題が表面化していた．そのため，看護基礎教育の見直し（カリキュラム改正）や2009年4月からは新人看護職員の研修のあり方について検討会が開催された．また，新人看護職員を対象とした研修が全国的にモデル事業として実施された．

　このような時期に，日本看護協会から看護教育と新人看護職員研修に関する要望が当時の与党であった自民党に出され，党で検討した結果，2009年6月に保助看法改正案が議員立法として国会に提出され，厚生労働委員会で質疑はなかったが全会一致で同年7月に成立している．この保助看法改正の内容は，保健師と助産師の教育期間を6か月以上から1年以上にすること，看護師の国家試験受験資格に大学において必要な学科を修めて卒業した者であることを明記し，また，看護職の研修を努力義務とする新たな規定が追加された．そして研修については，看護職を雇用する側にも規定が必要となることから，看護人確法も同時に改正されている．

　なお，本書の執筆中に行われた2014年の保助看法改正については，法施行後に稿を改め追記したい．
　ここで，これまでの保助看法改正の一覧を，表1-2として掲載する．

表 1-2 保健師助産師看護師法改正の経緯

保健師助産師看護師法 昭和 23 年 7 月 30 日　法律 203 号 ★印は,「保健師助産師看護師法の一部を改正する法律」 ▼印は,議員提出法案（議員立法）: 2・15・20・22 回の改正案 ◎印は,内閣提出法案（閣法）: 上記 2・15・20・22 回以外のすべての改正案					
改正回数	改正年号	西暦	議法閣法	改正法律案	主な経緯と改正点
0	昭和 23 年 7 月 30 日	1948	◎		昭和 22 年 7 月 3 日,「国民医療法」(昭和 17 年 2 月 25 日制定) の委任命令に基づく政令として「保健婦助産婦看護婦令」制定 (昭和 22 年 7 月 3 日　政令 124 号)。昭和 23 年 7 月 30 日,「国民医療法」が廃止され,医療行政の基本法である「医療法」が新たに制定,それに伴い「保助看令」が廃止され,新たに「保健婦助産婦看護婦法」が制定
1	昭和 25 年 03 月 31 日	1950	◎		審議会等の整理に伴う厚生省設置法等の一部改正
2	昭和 26 年 4 月 14 日	1951	▼		甲種・乙種看護婦の区別の廃止と准看護婦の創設
3	昭和 26 年 11 月 6 日	1951	◎		旧制度の免許の書換え無料化
4	昭和 27 年 12 月 22 日	1952	◎		保健婦・助産婦の受験資格の適用拡大
5	昭和 28 年 8 月 15 日	1953	◎		地方自治法の一部改正のため
6	昭和 29 年 4 月 22 日	1954	◎		あへん法の「あへん」追加
7	昭和 29 年 6 月 1 日	1954	◎		厚生省関係法令の整理のため
8	昭和 42 年 8 月 1 日	1967	◎		許可,許可等の整理のため
9	昭和 43 年 6 月 1 日	1968		★	男性看護人を看護士と呼称する変更
10	昭和 44 年 6 月 25 日	1969	◎		厚生省設置法等の一部改正のため
11	昭和 56 年 5 月 25 日	1981	◎		障害者に関する不適切用語の改正に関する変更
12	昭和 57 年 7 月 23 日	1982	◎		行政事務の簡素合理化による改正 (第 33 条就業届出)
13	昭和 61 年 12 月 26 日	1986	◎		地方公共団体の執行機関の事務合理化による改正
14	平成 5 年 11 月 12 日	1993	◎		行政手続法の施行に伴う改正
15	平成 5 年 11 月 19 日	1993	▼	★	保健士の創設
16	平成 10 年 6 月 12 日	1998	◎		学校教育法等の改正によるもの
17	平成 11 年 7 月 16 日	1999	◎		地方分権の推進を図るための法律による (第 4 章に二,雑則の追加)

18	平成11年12月22日	1999	◎		厚生省・文部省を厚生労働省・文部科学省など，中央省庁等改革のため
19	平成13年 6月29日	2001	◎		障害者にかかる欠格事由の適正化を図るとともに，素行の著しく不良な者の条項などを削除し新たに守秘義務を規定
20	平成13年12月12日	2001	▼	★	男女の資格名称「婦」「士」から「師」に統一 「じょく婦（傍点あり）」を「じょく婦」に改正
21	平成18年 6月21日	2006	◎		保健師・助産師・看護師および准看護師の名称独占，保健師・助産師の免許登録要件に看護師国家試験合格を追加し，業務停止などの行政処分を受けた看護師等の再研修などを規定
22	平成21年 7月15日	2009	▼	★	保健師・助産師の教育期間を6月から1年に延長 看護職員研修の努力義務を規定
23	平成26年 6月25日	2014	◎		特定行為を手順書により行う看護師の研修制度を規定

出典：『保健師助産師看護師法60年史』55頁を一部改編

　明治時代の医制から今日までの看護制度の歴史的変遷を分析して明らかとなったことは，保助看法の規定を遡ると医制や産婆規則，看護婦規則にその考え方の基本があり，このような歴史の積み重ねの中で現在の制度が存在していることである。そして，筆者が関心を持っていた業務に関する規定，特に医師との関係の条文は，用語もほとんど変っていないことに改めて気づかされ，制度が持つ歴史的意味を再認識させられた。

　保助看法の歴史を振り返り，この法律の重要な変換点は1948年から1951年で，この時期に現行制度，資格制度としての根幹ができており，現在の看護制度の問題を考える上ではこの時期の政策過程を理解することが非常に重要であった。

　このような制度の歴史的分析を踏まえ，次章では現行制度の構造やその特徴について考えていきたい。

第2章　医療資格制度の構造

　第1章では看護制度の根幹である保助看法の歴史的変遷をみてきたが，そこで改めて認識したことは，保助看法の資格制度の本質的な内容については，今日までほとんど変更されてこなかったということである。すなわち，看護職の定義や看護業務の範囲，そして医師との関係に関する条文は，昭和20年代の看護の状況を基に創られた規定のままなのである。医療を取り巻く状況はその時代とは大きく異なり，疾病構造の変化や医療の高度化，そして多くの医療関係職種が誕生するなど，この60年間でかなりの変貌を遂げている。

　それにもかかわらず，看護職の資格制度の本質的な部分が変らなかったということは何を意味しているのであろうか。そこには他の制度にはない医療資格制度の特殊性があるのではないかと考え，本章では医療資格制度の特性と構造を明らかにしていきたい。

　まずは看護制度の構造について分析した上で，資格制度の特性についてプロフェッション研究などを用いて考察し，その後，わが国の看護資格制度の特徴を明確にするため，諸外国の看護制度と比較を行っている。そして戦後に創られた医療関係職種の資格制度の変遷から看護資格制度との関係性や影響について考察し，医療資格制度の今後の課題を考えたい。

第1節　看護制度の構造

　看護制度とは，序章で述べたように「看護サービスを提供する制度全体」と本書では位置づけているが，その全体像はどのような構造になっているの

であろうか。

　看護制度の構造は，大きく3つに分けられると考えている。第一は制度の根幹をなす資格制度，第二は看護職の量を確保する制度，そして第三は看護サービスの提供を規定している種々の分野の制度である。看護職が提供するサービスは，このような制度の枠組みの中で公共的サービスとして国民に提供されているのである。

　なお，制度とは，当然のことながら，法律，政令，省令，告示，通知など一連の規定を言うものであるが，ここでは法律を中心として論じている。

1　看護職の資格制度

1）保助看法の位置づけ

　看護制度の中核となっている法律は保助看法であると序章で述べた。保助看法は看護サービス全体の制度との関係において，どのような位置づけとなっているかをまずみていきたい。

看護業務を規定

　看護サービスは医療機関，訪問看護機関，保健所や市町村，助産所，そして福祉施設などで行われているが，その看護サービスを提供する上で根拠となっている法律は，医療法，健康保険法，介護保険法，地域保健法など多岐にわたっている。これらの法律と保助看法の関係であるが，医療法等は保助看法という資格制度に基づいて同法が規定する範囲の看護業務を提供することを前提として創られているということである。

　このため，看護サービスを規定している診療報酬制度や訪問看護制度では，看護師は療養上の世話と診療の補助を行うこととされており，また医師の指示を前提とした制度設計になっている。具体的な例をあげると，診療報酬における入院基本料の看護の評価は看護職員の配置割合となっているが，これは保助看法の看護業務を行う者であることを前提としており，また，第4章で訪問看護の課題として取り上げている医師の指示に関する規定は，保助看法を前提としているためである。

サービスの質を確保

保助看法は看護職の資質を確保することを目的としており，他の法律によって看護業務の範囲が拡大されると，それに合わせて保助看法の省令で規定されている看護教育内容の変更を行い，サービスの質を担保している。具体的な例を挙げると，1991年に訪問看護制度が創設されたために第3次カリキュラム改正では「在宅看護論」を新設しており，訪問看護を行う能力を獲得するための教育が行われるようになっている。

このように，保助看法は業務の規定および看護の質を維持するという機能を有しており，看護制度の根幹であると考えられる。

それでは次に保助看法は資格制度の構造として，どのような機能を持っているのかについてみていきたい。

2）保助看法の構造

資格制度の構造については，①身分法，②業務法，③団体法，④責任法の4つに区分されると言われている[1]。ここで言う身分法とは，その資格を付与する要件，すなわち試験や教育・訓練に係る部分であり資格制度の要にあたる部分である。また，業務法には，その資格者の仕事内容に係る部分でその範囲が規定されている。一方，団体法とは資格者が結成する団体の組織や活動に関する規定であり，旧医師法には医師会が規定されていたが，保助看法には団体法にあたる規定は存在しない。最後に責任法であるが，資格者の非行に係る規定で，非行に対する処分の内容や手続きが規定されている。

このような資格制度の構造の区分に従って，保助看法の条文を当てはめ[2]，同法の機能を抑えておこう。

身分法

保助看法の身分法に該当する条文の内容には，籍の登録，免許の付与，そして国家試験の内容，試験の実施，試験の受験資格，国家試験の合否決定に関わる医道審議会の意見聴取，試験委員の設置などが規定されている。

---

1) 石村善助『資格制度の法社会学的研究』，昭和63年～平成2年度科学研究補助金成果報告書，1990年，15頁。
2) ここでは，2009年7月15日に改正された保助看法を使っている。

資格者の質を維持する規定は，法第19条から22条に受験資格として書かれており，ここで看護学校養成所の教育内容を担保し，それに加えて国家試験でその水準を維持している。この身分法の部分は資格制度の最も重要な部分であるため，国家試験は厚生労働省の直轄事務となっている。

　保助看法では，看護職という資格を付与するか否かという入口で質を担保しているが，免許取得後に質を確認する具体的な仕組みは現行法では規定されていない。しかし，保助看法の目的に資質の向上が謳われていること，また2009年の保助看法改正により，看護職員研修が努力義務ではあるが規定され，新人看護職員研修や中堅看護師，看護管理者の研修も広く実施されるようになってきている。

　今後，より医療の高度化が進み，また国民のニーズの多様化に対応する必要性から，専門的な能力を評価する仕組みと合わせて，免許の更新制などの質を確保する仕組みについても検討する必要性が出てくることが予測される。

　業務法

　次に業務法に当たる部分であるが，第2条から第6条に保健師，助産師，看護師，准看護師の定義が書かれ，ここに業務内容が規定されている。また，業務の範囲などに関する規定は第29条から42条にわたっており，この中には保健師に対する主治医の指示や医師の指示があった場合を除いて行ってはならない行為（禁止行為），助産師に対する異常妊産婦等の処置の禁止，また証明書等の交付義務，助産録の記載や保存，そして秘密保持義務などが規定されている。

　これらの業務法はさまざまな要素を含んでいるが，1つには業務独占，名称独占によって免許取得者以外が看護業務を行うことを禁止しており，このことは国民を守ると同時に看護職を守る機能も有している。また禁止行為の規定により，看護師の責任範囲を明確にしている。これらの規定は，看護職による医療事故が起きた場合の司法判断が行われる部分でもある。

　業務法に当たる条文は他の医療資格制度との関連性が強く，後述するようにその根底には医事法制の考え方があることから，これまでほとんど改正されてこなかった。特に医師との関係については，産婆規則や看護婦規則の規定をほぼ踏襲していることは第1章で触れたとおりであり，資格制度の基本

的な考え方は動かしがたいものであると思われるが，近年，本章第4節で取り上げているチーム医療の推進を検討する中で役割の拡大が議論されており，今後，このような動きを注意深く追っていく必要があろう．

　責任法

　保助看法の責任法に当たる条文には，看護職としての欠格事由や免許の取り消し等の手続き，戒告や業務停止などの行政処分を受けた者の再教育研修などが規定されている．

　この規定は看護職として不適切な者を排除し，また，欠格事由に該当する者や品位を損する行為をした者に免許停止などの行政処分を行い，資格者としての質を維持しているのである．これまでは行政処分の規定のみであったが，医療安全の観点から2006年の同法改正で業務停止等の処分を受けた者の再教育についても条文が設けられた．

　保助看法の構造を機能面から整理してきたが，現場で働く看護職にとって保助看法は空気のような存在で，学生時代に学んだ記憶しかない者も多いと思われるが，このように見ていくと，いかにこの法律が国民にとって，また看護職にとって重要かが理解できると思う．このような機能を持つ法律であるからこそ，看護現場のさまざまな矛盾や後述する看護制度・看護政策の問題の根源となっているのである．

　次に，看護サービスに従事する人材を確保するための制度をみていこう．これによって，高齢社会に対応する看護サービスの量を確保しているのである．

2　看護職の量を確保する制度

1）看護師等の人材確保の促進に関する法律の位置づけ

　社会が必要とする看護サービスを提供する人材として，その養成を行い必要な数を確保することは制度を維持・運用する上で重要なことである．これまでの看護制度の変遷をみると制度を改善する時に常に問題となることは，看護職が不足しているということである．その理由を探ってみると，看護という職業は，夜勤業務があり勤務環境が厳しいこと，そして女性が主な有資

格者であることからM字曲線を描き，定着が困難な実態がある。このため，供給量を増やしても需要に追いつかず，常に看護職不足を来すという特殊な問題を抱えている職業である。このような背景から，深刻な看護職不足が生じた1992年に，「看護師等の人材確保の促進に関する法律」(以下「看護人確法」という) が創られている。

看護サービスは，医療の高度化や高齢者の増加によって，その需要は増加の一途を辿っており，看護サービスを規定する種々の法律は看護の需要を高めることが多いので，それを満たすべく機能しているのがこの看護人確法ではないかと思われる。

看護人確法の制定以降に起きた需要を喚起する制度改正をみてみると，2000年に介護保険法が施行され，また，同年に行われた医療法の改正により医療機関の看護職員配置基準が4対1から3対1に引き上げられている。そして育児・看護休業法の改正により看護休暇制度が導入され，また2006年の診療報酬改定において，より高い看護職員配置の7対1入院基本料[3]が設定され，急性期病院では看護職を急増させる動きが起きている。このように種々の制度改正によって大幅な看護職の需要が見込まれたが，この間，需給見通しを立てそれを基に確保対策を推進することで，看護職不足が大きな社会問題とはなっていない。看護職の就業者数を看護人確法制定時と2012年を比較すると，1.75倍の約154万人となっており，看護人確法は看護サービスを提供する体制を支えており，保助看法に次いで重要な看護制度の基盤として位置づけられると考える。

2) 看護人確法の機能

ここで看護人確法はどのような内容となっているのかについて抑えておこう。

看護人確法は，看護職の確保の重要性が著しく増大していることに鑑み，看護職の確保を推進するために，養成，処遇の改善，資質の向上，就業の促進等の措置を講ずること，そして国民の看護に対する関心と理解を深めるこ

---

[3] 入院患者に対する看護職配置であるが，医療法と診療報酬ではその計算方式が異なっており，診療報酬の7対1は医療法の1.4対1に当たる。

とに配慮しつつ，高度な専門知識と技能を有する看護職を確保し，国民の保健医療の向上に資することを目的としている。看護人確法は26条から成っており，その機能は4つに整理できる。

1つは，看護職の確保を促進するために基本指針を策定することである。すなわち，専門性に配慮した適切な看護業務のあり方を考慮して，国民の保健医療サービスの需要に対応した均衡のある確保対策を講ずることを基本理念としており，看護職の養成，夜勤負担の軽減等の処遇の改善，資質の向上，離職の防止等の就業の促進に関して採るべき対策を示している。

2つには，関係者の責務を規定している。具体的には，国は必要な財政上および金融上の措置を講ずること，また病院の健全な経営の確保に配慮すること，病院等の開設者は処遇の改善等の措置を講ずることが明記されている。そして看護職の責務としては，能力の開発および向上に努めるとともに自信と誇りを持ってこれを看護業務に発揮すること，最後に国民の責務として看護の重要性を理解し，看護従事者へ感謝の念を持つよう心がけるとともに看護に親しむ活動に参加することとしている。

3つには，看護職確保の体制整備として，雇用福祉事業の助成，公共職業安定所が雇用情報の提供や就業のあっせん等の職業紹介を行うこと，そして看護職が著しく不足している病院においては看護師等確保推進者を設置することを規定しており，設置しない場合の罰則を設けている。

4つには，就業の促進活動を行う都道府県ナースセンター，および当該ナースセンターの指導，援助を行う中央ナースセンターを指定し，その業務内容の規定をしている。

この法律の基本指針に基づき，5年に1回の需給見通しが立てられ，必要な予算が確保され，養成の強化や資質の向上，そして離職防止対策などの看護職員確保対策事業が行われている。このような総合的な対策が，看護サービスの需要に対して供給量を増加させているのである。

なお，看護人確法は，2009年の保助看法改正で看護職員の研修が努力義務化されたことに伴って，同法の病院等の開設者の責務として研修の実施および研修を受ける機会の確保についても努力義務とされ，また，2014年には新たに届出制度が設けられるなど，同法の機能は拡大してきている。

3 看護サービスに関する制度

1) 医療, 保健, 福祉, 介護分野の制度

　看護サービスを規定している法律を検索してみると, 30を超える法律がそれに該当する。これらの法律は非常に多岐にわたっていることから, どのように分類し整理することが適切であるかを考えてみたが, 看護職の就業場所からの分類, すなわち政策分野ごとに分類することがわかりやすいのではないかと思われる。それゆえ, 医療, 保健, 福祉分野に区分して看護サービスに関する制度をみてみたい。ただし, 介護保険制度はこれらの分野を横断して創られていることから, 介護保険分野についても項目を立てている。

　なお, 看護サービスを規定している制度か否かの判断は, 条文中に看護職が明記されているものを取り上げ, 保助看法の名称のみを記述している法律は除外している。また, 医療関係職種の資格法は保助看法との関連が規定されているが, サービスと直結していないことから外している。

医療分野 (医療機関等)

　看護職が最も多く働いているのが医療分野であるが, ここでは医療機関の体制を規定している医療法と, 医療サービスの経済的評価を行う健康保険法の告示である診療報酬の2つの枠組みに基づき看護サービスが行われている。

　医療法では, 看護職の責務と配置基準等を定めており, これによって医療機関には看護職が必置とされている。そして診療報酬では入院時の看護サービスについて, 入院基本料・特定入院料などで看護職の配置に応じた点数が設定され, また, 個別の看護サービスの評価としては, 退院時共同指導料, がん患者カウンセリング料, 在宅患者訪問看護・指導料などがあり[4], 詳細な看護行為を設定した上で点数化している。

　なお, 医療機関のうち精神病院, 結核療養所などは上記の制度に加えて, 精神保健福祉法や感染症予防法などの規定によって看護内容や従事者が設定されている。

---

[4] 『看護関連施設基準・食事療養等の実際』社会保険研究所, 2012年, 89頁, 501頁, 696頁, 727頁, 769頁。

保健分野（保健所，市町村，事業所等）

次に保健分野であるが，この分野は地域保健法を基本的な法律として，それぞれの対策ごとに法律が設定され，それらに基づいて保健師活動が行われている。例えば，健康増進法，母子保健法，精神保健福祉法，感染症予防法，労働安全衛生法，児童虐待予防法など約10の法律で従事者として看護職を定め，また各対策において看護サービスを規定している。また，保健師活動の特徴でもあるが，離島振興法，山村振興法などいわゆる僻地の保健対策としても保健師活動が規定されている。

福祉分野（社会福祉施設等）

社会福祉施設に働く看護職は約2万人と少ないが，ここで行われる看護サービスは，児童福祉法，老人福祉法，障害者自立支援法，生活保護法などに規定されており，施設の種類によって看護職の規定内容は異なるが，ほとんどの法律では看護職の配置のみが規定されている。近年，児童虐待防止対策の観点から，児童相談所に看護職が配置されるところも増加し，また，精神障害者の通所施設にも精神保健福祉士に加えて看護職が配置されるなど，福祉分野での看護サービスは広がりを見せている。

介護保険分野（訪問看護，介護保険施設等）

介護保険法では，訪問看護等の居宅サービスの他に介護療養型医療施設，介護老人保健施設，介護老人福祉施設や介護予防サービスが規定され，これらの施設で看護サービスが行われている。この介護保険分野は他の分野と異なり，高齢者対策という年齢で区分した制度となっており，その中には医療，保健，福祉が含まれ，医療体制，報酬，サービス内容，看護職の配置など前記の3分野と同様の内容が規定されている。

なお，高齢者を対象とした訪問看護制度は介護保険法に規定されているが，医療機関のサービスとして提供される訪問看護は診療報酬で規定されており，訪問看護は介護保険と医療保険の両者にまたがっていることが特徴である。

2）分野によって異なる看護の位置づけ

次にこれらの制度では，看護サービスのどのような側面を規定しているのかについてみてみたい。大きく分けると，看護サービスそのものを規定して

いる制度と，配置もしくは従事者を規定している制度に分けられる。また，看護サービス内容の記述は，看護職の責務や訪問指導のように総括的な表現で書かれているものと，非常に詳細な看護行為までを規定したものに分けられるが，後者は診療報酬や介護報酬などの経済的評価を行う制度に限られている。

医療や保健分野は，それぞれの対策に応じて行うべき看護サービスの内容と従事者として看護職が明記されていることが多いが，福祉分野では，施設に配置すべき従事者として看護職が記載されるのみである。このように整理してみると，それぞれの対策における看護職の位置づけの軽重が読み取れる。

また，業務内容に関する記述は，保助看法の看護業務の規定よりも詳細となっており，人員配置を規定していることから看護人確法との関係が強いことが見えてくる。

なお，各制度において，どのように看護サービスを規定しているのかについては，紙幅の関係から割愛する。

3) 看護制度全体の関係性

看護制度に関係する法律を分野ごとに，そして規定内容についてみてきたが，前述した保助看法と看護人確法との関係については，以下のような図2-1が考えられる。すなわち，保助看法は看護制度の根幹であるので制度の基盤部分に位置づけ，量を確保する看護人確法は保助看法ほどではないが，サービス提供の基盤となることから，保助看法と同様に制度全体に係る存在

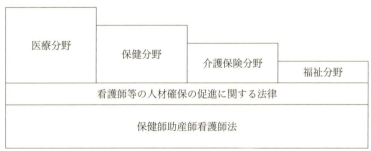

図2-1　看護制度全体のイメージ

として位置づけた。そして看護サービスを提供する個々の制度はその上部に乗っており，それぞれの分野に分かれて存在するというイメージで図2-1を作成している。これはあくまでも私案である。

第2節　資格制度の特性

　看護制度の構造をみてきたが，本節ではその中核的な存在である保助看法について，資格制度としての性格に焦点を当てて，その特性を明らかにしていきたい。

　資格制度は，一般的に非常に幅広い概念として捉えられており，その範囲を特定することは難しい。そこで公的職業資格のうち国が所管する資格制度に限ってみると，1975年で316職種の資格があると報告されている[5]。本節ではその中で医療の国家資格とされている制度を中心にみていきたい。

　資格制度の特性を分析する視点として，社会的，経済的，政治的，法的な側面があるが，全体を概観する上では社会学において発展してきた「プロフェッション」研究が参考になると考えたので，これを活用して資格制度の特性を考察する。

　なお，ここではプロフェッションとは専門職と同義語としている。

1　プロフェッション研究と資格制度

1）プロフェッションとは

　プロフェッション研究には，パーソンズやコリンズなどの研究があるが，わが国のプロフェッション研究の出発点と言われている石村善助の『現代のプロフェッション』[6]を参考に，プロフェッションの本質を考えてみたい。石村によると，プロフェッションの定義は多様であるが，仮の定義として「プロフェッションとは，学識（科学または高度な知識）に裏づけられ，それ

---

[5]　辻功『日本の公的職業資格制度の研究』日本図書センター，2000年，22頁。
[6]　石村善助『現代のプロフェッション』至誠堂，1969年，25頁。

自身一定の基礎理論を持った特殊な技能を特殊な教育または訓練によって習得し，それに基づいて，不特定多数の市民の中から任意に呈示された個々の依頼者の具体的要求に応じて，具体的奉仕活動をおこない，よって社会全体の利益のために尽くす職業である」としており，プロフェッションは職業であるとして考察を進めている。そして「職業」を，①技術的側面，②報償（経済的側面），③社会的側面から考察している。

資格制度との関連でみると，技術的側面と社会的側面が資格制度の特性を表していると考えることから，まず，その点から見ていきたい。

石村は技術的側面について[7]，プロフェッションの活動は公益奉仕を目的としており，またそれが継続的に「職業」として行われて初めて，社会的にプロフェッションとして認められるものである。また，プロフェッションの活動の基礎となる「技術」は，科学や高度な学識に裏づけられたもので，このことからプロフェッションは大学などの高等教育またはそれと同等の教育施設で教育され，そこで学ぶ教育内容は，体系化された知識である。これに加え，このような高等教育で習得した技術を行使するには，それを支える科学的一般理論が存在しているということがプロフェッションの重要な点であるとしている。

2) プロフェッションと資格制度

このようなプロフェッションとしての教育・訓練を受けて一定の能力があると認定された者に対して，国家は，その領域のプロフェッションとして資格（ライセンス）を与え，活動することを容認する。これによってプロフェッションとして資格を与えられた者は，排他的，独占的にその活動を行うという特権が与えられると述べている。ここでいう資格の枠組みを規定しているのが「資格制度」である。

医療関係職種の資格制度は，このような技術的な質を担保する意義に加えて，医療という行為（治療）は，「人」に危害を及ぼす可能性もある行為であることから，資格者についてのみ医療の提供を容認するという側面があるこ

---

[7] 同上，26-31頁。

とに注目すべきである。このため，国は資格制度を法律で定め，その質を維持・確保する役割を担っている。この点が，医療の資格制度の特徴であろう。

3）プロフェッションの社会的側面

一方，社会的側面であるが，石村はここでは「団体」について言及している。プロフェッションが社会的に承認され社会的地位を得るためには，集団として存在し活動し，社会から集団として承認されることが必要である。このため，プロフェッションは団体を形成して団体として行動し，これによって社会的地位を獲得する。そして，プロフェッションの団体は社会的承認を獲得するために，政治的団体であること，技能の教育，訓練，維持，向上のための基本的な責任を負う団体であること，非行に対して懲罰を与えるなど自己規制の団体であること，この3つの性格を有しているとしている。

医療関係職種はその資格制度ごとに団体を設立しており，社会的地位を獲得するためにさまざまな活動を行っているが，これはプロフェッションであることを表明しつづけるための重要な行動であろう。しかし，医療関係職種の資格制度が国家資格であることから，技能の維持・確保や自己規制については団体が責任を持つというよりも，最低限の規制については国がその役割を担っているという特徴がある。これは一般の資格制度よりも国による介入が強くなっていると言うことができる。

4）プロフェッションの要素と職業

次にプロフェッションとしての要素と資格制度となっている職業との関係についてみていこう。田尾雅夫は[8]「プロフェッションとは素人に理解できない高度の知識や技術によってサービスを提供する職業である」と定義し，プロフェッション研究を概括して，プロフェッションの要件を備えている職業の特徴を①専門的な知識や技術（専門性），②自律性，③仕事へのコミットメント，④同業者への準拠，⑤倫理性としている。内容的には石村の言うプロフェッションの特性と同様であるが，田尾は，プロフェッションの特性

---

8) 田尾雅夫『ヒューマン・サービスの組織』法律文化社，1995年，74頁。

を実際の職業にあてはめて説明している。

これによると,フルプロフェッション(完成された専門職)は神職,医師,弁護士であるが,これに追加されるとすれば,歯科医師,公認会計士,建築士などがあるとしている。また,プロフェッションとしての要件を十分に備えていないが,専門的な知識,技術によって成り立つ職業としてセミプロフェッション(準専門職)があるとし,これには看護師,ソーシャルワーカー,初等教育の教師などがあると述べている。フルプロフェッションとセミプロフェッションの違いについて,セミプロフェッションは専門性や自律性にやや欠ける(組織内部での自律的な判断も行動もいくらか乏しい職業カテゴリ),ピラミッド階層を想定すればフルプロフェッションの次に位置づけられる職業であり,また,職業の特徴としては,被雇用者が多いこと,つまり職業として自立自営が困難であるということが挙げられている。そしてセミプロフェッションは,プロフェッションとしての権威に不足があるとし,その理由として学問の体系化が十分ではない,資格取得までの期間(教育年限)が短く資格取得が容易である,必要とされる知識や技術の水準がフルプロフェッションと比べて高度とは言えないとしている。

5) 看護職のプロフェッションとしての問題点

天野正子は看護職のプロフェッションとしての問題点を指摘し,そのことが業務にどのような影響を与えているのかについて言及している[9]。これによると,看護職は知識を自ら創造するよりも伝達または適用するのみで,技術的な職務の範囲が不明確で,完全な自律性を容認されることなく管理の対象とされやすいこと,また,専門性の水準が低いため,職務上の判断行為は自由裁量よりも,外からの統制や規制を招きやすいとしている。そしてこのような状況を変えていくためには,体系化された高度な知識や技術に基づく「専門性」を確立すること,「自律性」を獲得することが求められると,看護職の専門職化への課題を指摘している。この論文は1972年のものであるため,看護の状況は若干変化していると思うが,問題の本質を捉えていると思

---

9) 天野正子「看護婦の労働と意識」,日本社会学会編『社会学評論』87,有斐閣,1972年,31頁。

われる。

　一方，看護師の資格制度が二重資格となっていること，すなわち，看護業務が行える資格に看護師と准看護師があるということは，プロフェッションとしての職業的権威を確立する上で問題であるという指摘もされている[10]。この，准看護師制度が看護師のプロフェッションとしての自律性を獲得する上で問題であるということについては，第3章で取り上げたい。

　このように，プロフェッションとして備えるべき要件から職業をみると，その職業の社会的な位置づけが理解でき，そしてこのような職業の実態が資格制度に反映されていると考えられる。また医療関係職種については，資格制度全体の「体系」に反映されていると考えることができる。

2　国家と資格制度の関係

1）国家資格化の背景

　ここで，国家と資格制度の関係について考えてみたい。前述したように，国はある一定の領域のプロフェッションに対して資格を与え，活動を容認すると説明したが，プロフェッションとして有すべき要件から考えると，それを十分に満たしていないと考えられる職業に対しても国家資格を付与しており，また同程度のプロフェッションであっても国家資格とされていない領域がある。具体的には，精神保健福祉士は国家資格となっているが，医療ソーシャルワーカーは資格化されていないなどの例がいくつかみられる。

　武士俣敦は[11]，プロフェッションと国家との関係について「国家は，プロフェッションであるなしにかかわりなく，独自の関心から職業社会に介入していく。プロフェッションにとって，その国家資格化は，社会的承認の公的な確証であると同時に反面では外的な統制のチャンネルにもなる」としており，国家の関心については，公共サービス供給体制整備，戦争遂行，福祉国家では財政的関心から資格化への関心が高まると述べている。

---

10) 田尾雅夫，前掲，82頁。
11) 武士俣敦「職能資格制度の法的構造について(1)」『福岡大学法学論叢』第37巻第2・3・4号，福岡大学総合研究所，1993年3月，11頁。

具体例として第1章の資格制度をみてみると,医師は漢方医ではなく西洋医による医療を推進し質を確保する必要があったこと,産婆については素人の取り上げ婆と区別して質を担保すること,看護師は質の低下などが社会問題化したことから国家資格とし,また保健師は戦争遂行という背景があったとされている。いずれも公共サービスとしての質・量を確保する狙いから国家資格化をしており,この時期の資格化についてはプロフェッションであるか否かが判断基準とはなっていないと推察される。

また,他の医療関係職種の資格制度化については本章第4節で触れるが,1945年以降に国家資格となった医療関係職種をみてみると,団体の政治的な活動により資格化された診療エックス線技師,歯科技工士を除いては,先進国ですでに資格化されていた職種をわが国においても制度化したものが多い。この点では国が主導的な役割を果たしている。

ここで,資格制度と政治の関係について触れておこう。石村はプロフェッションと国の関係について「国(政治)は,プロフェッションに対してライセンスを与え(略),かつ特権を付与する権限をもち,それとひきかえに,国はプロフェッションに対して監督,規制を行う。そうすることにより,国は一般公衆を,プロフェッションによる特権の乱用から防衛するという役割を担う」[12]と述べており,政治は中立的に「公益」保護の役割を担っているとしている。

このような国の役割が実際にどのように果たされているのかについては,後述する医療関係職種の制度創設の経緯の中でみていきたい。

2) 資格制度の見直し

一方で,国が認める資格制度が年々増加する傾向に対して,これを抑制する動きもある。1983年に臨時行政調査会が最終答申を示し,その中に資格制度の新設に際しては抑止することを基本方針とし,既存の資格制度についても見直しを積極的に行うという意見が述べられている。その指摘事項について,医療の資格制度と関係する内容について以下に抜粋する。

---

12) 石村善助,前掲,219頁。

ⅰ）業務独占資格は，国民の職業選択の自由を制約することとなるので，国民の生命・財産の保全を図る上で重大な役割を果たすもの等に限定する。また，社会医経済情勢の変化，技術の進歩等により業務独占資格としておく必要が低下したものについては，必置資格，民間資格等への移行を図る。
　ⅲ）名称独占等資格は，同様の資格技能検定が民間団体においても社会的評価を得て数多く実施されているので，国が自ら行うのにふさわしい特別の社会的意義を有するものに限定し，また，関係する民間団体による自主運営への移行を極力図る。

　このような資格制度の見直しについては，その後，規制改革会議などで取り上げられ，検討が続いている。

3）資格制度と教育の関係

　資格制度と国家の関係とは若干異なる論点であるが，「教育」との関連は影響が大きいので，ここで取り上げておきたい。プロフェッションは，前述したように科学または高度な知識に裏づけられ，一定の基礎理論を持った特殊な技能を特殊な教育または訓練によって習得されるものであるとされており，通常は大学またはそれと同等の教育施設で教育・訓練が行われている。このことから，国家資格を取得するための教育・訓練は，一般教育（高等学校レベル）を卒業した後に大学または専修学校等で行われており，医療関係者の資格についてもこのような教育機関を経て，国家試験に合格した者に免許が付与される仕組みとなっている。

　このため，資格制度の新設や変更，特に教育期間の変更にあたっては，教育界への影響が非常に大きいということが言える。教育学の立場から職業資格制度の研究を行った辻功によると[13]，教育が職業資格を規定するというよりも職業資格制度が教育を規定していること，職業資格制度は教育制度や教

13）　辻功，前掲，13頁。

育機関の存廃，教育内容や教育方法まで規定していると，教育学の立場から職業資格制度のあり方や問題点を指摘している。近年では職業資格が取得できる大学が増加傾向にあるなど，資格制度と教育機関の関連が深いことが実態としてあげられる。

　看護職の資格制度について教育との関係をみると，1951年に准看護師制度が創設されたことから准看護師養成所が数多く造られていったこと，また同年に保健師，助産師の教育期間が1年以上から6月以上に変更され，2つの資格を取得できる1年間の教育機関ができたことなどが例としてあげられる。そして，2009年の保助看法改正で保健師，助産師の教育期間が再び1年以上となったため，前記のような教育施設は存在しなくなっている。また，日本看護協会が要望している看護師の教育期間を3年以上から4年以上とすることについては，3年間の教育を行っている短大や養成所が看護師学校養成所全体の7割を占めており，教育界の合意が得られない状況もあることから実現には至っていない。また，教育内容は文部科学省および厚生労働省の共同省令で定められており，省令改正が行われることによって教育機関はカリキュラムの変更を余儀なくされている。このように，国家資格であるがゆえに教育機関との密接な関連が生まれている。

　資格制度全般の特性を捉えるために，まずはプロフェッションの要素とされている側面から分析を行ってきたが，国家資格が創設される根拠は，このようなプロフェッションとしての要素には直接左右されず，国家がその社会的な必要性を認めた場合に創られる資格が多いということが明らかとなった。そして医療の資格制度の特徴は，このような側面に加え，医療（治療）という特殊な行為を安全に国民に提供するという性格から，後述するような国家資格が数多く創られてきたことである。その背景には，先進国，特に米国においてチーム医療が進み，多くの専門職種が存在していたことの影響が大きかったと考えられる。そのため，わが国の医療関係職種の資格制度は，ほとんどが議員立法ではなく政府提案で創られている。

　このような点から考えると，医療の資格制度は国による介入が強い分野であり，また，国が資格制度を創設するということは，資格を取得した者，団

体，教育機関などの特権を有するものが存在する結果となり，社会全体への影響も大きいということである。石村が指摘するように，国が国民をプロフェッションによる特権の乱用から守り，中立的に「公益」保護するという役割を果たしているかは，重要な視点であろう。

また，このような国家資格を取得し，それを生業としている者は，公共的サービスに従事しているということ，そして資格制度という特性から考えると，プロフェッションとしての要件を満たすべく，その専門性を高める努力をしていくことが求められているであろう。

第3節　看護資格制度の国際比較

前節では医療資格制度の特性を分析してきたが，わが国の看護の資格制度は諸外国と比較するとどのような特徴があるのであろうか。看護職はユニバーサルな資格であることから，諸外国の看護制度と比較することによって日本の制度の特徴や課題が明らかとなるのではないかと考えた。そこで本節では，各国共通の資格である「看護師」と看護の専門性を高めた「専門看護師」の制度について国際比較を行ってみたい。

看護資格制度の国際比較は既存の研究で得られたデータを基にしており，資料が得られた国の中から特徴があると考えた米国，英国，フランス，デンマークについて日本との比較を行っている。資料として用いた研究は，2011年の『海外社会保障研究』に掲載された「医師・看護師の養成と役割分担に関する国際比較」[14]および2002年度の厚生科学研究『諸外国における看護師の業務と役割に関する研究』[15]で，これらを基礎資料とし，その他にいくつかの文献や新たなデータを追加して比較を行った。

また，近年，日本において看護師の業務拡大の検討が行われ，2014年に

---

14) 尾形裕也他「特集：医師・看護師の養成と役割分担に関する国際比較」国立社会保障・人口問題研究所編『海外社会保障研究』No.174，2011年3月。
15) 山本あい子『諸外国における看護師の業務と役割に関する研究』研究成果報告書，2004年。

は保助看法改正によって研修制度が新たに規定されたことを踏まえ，看護資格制度の今後の方向性についても考えてみたい。

なお，准看護師制度の国際比較については第3章で取り上げているので，ここでは触れていない。

1　看護師資格制度に関する国際比較

看護職全体の資格制度は国によって異なっており，制度全体を比較することは困難であることから，ここでは看護職の基礎資格として各国が位置づけている「看護師（RN）」に絞って取り上げている。

資格制度の構造は前節で述べたように，身分法，業務法，責任法から成り立っているため，国際比較にあたってもこの区分で整理している。各国の資格制度を身分法と業務法とに分けてみると，日本の制度では身分法と業務法は共に保助看法に位置づけられており，これが一般的であると思っていたが，欧州のいくつかの国では身分法と業務法はそれぞれ異なった法律となっている。このような資格制度の創り方は，国の法体系や資格というものの考え方，また，医療システムの違いが関係していると思われる。

ここで，医療システムの違いを抑えておきたい。日本や米国は公的な病院が約2割で民間の医療機関が中心であるが，英国やデンマークは公的な仕組みで医療が行われている。そしてフランスはその中間に位置し，病院の65％が公的病院である。このことは医療に投入される財源の違いもあるが，このような公的な医療システムの国における医療従事者の資格制度と，民間医療機関が中心の国ではその規制は自ずと異なることが推察される。このことを前提として看護師の資格制度を比較していきたい。

なお，国際比較の研究が進んでいない責任法についてはここでは言及していない。

1）看護師の資格・免許

看護師の資格や免許に関する制度（身分法に該当する部分）を概観すると，表2-1のように，日本の制度は諸外国とかなり類似している。共通している

表 2-1 看護師の資格制度（身分法）

	日本	米国	英国	フランス	デンマーク
身分法	保助看法	州法（NPA）	看護基本法	公衆衛生法ほか	看護師法，看護師教育令
免許の種類	国家資格 終生免許	州の免許	国家資格 業務免許	国家免許	国家資格 終生免許
教育期間	3年	2年〜4年	3年	3年	3年半
看護教育機関	大学，短大，養成所	大学，短大，学校	大学	専門学校	専門学校（看護専門学士）
資格取得	国家試験	州の免許試験	教育修了	国家試験（地方単位）	教育修了
更新制度	なし	あり：2年毎	あり：3年毎	なし	なし
規制機関	国	州：看護協議会（BON）	看護助産審議会（NMC）	国，地方公衆衛生局（免許付与）	国，保健審議会（NHB）

点は，看護師の資格は法律で位置づけられた国家資格（米国は州の資格）となっており，また，看護教育は教育プログラムを公的機関が認定した教育機関において概ね3年間の教育が行われていることである。

次に各国で異なるところをみると，①看護教育機関は大学か専門学校か，②国家試験の有無，③更新制度の有無，④規制機関[16]は国か第三者機関かという4点が上げられる。

まず，看護教育機関であるが，大学（3年制の専門大学を含む）で教育を行っているのは，英国で，また，学士認定を前提としているデンマークがある一方で，フランスは看護専門学校のみで教育を行っている。また，大学と看護専門学校の両者で行っている国は，日本と米国である。どのような教育機関で看護教育を行うべきかについては，各国で議論があるところで，わが国でも歴史的には看護専門学校から大学へシフトしてきており，諸外国においても大学で教育する傾向が見られる。この背景には教育内容の高度化や国民全体の高学歴化，そして国のおける職業教育に対する考え方などがあると思

---

16) ここでいう「規制機関」とは，資格制度の管理・運営をする機関を総称している。

われる。

　次に国家試験を課しているか否かであるが，看護教育修了後に日本のように国家試験というハードルを設けている国は，米国，フランスがあるが，一方，試験はなく教育修了後に免許の登録ができる国は，英国，デンマークである。これらの国は，公的医療システムの国であり，また，資格者の能力を判断する権限は雇用主にあるとされていることも背景にあると思われる。

　そして更新制度であるが，これを有している国は米国と英国で，日本のように更新制度がない国はフランス，デンマークである。日本は1948年の保助看法制定時に終生免許としたことから更新制度を設けていないが，フランスやデンマークも免許の考え方は終生免許である。英国も終生免許であったが1995年に制度が改正され，更新制度が導入されている[17]。日本においても看護技術を平準化，維持向上するシステムとして更新制度を導入すべきという指摘もあるが[18]，このことは業務免許とするか終生免許とするかの議論につながることである。このため，看護師の資格制度のみではなく，医師など他の資格制度との整合性を考える必要があること，また免許というものに対する考え方を整理する必要もある。

　最後に規制機関であるが，日本のように国自らが教育内容を決め，国家試験や登録事務などを行っている国は他にはフランスがあるが，一方，資格制度の法律に基づいた第三者機関（協議会など）が専門的にこれらの業務を行っている国は，米国，英国，デンマーク（一部の業務）がある。

　看護師の質をどのように保つかは資格制度として最も重要なことであり，資格取得の入り口で試験の合格者とするか，更新制度を設けるか，また，どのような組織が教育プログラムを認定し，国家試験の質を管理するかという規制機関の機能も質を保つ仕組みとして注視すべきであろう。

2）看護師の業務に関する制度

業務を規定する法律

　3年間の看護教育を受けて資格を取得した看護師は，どのような法的枠組

---

17) 小山真理子編『看護教育の原理と歴史』医学書院，2003年，109頁。
18) 下野恵子，大津廣子『看護師の熟練形成』名古屋大学出版会，2010年，130頁。

図2-2 看護業務の規定

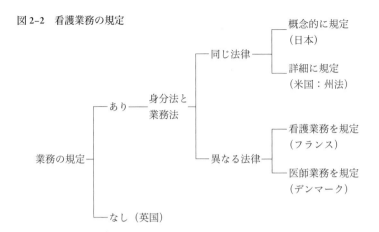

みの中で看護業務を行っているのであろうか。業務を規定している法律を比較してみると，前述したように日本では保助看法で規定されているが，日本のように資格や免許と同じ法律で看護業務を規定している国は米国（州法）のみである。欧州の3か国は，看護業務に関する制度は資格法とは別に定められており，また，その規定内容は国によって大きく異なっている。そこで，看護業務の法律による規定はどのようになっているかを整理してみると，図2-2のようになる。

　日本は保助看法で看護師の業務を「療養上の世話」と「診療の補助」の2語で表しているが，米国の規定は，役割なども書かれた詳細な内容となっている。そしてフランスの業務に関する法律である「看護実践・職務行為に関する法」には看護実践の総括的規定が書かれ，その上で医師との関係で，①看護師が判断・決定して行う行為，②医師の処方に基づき看護師が単独で行う行為，③医師の臨場を必要とする行為，④医師が行う際に介助する行為の4つのレベルに分けて，「看護業務」を列記している。一方，デンマークは「医師の業務」を記述しそれ以外は委譲できる業務としている。そして，これらの国とまったく異なっているのは英国で，看護業務は法律で規定されていない。英国では，看護業務の範囲は専門職団体が指針や行動規範を示しており，また雇用主との契約で業務の範囲が決められている。ただし，薬の処方については薬事法で医師および歯科医師の職務としていたため，後述するが，看

第2章　医療資格制度の構造　　101

護師の処方に関する業務については，別途法律が定められている。

　看護業務の規定はこのように国によって大きく異なっていることから，実際に行われている看護業務にも相当の違いがあることが推察される。そこで次に個別の看護行為についてその違いをみていこう。

看護業務の比較

　看護業務の比較については，山本あい子が2002年の厚生科学研究結果をもとに看護行為を比較しているので[19]，それを参考として主に差異のある行為を中心に表2-2を作成した。

　具体的な看護行為をみると，「創の処置」や「注射のうち中心静脈路の確保」「膀胱カテーテル」は，英国では看護師が行っているが，その他の国では医師の指示の下で看護師が実施しているという違いがみられる。また，「薬剤の処方」は，フランスでは看護師は行っていないが，米国，英国，デンマークでは，医師の指示で看護師が行っている。

　そして，判断を伴う行為をみると，「入退院の決定」は医師が行っている国が多く，医師の指示で看護師が行っている国は，米国とデンマークのみである。また，「訪問看護の開始」については，日本は医師が行っているが，英国やデンマークでは看護師が判断し，その他の国では医師の指示または処方に基づいて看護師が実施している。また，保清など療養上の世話に該当する行為は，ほとんどの国では看護師が独自に判断し実施しており，日本でも同様となっているが，実際の医療現場では医師の指示の下に行うことが多いという報告もある。最後に「退院計画・指導」であるが，ほとんどの国は医師の指示で看護師が行っているが，フランスでは医師の行為とされている。

　このような違いから国ごとの特徴をみると，米国，フランスは同様の傾向がみられ，多くの行為は医師の指示の下で看護師が行うということが一般的であり，医師の指示は必要であるが看護師が実施する体制となっている。一方，英国やデンマークは，看護師の業務範囲の法的な規定がないことから看護師の業務範囲は広い傾向にあり，多くの行為を看護師が実施している。特に英国は医療職の業務は職能団体などが自律的に定めていることに加えて，

---

19) 山本あい子「看護婦の業務と役割の模索」『看護管理』第13巻第12号，医学書院，2003年，1024頁．

表 2-2　看護師と専門看護師の看護業務の比較

	米国 (カリフォルニア州)		英国		フランス		デンマーク	
	看護師	専門看護師	看護師	専門看護師	看護師	専門看護師	看護師	専門看護師
入退院の決定	医師の指示で実施	看護師が実施	一般病棟は行っていない		医師が行う		医師の指示で実施	
訪問看護の開始	医師の指示で実施	看護師が実施	看護師が判断		医師の処方箋に基づく		看護師が実施	
創の処置	医師の指示で実施	看護師が実施	看護師が実施		医師の指示で実施		病院は医師の指示で実施, 在宅は看護師が実施	
動脈血採決	医師の指示で実施	看護師が実施	医師の立会い下で実施		医師の指示で実施			看護師が実施
注射(中心静脈路確保)	医師の指示で実施	看護師が実施	看護師が実施		医師の指示で実施			看護師が実施
保清(入浴・清拭)	看護師が実施	看護師が実施	看護師が実施		看護師が実施		看護師が実施	
排泄ケア(浣腸・摘便)	医師の指示で実施	看護師が実施	看護師が実施		看護師が実施		看護師が実施	
膀胱カテーテル	医師の指示で実施	看護師が実施	看護師が実施		医師の指示で実施		病院は医師の指示で実施, 在宅は看護師が実施	
薬剤処方	医師の指示で実施	看護師が実施	医師の指示で実施	薬剤リストの中からは処方	看護師は実施しない		医師の指示で実施	
退院計画・指導	医師の指示で実施	看護師が実施	医師の指示で実施		医師が行う		病院は医師の指示で実施, 在宅は看護師が実施	

出典：山本あい子による資料をもとに作成。

病院はNHS（national health service）の傘下に在り，その枠内で役割分担が行われているため，このような実態になっていると思われる。日本はこれらの国と比較すると，入退院や訪問看護の判断，薬剤の処方，そして中心静脈路の

第2章　医療資格制度の構造

確保など，医師が行うとされている行為が多いことが特徴であろう。

このような各国の個別の看護行為の違いは，業務法に当たる内容がどのような法律において，また，業務範囲がどのように規定されているかと関連が深いと考えられ，また，医療体制が異なることによる影響もあると思われる。

医師と看護師の役割分担

次に看護師が行う業務について医師との関係はどのように規定されているのかをみてみたい。米国では，州法の看護業務の規定の中で治療・検査で医師を補助することが役割とされているが，看護師が実施している診療の補助に該当する業務のほとんどは医師の指示が必要とされている。これは病院に医師が常駐していないことが一般的であるという医療体制であるために，医師が指示した業務を看護師が行っているものと思われる。

英国では，医師の業務は診断と診察とされており，病院では一般的にチームリーダーである医師の診療管理計画に従って各職種が役割分担を行っている。各専門職の業務範囲は，職能団体の指針や雇用主である医療機関が決めており，その環境下でチーム医療が行われている。

一方，英国と似た医療体制を持つデンマークでは，看護師は医官の監督を受ける必要があると基本的な法律で規定され，また，医師は委譲する行為を行う補佐人（看護師等）が適当か判断する責任を負っていることや明確なインストラクションを受けているか，必要な回数の監督があるかなど，看護師が行う業務については，医師の責任や関与が詳細に規定されている。しかし，業務範囲の規定は医師のみであるため，医師の判断で多くの業務が看護師等に委譲されており，デンマークの看護師の医行為の範囲は日本の医師に近いと報告されている[20]。

最後にフランスであるが，医師との役割分担は明確で，判断を伴う業務は医師が行うとされており，医師の指示や処方があれば，看護師はその業務を行わなくてはならないとなっており，看護師は技術の提供を期待されている。

---

20) 山田ゆかり「デンマークにおける医師と看護師の役割分担」『海外社会保障研究』No.174，国立社会保障・人口問題研究所，2011年3月，42頁。

3) 在宅看護の特殊性

 在宅看護は医療機関とは異なり，医師がいない場で看護が行われることを前提としているので，看護師に求められる役割は自ずから異なってくる。そのため，各国では看護師の質を確保し役割を遂行するために医療機関とは異なった対応をとっている。そこで，在宅看護分野の看護師の資格と業務について，ここで特記しておきたい。

 まず米国であるが，在宅看護を行う看護師は，看護業務の経験が2-3年あり4年制の大学を卒業した看護師が訪問看護機関に雇用され，スキルドナーシングを提供してきたという経緯があるが，近年ではファミリー NP（nurse practitioner）やホームヘルス CNS（clinical nurse specialist）などの専門看護師資格が創られ，このような専門看護師が患者へのケア，看護相談，プロトコールの作成や支援など高いレベルのケアを行っている[21]。

 英国は在宅看護の長い歴史を持っており，看護師の資格制度ができた時代から在宅看護の分野は看護師の上級資格である地域専門看護師が行う体制となっている。その背景には予防医学の考え方が浸透しており，地域ベースで各専門職が医療を行う体制が創られていることがある[22]。業務範囲には法的な規定がないので，看護師は単独で専門性・自律性を持って看護活動を行ってきたが，近年，薬の処方が行える「処方看護師」制度が創られ，地域専門看護師の業務は拡大されている。

 フランスでは業務経験3年を経た後に地方公衆衛生局に登録した開業看護師が在宅看護を行っており，資格は看護師であるが，その業務は療養上の世話も診療の補助も医師の指示（処方）を必要としている。これは個別の看護行為を診療報酬で算定できるため，過剰な看護が提供されることを防止するためとされている。ただし，その業務の範囲は医師の処方があれば看護師はそれを実施しなければならず，かなり広範囲の医行為が在宅で行われている。

---

21) カレン・B. テッツ他「アメリカの在宅ケアと在宅看護」『インターナショナルナーシングレビュー』第27巻第1号，日本看護協会出版会，2004年1月，54頁。
22) 白瀬由美香「イギリスにおける地域保健サービスの形成」『大原社会問題研究所雑誌』586・587号，法政大学大原社会問題研究所，2007年10月，34頁。

また，デンマークは看護師資格があれば在宅看護が行える体制で，ほとんどの看護業務を看護師自らの判断で実施している。医師が関与するのは在宅看護を開始する時に患者に処方を出すが，それ以降，看護師は自律的に機能し，対象者が治療を受ける場合以外は医師の指示を必要としていない[23]。デンマークでは医療機関の看護師は医師の指示を必要としているが，在宅看護は柔軟に運用されている。
　日本では看護師等が特に研修や業務経験を前提とせずに在宅看護を実施しており，業務の範囲は医療機関の看護師と同様である。また，訪問看護制度の仕組み上，訪問看護の開始の判断および看護業務の実施には医師の指示書を必要としている。他の国と比較すると，在宅看護の分野であっても医療機関と同じ資格制度が適用され，運用も医療機関と同じであるということがわが国の特徴であり，また課題であると言えよう。

2　専門看護師資格制度に関する国際比較

　看護職の基礎資格として看護師（RN）の資格制度を比較してきたが，次にその上級資格として各国で制度化されている専門看護師の資格制度について国際比較をしてみたい。しかし専門看護師の定義や業務範囲がまちまちであるので，ここでは看護師資格を有している者が専門分野の一定の教育を受け，特定の業務ができる看護師として法律で位置づけられているものを「専門看護師」として取り上げることにした。そのため，日本の専門看護師や認定看護師（以下「専門看護師等」という）は法的位置づけがないことからここでいう専門看護師には含まれないが，諸外国との比較を行う観点から，日本看護協会が認定している専門看護師等についても対象としている。
　なお，業務範囲が異なる助産師や保健分野の保健師については，論点が異なることから，ここでは取り上げていない。

23）　山本あい子『諸外国における看護師の業務と役割に関する研究』前掲，73頁。

1）専門看護師の資格・免許

資格・免許の規定

専門看護師の資格制度は，近年，各国で新たな制度化の動きが続いており，最新の制度を捉えて比較することは困難であった。このため，得られた情報の範囲で国際比較を行っている。

まず身分法にあたる規定をみてみると，専門看護師制度の法的な位置づけは各国によって異なっており，前述した看護師の資格制度のような共通性は見られない。

表2-3 専門看護師の資格制度

	日本	米国	英国	フランス	デンマーク
身分法・業務法	なし	州法（NPA）	看護基本法，看護師等による処方に関する医薬品法	小児看護師の身分に関する法令，麻酔看護師の身分に関する法令，手術室看護師の身分に関する法令	不明
資格の種類	団体の認定資格	州の認定資格	認定資格	国家免許	不明
資格登録	日本看護協会	州：看護協議会（BON）	看護助産審議会（NMC）	地方公衆衛生局	保健審議会
試験の有無	認定試験	修了・認定（試験の有無は州によって異なる）	不明	国家試験	あり
専門資格の種類	専門看護師，認定看護師	APN（NP, CNS, CRNA, CNM）	地域専門看護師，GPN（General practice Nurse），処方者：(Prescriber)	小児看護師，麻酔看護師，手術室看護師	専門看護師（感染，精神，麻酔，集中治療，がん）
教育機関	大学院／研修施設	大学院（修士課程）	DN：継続教育機関／処方看護師：研修コース／NS, NC：大学院レベル	病院付属の教育機関	大学上級看護学部（大学の独立機関）→感染管理以外はレギオン（地方自治体）
教育期間	2年／6か月	州・資格により異なる（大学院プログラム）	DN：36週　NP：多様　NS：1年以上	2年以上の実務経験の後，12か月／24か月／18か月	集中，麻酔，がんは1年半／精神は1年／感染は3か月
更新制度	あり	あり：基準等は州により異なる	あり：3年毎	なし	不明

具体的にみると，表2-3のように米国の専門看護師は看護師と同じ州法で規定されており，また，英国の地域専門看護師（ディストリクトナース等）は看護師と同じ「看護基本法」に位置づけられている。しかし，薬剤の処方ができる資格（処方看護師）は「看護師等による処方に関する医薬品法」という別の法律で規定されている。一方，フランスの専門看護師は看護師とはまったく別の法律が創られており，「小児看護師の身分に関する法令」のように専門看護師ごとに法律が定められている。デンマークは根拠法が不明であるが，資格認定は保健審議会に登録される資格となっている。

そして免許の種類は，米国，英国は認定資格であるが，フランスは国家資格となっており，また，資格の質を担保する試験制度や更新制度は国によって異なっているが，概ね各国の看護師と同様の仕組みとなっている。

専門看護師の種類

専門資格の種類をみると資格制度の違いは明確となり，国によって専門看護師の考え方に大きな相違があることが見えてくる。米国はNP（nurse practitioner），CNS（clinical nurse specialist），CRNA（certified registered nurse anesthetist），CNM（certified nurse midwife）を総称してAPN（advanced practice nurse）としているが，NPやCNSの領域をみると，急性期，老年，小児，精神，在宅，地域など分野ごとに細かく分化している。

一方，英国は地域で働くDN（district nurse）やGPN（general practice nurse）は看護師の上級資格として位置づけられ，専門職としての登録制度を有しているが，看護業務の範囲を規定する法律がないため，米国のような詳細な領域の専門看護師は存在していない。なお，1992年に「看護師等による処方に関する医薬品法」が成立し，処方看護師（nurse prescriber）の資格制度が創設されている。その後，看護師以外の職種が処方できる独立処方者や補助処方者の資格も創られている。また，法的根拠はないが看護協会が認定するNS（nurse specialist）やNC（nurse consultant）という資格もある。

フランスの専門看護師は米国や英国と異なり，小児，麻酔，手術室の分野のみに存在しており，専門看護師の種類は限定的で，小児看護師，麻酔看護師，手術室看護師である。また，専門看護師と同様の資格制度として，業務のマネージメントを専門とする管理看護師制度があり，法的に位置づけられ

ていることが特徴である。

　また，デンマークの専門看護師は，感染，精神，麻酔，集中治療，がんという限られた分野で専門分化している。

　日本の専門看護師等は，認定の仕組みや種類において米国の制度と類似しており，専門看護師等の領域は細分化していることが特徴である。

　なお，これまで医師の領域とされてきた診断や診療機能を有するNPについては各国でさまざまな動きがあるので，ここでNPの資格制度について若干触れておきたい。NPは米国で誕生した資格制度で，米国以外ではカナダ，オーストラリア，タイ，韓国で活動が報告されているが[24]，欧州では現段階においてNPの制度化に向けた検討が行われているものの制度の創設には至っていない。NPの定義については米国NP学会が示したものがあるが[25]，NPの具体的な教育体制や裁量権，業務範囲については，国によって，また州によって異なっている。

専門看護師の教育体制

　次に専門看護師の教育体制であるが，教育を行う機関は大学院修士レベルとしている国と，研修機関で行う国とに分かれている。

　まず大学院で教育している国を見ると，米国の専門看護師はすべて大学院で教育する仕組みとなっており，教育期間は大学院のプログラムによるが，概ね1年以上2年程度である。他に大学院教育で専門看護師を養成している国を探すと，法的な資格制度ではないが英国のNSやNC，そして日本の専門看護師は大学院で教育する仕組みとしている。

　一方，研修機関で教育を行っている国は，英国の地域専門看護師や処方看

---

24) 江藤美和子「諸外国における看護裁量権」『インターナショナルナーシングレビュー』30巻1号，日本看護協会出版会，2010年1月，48頁．
25) 緒方さやかは「APNとしてのナースプラクティッショナー」（『インターナショナル・ナーシングレビュー』33巻1号，日本看護協会出版会，2010年1月，28頁）で「プライマリーケア若しくは専門的な医療を外来，病院又は介護施設で提供する。また，有資格者であり，独立した医療提供者である。NPとは，高度な教育を修め，診断能力を培った看護師であり，健康増進と治療をさまざまな人口に提供する」としている。

護師,そしてフランスの専門看護師で,フランスでは病院付属の研修機関で教育が行われている。教育の期間は専門看護師によってかなり異なっており,英国の処方看護師は3か月から6か月,地域専門看護師は9か月となっており,また,フランスの麻酔看護師は2年間であるが,手術室看護師は1年半,小児看護師は1年となっている。なお,デンマークでは,専門看護師は大学の独立機関である上級看護学部で教育が行われ,教育の期間は1年から1年半となっているが,感染管理看護師は3か月の教育である。専門看護師の教育期間の違いは必要な教育内容に差があることから,このような相違があるものと思われ,柔軟な養成が行われている。

2) 専門看護師の業務規定
法律による規定内容

専門看護師の業務法に当たる規定をみると,看護師とは異なりかなり具体的な内容が法律で定められている。米国では専門看護師の身分法と同じ州法に業務の規定が書かれており,この内容をみると,カリフォルニア州では看護師の業務法と同程度の詳細さで記述されている。具体的には,CNS の役割はエキスパートな臨床実践,教育,研究,コンサルテーションなどと定義されており,このような内容は州によって若干異なっている。日本の法律から考えると,このような詳細な規定は省令レベルであると思われるが,米国は州法であるためか法律で詳細に記述されており,その中で専門看護師の業務を明確にしている。

また,フランスは看護師の業務を規定している「看護職実践・職務行為に関する法令」の第10条から第12条にそれぞれの専門看護師の業務が書かれている。この法律では専門看護師が行える行為として別表に具体的な看護実践・職業行為が列記されている。具体例をみてみると,小児専門看護師は,①小児の発育と成長観察,②新生児の栄養,③障害予防と早期発見目的の検診,また麻酔専門看護師は,医師の処方やプロトコールに基づき,かつ麻酔医が物理的に臨場している場合が前提であるが,①全身麻酔,②部分麻酔,③手術直後蘇生覚醒,④手術直後,覚醒室での経過観察などが業務とされている。前述したように,フランスでは看護師の業務規定がポジティブリスト

となっていることから，専門看護師も同様の考え方で業務のリストが表示されている。

なお，英国は業務法がないため専門看護師の業務も法的な規定はないが，前述したように薬の処方については「看護師等による処方に関する医薬品法」および「処方医薬品集」が示され，専門分野でこの範囲の薬を処方するという規定になっている。

看護行為の比較

専門看護師はこのような法的な枠組みで看護活動を行っているが，具体的な業務や裁量の範囲はどのようになっているのであろうか。まずは各国の専門看護師と看護師との業務の違いをみていこう。

表 2-2 をみると，米国の専門看護師は看護師と比較すると明らかに裁量や業務の範囲が異なっており，専門看護師は看護師の業務範囲を超える者として位置づけられている。また，フランスの専門看護師と看護師の業務範囲の相違はこの表からは明らかとなっていないが，前述した麻酔専門看護師を例にとると，その業務範囲は一般の看護師の業務を超えていると思われる。麻酔という行為についてはこの表では項目にあがっていないので専門看護師の特性が見えにくくなっているが，フランスの専門看護師も看護師の業務範囲を超える看護師という位置づけになっていると考えられる。

英国は前述したように薬剤の処方を除いて法的な規定がないので専門看護師と看護師との業務範囲の比較はできないが，処方看護師は看護師が行うことができない薬剤の処方ができるので業務範囲は拡大していると言えるであろう。

このように国単位で専門看護師と看護師の業務範囲を比較すると，その違いが見えてくるが，国間の比較，すなわち米国の専門看護師と英国の看護師を比較すると，米国の専門看護師の業務範囲は英国の看護師と一部を除いてほぼ同様となっている。また，日本で検討されている特定の医行為は，デンマークの看護師の通常の業務範囲であるという報告もあり[26]，専門看護師という資格制度は，現段階ではその国の看護師の業務範囲を超えるという国単

---

26) 山田ゆかり，前掲，45 頁。

位の資格制度であり，国際的に標準化された資格制度となってはいないことが明らかになった。

これらのことから，専門看護師の業務の規定は，基礎資格である看護師の業務範囲に影響され，また，どのような分野で看護の専門性が求められるかについては国の医療体制などが関係していることが示唆された。

3）専門看護師の制度化の経緯と要因
専門看護師の制度化の経緯

日本ではなぜ法的根拠のある専門看護師制度ができてこなかったのかについて考えてみたいが，そのためにまず，米国，英国，フランスではどのような経緯で専門看護師が制度化されてきたのか，その要因を探ってみたい。

米国では20世紀初頭からの女性の地位向上をめざす動きや，大学院教育に政府の助成が行われたことから，専門職として高度な役割を果たす看護職が増えていった。このような背景があり，医療現場の必要性から1870年に麻酔看護師が誕生している。その後，1954年に現場での訓練ではなく大学院教育と結びついて看護実践スペシャリストコースが創られ，精神科専門看護師が誕生している。そして1965年には看護婦養成法で専門的な看護師教育を大学院で行うという政府の政策が示され，さまざまな分野のCNS教育が大学院で行われるようになった。このような教育を受けたCNSの活動が評価され，1970年代後半には看護協会による認定制度が始まり，また診療報酬の請求が認められ，専門看護師は医療現場で広がっていった[27]。一方，NPは1960年代に貧困地域の医師不足問題からその養成が始まり，1980年代にはさまざまな分野のNPが誕生している。しかし，看護界にはNPは医師の助手ではないかという反発があったが，看護哲学に基づく診療行為という考え方が確立し，またNPの有用性が研究によって明らかにされ，1998年には診療報酬が得られるようになり，その需要はますます高まっている[28]。

一方，英国では1862年にナイチンゲールが地域専門看護師の養成を始め

27）佐藤直子『専門看護制度　理論と実践』医学書院，1999年，55頁。
28）緒方さやか，前掲，28頁。

ており，地域における看護師の専門教育は長い歴史を持ち[29]，看護師の上級資格として法律に規定され登録が行われている。しかし前述したように，看護師の業務を規定する法律がないため米国やフランスのような看護師の業務範囲を超える専門看護師制度は創られなかった。一方，薬の処方権は法律で医師等に限られていたが，地域医療の分野で医師の処方箋による薬剤の入手に時間がかかることが問題視され，1986 年に政府から地域専門看護師に薬剤の処方ができるようにすべきとの勧告が出され，1992 年には関係法令を改正して「処方看護師」の資格が創設された[30]。その後，2002 年には地域の看護師以外の職種を対象とした「独立処方者」，2003 年に「補助的処方者」という資格制度が創られている[31]。なお，米国の NP の影響を受け，英国でもその養成が始められ活動が行われているが，国家資格とはなっていない。

　また，フランスでは 1947 年に母子保護政策を高めるために小児専門看護師が誕生し，手術と麻酔技術の高度化に伴って 1960 年には麻酔専門看護師，1971 年に手術室専門看護師が誕生している[32]。しかし，このような専門看護師制度はその後 40 数年間，新たな領域では創られていない。米国のようなさまざまな領域の専門看護師制度が創られていないのは，専門に特化した看護師だけではチーム医療が円滑に回らないこと[33]，これに加え，法律で規定されている看護師の業務範囲である「固有の役割」を拡大してきたことの影響もあると言われている。

---

29) 武分祥子「看護の動向と課題（その 2）」『立命館産業社会論集』第 41 巻第 2 号，2005 年，99 頁。
30) Janet Davies「イギリスにおける看護職の役割拡大と権限委譲：処方権の獲得をめぐって」『インターナショナルナーシングレビュー』第 32 巻第 1 号，日本看護協会出版会，2009 年 1 月，30 頁。
31) 白瀬由美香「英国における看護師の職務拡大」，社会政策学会編『社会政策』第 3 巻第 1 号，ミネルヴァ書房，2011 年 6 月，102 頁。
32) 篠田道子「フランスにおける医師と看護師の役割分担」『海外社会保障研究』No.174，国立社会保障・人口問題研究所，2011 年 3 月，35 頁。
33) 同上，31 頁。

制度化の要因

　専門看護師を制度化した要因について米国，英国，フランスの3か国の例から考えてみると，第一に看護師の業務範囲を超える必要性が医療現場にあったこと，第二には看護の専門分化を進める動きが看護界にあったということが言えるであろう。

　各国の制度化の政策決定過程については，詳細な情報が入手できないので明らかにすることはできなかったが，結果から推測すると，医療現場においてその専門分野に特化した看護師の先進的な活動が行われ，その養成が行われることにより大学院等が認定する民間資格の専門看護師が誕生している。そしてその活動が医療界や国民から評価されることで，ある時点で法律が創られ公的な資格制度となるという動きである。

　看護師の業務範囲を超える必要性から専門看護師が創設された事例としてわかりやすいのが，英国の処方看護師である。この背景には，看護師の高学歴化，医師の偏在問題，プライマリーケアの重視，コミュニティーにおける包括的ケア提供の流れ，NHSの医療の効率化の必要性があったと言われているが[34]，直接のきっかけは，前述したように処方ができる者は医師，歯科医師と薬事法で規制されており，医師不足から必要時に処方が行われないなど患者に不利益が生じていたという社会問題であった。これを解決する方策として，地域専門看護師が薬剤を処方できることによる有益性が明らかにされ，看護師の業務範囲を超える資格制度が創られたのである。

　また，米国の専門看護師制度には，看護業務の専門分化を容認する動き，そして看護職が専門職として社会に認められる職業となることを希求する看護職能団体，そのために専門性・自律性を高めたいとする看護教育界の熱意があったことが指摘されている[35]。それに加え，専門看護師の活動を客観的に評価する研究成果が数多く発表され，それを政府が認識し，政策として取り上げるという動きがあったことが制度化につながった要因であったと思われる。

---

34) 白瀬由美香，前掲，102頁。
35) 佐藤直子，前掲，42頁。

3 日本の看護資格制度の特徴と新たな制度化の動き

　欧米4か国の看護師および専門看護師の資格制度をみてきたが，これらの国との比較から見えてきたことは，日本の看護資格制度は，第一に看護師の業務の規定が概念的であること，第二に専門看護師の公的な資格制度がないこと，第三に在宅と医療機関の看護制度が同一であることが特徴であり，また課題でもあると考えた。

　そこで，この3点について考察するとともに，2009年から看護師の業務範囲を拡大する新たな制度の検討が行われ，2014年に保助看法が改正されたことについても触れておきたい。

1）日本の看護資格制度の特徴
看護業務の規定が概念的
　日本の看護師資格制度は，身分法の部分は他の国とかなり共通した制度となっているが，業務法に当たる規定は看護業務の定義が概念的に書かれており，また診療の補助に関する業務範囲も他の4か国と比較すると曖昧であるということが特徴である。

　4か国のうち，看護師の業務内容や範囲を法令で規定している米国とフランスをみてみると，フランスは，看護の「固有の業務」を明らかにした上で看護業務を4つに区分して看護行為を明確にしており，また米国の州法では看護師の業務についてその役割と看護師が行う業務範囲が明記されている。

　その点，日本の看護師の業務は「療養上の世話」と「診療の補助」と定義し，業務範囲は保助看法第37条で医師の指示と関連づけて医行為の範囲を示している。そしてその規定方法は禁止行為という形で示され，医師の指示がなければ診療機器を使用し，医薬品を授与・指示，衛生上危害を生ずるおそれのある行為をしてはならないと表現しているが，医師の指示があればどのような業務が行えるのか，また，衛生上危害を生ずるおそれのある行為とはどこまでの範囲なのかは不明確である。このような疑問に対して照会があった事例について行政では疑義解釈を通知で示してきたが，数例に留まって

おり，実際には医療現場に任されている状況となっている。すなわち，医師の指示があれば患者への侵襲性の高い医行為を看護師が行っている医療機関もあれば[36]，逆に看護師の業務範囲は狭く医師が多くの業務を行っている医療機関もある。要するに業務範囲の判断の権限は行政にあるが，実態は医療機関の医師の判断と医療機関によっては看護部門との協議で決められていることから，実際の看護師の業務範囲には大きな差が生ずるという状況を生み出している。このような実態は，ある意味では医療機関の性格や体制によって，柔軟に看護業務が行われているという見方もできるが，看護師という資格制度から考えると，看護師とはどんな役割を持ち何を業務とする職業なのかということが曖昧になっているということである。このことは看護師という職業の専門職化を進める上で前提条件となる業務の領域が明確となっていないという問題につながるものである[37]。

また，このような状況は，一般的な看護業務の範囲を超えるような業務が発生した場合であっても，医師の指示があれば看護師は診療の補助としてかなり幅広い業務を行ってきたという実態がある。比較した4か国ではこのような看護師の業務範囲を超えるニーズが発生したことで，専門看護師の制度化が進むきっかけとなっているが，日本ではこうした必要性が制度上生じてこなかったのである。このため，専門分野に特化した公的な資格制度ができなかったという結果につながっていると思われる。

専門看護師制度の未整備

第二の専門分化した専門看護師の公的制度がないということについては，前述したように業務が柔軟に行われていて，看護師の業務範囲を超える資格制度の必要性が乏しかったことが理由として挙げられるが，そもそも看護師の業務を専門分化していくという考え方を看護界が容認してこなかったことも，専門分化が進まなかった要因と考えられる。この背景には，これまでは就業期間が短い看護師が多かったこと，そのためどのような診療分野でも対応できる看護師が看護管理上も必要であったことなど，日本特有の事情があ

---

36)　前原正明『看護師が行う医行為の範囲に関する研究』厚生労働科学特別研究，2010年。

37)　天野正子，前掲，35頁。

ったと思われる。しかし，医療現場が高度化し専門分化し患者のニーズが多様化する中で，専門的な看護師の育成の必要性はかなり以前から言及されていた。事実，1987年の看護制度検討会報告書において専門看護師育成の必要性が明確に記述されその方向性が示されているが，20数年経った現在でもその実現には至っていない。

一方，公的な制度ではないが日本看護協会の認定による専門看護師等は1996年から養成が開始され，その数は2012年12月には専門看護師1048人，認定看護師1万878人が医療機関等で働いている。法的な制度ではないため専門看護師等の業務範囲は看護師と同様であり，医師の指示の下でそれぞれの専門性を発揮した活動が行われている。しかし，医療サービスは国家資格を有する者が提供する仕組みとなっていることから，民間の資格制度では社会的な保障が十分にできないこと，すなわち，診療報酬で資格者の業務を十分に評価することが困難であるため，資格を取得してもその仕事に見合った報酬が設定されにくく，またポストとして専門看護師等を位置づけることもできにくいという状況がある[38]。

専門看護師等の認定が始まって16年を経た2012年においても，専門看護師等の数は看護師資格者の1%強と少ないが[39]，専門看護師による看護活動は，看護サービス全体の質を向上させ，その結果，患者の生活の質（QOL）の向上につながっているという報告もある[40]。また，専門看護師等となることは看護師のキャリアアップを図るための1つのステップでもあり，看護の専門性を高めるためにも公的な専門看護師制度を創設することは重要な課題であると考える。この論点については第6章で取り上げたい。

次に専門看護師の制度化と関連することであるが，在宅看護の分野においてその特性を活かした制度が創られていないことについて触れておこう。

---

[38] 『2007年専門看護師認定更新者活動状況調査』および『2009年認定看護師新規認定者活動状況調査結果』日本看護協会認定部。

[39] 『平成23年看護関係統計資料集』日本看護協会出版会によると，2011年就業看護師数は102万7337人。

[40] 和田栄子「がん看護専門看護師の活動と効果」『日本がん看護学会誌』第15巻第2号，2001年，30頁。

在宅分野の看護制度の課題

在宅看護の制度について欧米4か国と比較すると，日本の訪問看護制度における看護師の業務は医療機関とまったく同じ制度となっており，在宅が医療機関とは異なる医療提供体制の場であるという特性を加味した制度となっていないという課題があることは前述したとおりである。

比較した4か国の在宅看護の状況を振り返ってみると，米国や英国では看護師資格に加えた教育が前提となり，また，フランスでは資格制度は同じであるが，業務経験3年を課した開業看護師制度を有している。そしてデンマークでは現在は看護師資格で在宅看護が行われているが，研修を前提とする動きがある。医師が常駐していることが前提ではない在宅看護の分野では，看護師はより高い専門性や自律性が求められ，4か国ではそれに対応した制度が創られ運用されている。

わが国の訪問看護制度の創設については第4章で詳述しているが，1992年当時の訪問看護は潜在看護師の活用を想定し，「介護に重点を置いた看護」という表現が用いられているように，療養上の世話を中心とした看護であった。しかし，在宅医療が進み入院期間が短縮される中で，医療機器を装着した患者が増加するなど看護師に対するニーズは変化してきている。また，超高齢化社会を迎えることから，在宅医療・介護の体制を強化する施策が展開されている。このような在宅看護分野において看護師がその機能を発揮するためには，質を担保するための制度の整備や，看護師が判断し実施しうる業務範囲の拡大や，裁量の幅を広げるなどの制度的な対応が求められていると考える。

2）看護師の役割拡大および制度化の議論

2000年に入り，日本において看護師の役割を拡大する制度の検討が始まっている。この議論は諸外国の専門看護師制度につながっていくものなのか，現時点ではその道筋は見えないが，2014年の保助看法改正による研修制度創設までの経緯をここで整理しておきたい。

検討の経緯

看護師の役割拡大の議論のきっかけは，2004年に始まった新医師臨床研

修制度を引き金に全国的な医師不足が社会問題となったことに端を発する。その対応策として医師養成数の増加,医師派遣システム,労働環境の改善,診療報酬による対応などが行われたが,この対策の一つとして医師以外の職種の業務を見直し,医師の負担を軽減させるというチーム医療・役割分担を推進する方向性が示された。具体的には,厚生労働省医政局長通知が2007年12月に出され,医師でなくても対応可能な業務を明示し,看護師等のコ・メディカルがそれぞれの専門性を発揮すべきであることが示されている。

　その後に開催された2008年3月の厚生労働大臣主催の「安心と希望の医療確保ビジョン」においても,医師不足対策とともにチーム医療の充実や看護師の役割拡大が言及され,また,2009年3月に閣議決定された「規制改革推進のための3か年計画(再改定)」で,医師および他の医療従事者の供給体制のあり方の検討として,専門性を高めた新しい職種(慢性的な疾患・軽微な疾患については,看護師が処置・処方・投薬ができる,いわゆるナースプラクティッショナーなど)の導入について実態を踏まえてその必要性を検討することが明記された。そして,同年5月の経済財政諮問会議において麻生太郎総理から,看護師の役割拡大について厚生労働省で具体的に検討すべきという指示があり,その翌月に閣議決定された「経済財政改革の基本方針2009」においても,医師と看護師等の間の役割分担の見直し(専門看護師の業務拡大等)について専門家会議で検討を行うという方針が示された。

　このような動きの背景には,医療費の増大への危惧に加え,2008年4月から大分県立看護科学大学大学院においてNPの養成が始められたこと[41],また内閣府の有識者会合で日野原重明から米国のNPのような看護師を養成する必要性が意見として出されたことも影響していたと思われる。

厚生労働省における政策案の検討

　規制緩和や経済財政の立場から看護師の役割拡大を検討せよという動きがある中で,厚生労働省は2009年8月に「チーム医療の推進に関する検討会」を設置し議論を開始している。この検討会では専門看護師等の関係者からの

---

41) 草間朋子「「多職種連携」と「業務分担」で医療のあり方を見直す　1　ナースプラクティッショナー(NP:診療看護師)の養成」『月刊保険診療』第64巻第7号,2009年7月,31頁。

ヒアリングを中心に 11 回の会議が行われ，2010 年 3 月に報告書が取りまとめられた。この中で，チーム医療の基本的な考え方が整理されるとともに包括的指示の活用により看護師の実現可能な行為を拡大すること，そして一定の教育を受け臨床実践能力を有した「特定看護師（仮称）」という新たな枠組みが提案された。このことを具体的に議論するために同年 5 月に「チーム医療推進会議」が立ち上げられ，同会議の下に設置された看護業務検討ワーキンググループにおいて，特定看護師（仮称）の教育内容や拡大する特定の医行為等について議論を進めている。この看護業務検討ワーキンググループでは 31 回もの会議が行われ，2013 年 3 月にチーム医療推進会議の報告書として「特定行為に係る看護師の研修制度について」がまとめられている。

この研修制度の枠組みは，①診療の補助のうち，高度な専門知識および技能等をもって行う必要のある行為（特定行為）を明確にする，②医師の指示の下，プロトコールに基づき特定行為を行おうとする看護師については，厚生労働大臣が指定する研修機関における研修の受講を義務づける，③厚生労働大臣は，研修を修了した看護師について看護師籍に登録をするとともに，登録証を交付するとされている。そして特定行為の具体的な内容は限定列挙方式で省令等に定めること，研修機関の指定は審議会の意見を聞くこと，研修の内容等は省令等で定めること，また登録証は国家資格を新たに創設するものではないことが明記された。

なお，保助看法改正により創設された研修制度には，前記①と②が盛り込まれている。

<u>医師，看護師の資格制度における業務範囲</u>

看護業務の拡大は，医師の業務と看護師の業務範囲の議論であるので，その法的根拠である医師と看護師の資格制度，そして医師と看護師の業務の関係について，ここで整理しておきたい。

医師は医師法に基づいた資格で，その任務は第 1 条[42]に，また，業務は第 17 条[43]に書かれている。そして第 17 条でいう「医業」の解釈は 2001 年 7 月

---

42) 医師法第 1 条「医師は，医療及び保健指導を掌ることによって公衆衛生の向上及び増進の向上に寄与し，もって国民の健康な生活を確保するものとする」。

43) 医師法第 17 条「医師でなければ，医業をなしてはならない」。

図 2–3 医師と看護師の業務範囲に関する法的整理

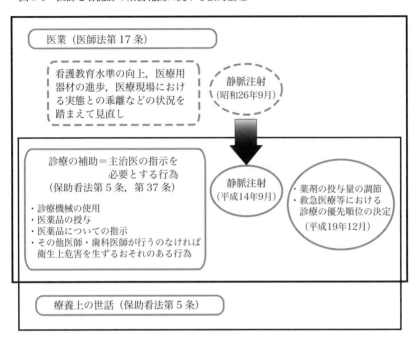

出典:「第 2 回チーム医療の推進に関する検討会」事務局提出資料

に出された医政局長通知で示されており,「「医業」とは,当該行為を行うに当たり,医師の医学的判断および技術をもってするのでなければ人体に危害を及ぼし,又は危害を及ぼすおそれのある行為(医行為)を,反復継続する意思をもって行うことであると解している」と明記している。

看護師は保助看法第 5 条にその定義が書かれており,また第 31 条で医師,歯科医師は看護師の業務ができるとされている。そして看護業務に関する医師の指示については,同法第 37 条に規定している[44]。

これらの条文から医師と看護師の業務範囲を図式化すると図 2–3 のような整理ができる。なお,この図は前記のチーム医療の推進に関する検討会で

---

44) 第 5 条および第 37 条の条文は第 1 章に掲載している。

厚生労働省が資料として示したものである。

この図について若干の説明を加えると、医業は医師が行うものであるがその一部を医師の指示で看護師が行う業務として診療の補助が位置づけられている。医師が行う医業と診療の補助の境界線は、看護教育水準の向上、医療用器材の進歩、医療現場における実態との乖離等の状況を踏まえて見直すとされている。事実、静脈注射は1951年の通知で医師が行う医業とされていたが、2002年にこれは看護師が行える診療の補助へと変更されている。また、これまで明確にされてこなかった薬剤の投与量の調節等については、診療の補助であることが2007年の医政局長通知で明らかにされている。

なお、療養上の世話は医業ではなく、医師の指示を必要としない看護師の業務としている。

資格制度としての論点

2014年の保助看法改正によって創られた看護師の研修制度は、本章のテーマである資格制度とはどのような関係にあるのであろうか。また、諸外国との比較で指摘した日本の看護師資格制度の業務法の曖昧さは、この研修制度によって明確になっていくのであろうか。そして政策目標であった看護師の業務は拡大されるのか、また役割は拡大されるのかについても考えていきたいが、現時点は改正法の施行前であり、制度の詳細な事項が決まっていないので、今後、稿を改めて考察したいと考えている。

これまで、看護職の資格制度に絞って、制度の構造や諸外国と比較することで、日本の資格制度の特徴を明らかにしてきたが、次に医療関係職種の資格制度の中で看護職の制度はどのような位置づけにあるのかを見ていきたい。

第4節　医療資格制度の変遷と看護制度

明治以降1945年までの長期間、医療の資格制度は、医師、歯科医師、薬剤師、そして看護職のみが資格制度化され、これらの資格者によって医療は行われていた。しかし、戦後、GHQの指導もあり、米国においてすでに医療の資格制度があった職種が導入され、また、その後、医療の分化や高度化、

そして高齢化により医療サービスが拡大される中で、新たな医療資格が数多く誕生している。

　資格制度はそれぞれの分野において高い知識、技術を体系的に教育する専門領域を持ち、それを業とすることから、新たな職種の創設は、既存の資格者の業務との競合がおき、制度全体としての調整や整合性が求められることになる。このため、古くからある看護職の資格制度は新たな資格の創設によってさまざまな影響を受けている。

　そこで、本節では看護職以外の医療関係職種の資格制度創設の変遷を追うとともに、看護資格制度への影響と課題について考えてみたい。

1　医師、薬剤師の資格制度創設

1）医制から1945年まで

　医療の資格制度は、明治時代に感染症対策の必要性から西洋医学の導入を推進するために、1874年に文部省から医制を発布し、この中に江戸時代からすでに存在していた医師、薬舗主（薬剤師）、産婆（助産師）、按摩針灸についてその資格が規定された。また、医制は医学教育の一環としての病院の許認可なども盛り込まれ、明治時代の医療全般にわたって規定された法令であった。

　医制は76条で構成され、その条文の5割は医学校および教員、医師に関することで、この時代の最も重要な医療政策は医学教育と医師の資格制度であった[45]。その後、1875年に医制が改正され医学教育に関する規定が削除され、また1879年から1883年にかけて医師の試験・免許に関する「規則」が新たに制定されている。そして1906年には議員立法により医師法、歯科医師法が創設され、また同年、医師法の規定にある医師会について医師会規則が発布されている。

　一方、薬剤師は医制に薬舗主および薬舗手代の資格が定められていたが、薬剤師としての資格制度は1889年に制定された薬品営業並薬品取扱規則で

45）厚生省医務局編『医制百年史　資料編』ぎょうせい、1976年、36頁。

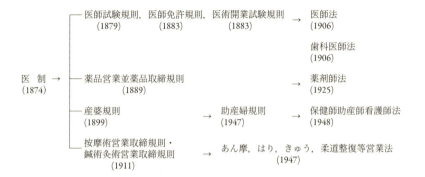

ある。医制には全条文のうち約 3 割が薬剤の取り扱いを規定したものとなっており、薬剤の取り扱いは医学教育、医師の資格に次いでこの時代の重要な医療政策であったことが推察される。

　薬品営業並薬品取扱規則における薬剤師は、医薬品の取り扱いを適切に行う観点から薬剤に関する教育・試験を受けた者のみとしており、医師の資格制度と並立する位置づけとなっている。医師との関連でみると薬剤師は「医師の処方箋により薬剤を調合する者」と規定されている。

　医制が制定された背景を振り返ってみると、初代医務局長相良知安がまとめた「医制略則」が医制の基となっており、二代目医務局長長与専斎がこれを参考とし、欧米の視察調査も含めて医制を作成している。明治政府は相良の進言でドイツ医学を採用する方針を決めていたことから、おそらくドイツの医療制度の影響を受けていたものと推察される。

　ここで注目したいことは薬剤師の規定である。薬剤師は、産婆や按摩針灸とは異なり医師の指図を受けずに医療を行うことを禁止するという規定はなく、薬剤を取り扱う薬局を開業する者と位置づけていること、また医事、薬事のようにかなり根本から制度体系を異にしている。そして、1942 年に制定された医療全体を網羅した国民医療法にも、医療関係者[46]は医師、歯科医師、産婆、看護師、保健師とされ、薬剤師は含まれていない。現行の医療法

---

　46)　医療法では「医療関係者」としているが、「医療関係職種」と同義語である。

には医師，歯科医師と並列して薬剤師も医療関係者とされているが，薬剤師は資格制度の法体系として，他の医療関係者とは医制創設当時から異なっていたということである。

医制創設以降，約70年間は医師，歯科医師，薬剤師，看護職の4職種が医療の提供者であったが，戦後，GHQの統治下で医療体制の改革が行われ，この一環として医療関係者の資格制度も大きく変化していった。

2）医師，薬剤師の現行制度の創設
<ins>国民医療法の制定と全面改正</ins>

1942年に国民医療法が制定され，前述したようにこの中に医師，歯科医師，産婆，看護師，保健師は医療関係者として位置づけられたが，戦時体制に対応するため，免許取得後の修練義務化や厚生大臣の就業に対する指示などが規定されていた。戦時下においては医療関係者の需要が急増したことから，資格制度の大幅な見直しが行われ，次第に質が低下していった。

太平洋戦争によりわが国は壊滅的な状態となり，医療の状況は衛生状態の悪化や医薬品の不足，衛生施設の荒廃など課題が山積していた。GHQの指導は行政部門に対して強力に行われ，医療が抱える問題について幅広い情報収集・分析が行われた。その結果，戦時中に医師の教育レベルを低下させていたため，医師の資質の向上が急務であるとして，1946年8月に国民医療法施行令を改正して，医師国家試験制度と実地修練制度（インターン制度）を実施した。

その後，国家統制の色彩が強かった国民医療法の全面改正を行い，1948年に医療制度審議会および医薬制度調査会に諮問を行い，その答申を基に医師法案，歯科医師法案，保健師助産師看護師法案，医療法案を国会に提出し，政府原案のとおり1948年7月にこれらの法律が成立している。

<ins>医師法，歯科医師法の主な改正点</ins>

1948年に制定された医師，歯科医師の資格法が現行制度の下敷きとなっているので，ここで，明治時代に創られた医師法，歯科医師法が，どのように変更されたのかについて抑えておきたい。

医師法，歯科医師法を1948年に改正するにあたって基本となった考え方

は，質をできるだけ高い水準とすること，資格を取得した者に対しては最小限度の規制にとどめ，できるだけ自由にその技能を発揮させること，国民に適正な医療を与えることができるようにすることであった。

特に資格に関連した条文に着目してみると，1つは，これまで大学卒業者には医師試験を課していなかったが，免許を国家試験合格者のみとしたことである。そして医師の教育機関は大学および専門学校であったが，これを大学に一本化している。また，医師の任務について，国民医療法では「国民体力の向上に寄与する」となっていたが，これを「公衆衛生の向上および増進に寄与し，もって国民の健康な生活を確保するもの」と変更したことも重要な改正部分である。また，名称独占について新たに規定したが，応召義務の罰則は廃止されている。しかし入学要件，業務独占など業務に係る義務の多くは旧医師法を引き継いでいる。

薬剤師法の制定

薬剤師の資格制度は1943年に制定された薬事法の中に規定されており，薬事法も国民医療法と同様に戦時体制の規定が盛り込まれていたことから，GHQの指導の下で全面的な改正が行われた。この改正にあたっては，医薬制度調査会に諮問しその答申を受けて1948年に薬事法案が国会に提出され，同年に成立している。

国民医療法が廃止されて医師法，歯科医師法，保助看法など資格ごとの法律が制定されたが，薬剤師については薬事法から分離せず包含されたままの改正であった。

薬事法の薬剤師資格に関する主な改正点は，薬剤師および薬局について新たに定義が示されたこと，薬剤師の国家試験や名称独占なども規定され，医師法との整合性が図られている。なお，1960年の薬事法改正で薬剤師法は分離され，現行制度につながっている。

2 新たな医療関係職種の誕生

1）戦後から 1971 年までの新たな職種
歯科衛生士，診療エックス線技師

　戦後，GHQ の指導の下，医療制度全般が改革される中で，新たな資格制度として米国から直輸入した歯科衛生士が 1948 年に法制化され，また戦前から資格化の運動を行ってきた診療エックス線技師も 1951 年に制度化された[47]。戦後 10 年以内に資格化された職種はこの 2 つであったが，その制度化の過程はかなり異なっていた。

　　　歯科衛生士　　　　　　1948 年
　　　診療エックス線技師　　1951 年

　歯科疾患の予防を行う専門職はわが国には存在していなかったが，欧米では 1913 年からその養成が始まっていた。わが国の歯科衛生士に関しては，歯科予防の必要性と専門職の養成について歯科教育審議会が 1946 年に要望したことから検討が始まっている。また 1947 年に全面改正された保健所法に口腔衛生が業務とされたため，このような職種が必要とされ，翌年に歯科衛生士法が成立している。歯科衛生士という職種は活動実態がない中で落下傘的に資格が創られるという非常に稀な資格制度であった。

　歯科衛生士とは対照的に，診療エックス線技師は大正時代からエックス線を扱う技術者として養成され，大正末期に技師による同業者団体が結成されている。1942 年には団体が資格制度法制化に向け帝国議会へ請願などを行ったが実らず，その後も運動を続け，1947 年には法制化のための団体を創り運動を強化している。この結果，厚生省，日本医師会等の同意を得て議員立法により診療エックス線技師法が 1951 年に成立している。

　1945 年以前に資格化された医療関係職種は，世の中にニーズがあり自然

---

47)　歯科衛生士から視能訓練士までは，主に菅谷章『日本医療制度史』原書房，1976 年，および厚生省医務局編『医制百年史』を参考としている。

発生的にそれぞれの職業が生まれ，数の増加と併せてさまざまな社会的要請があって，専門的な職業の枠をはめる必要があることから資格制度が創られている。歯科衛生士のように突然米国の制度を輸入して始まった資格制度や，診療エックス線技師のように同業者団体の強い要望で資格化されるということは，戦後の資格制度の特徴と言えよう。

医療制度調査会の動き

1955年以降はこれまでにないスピードで医療関係職種の資格が創られている。そこで，医療関係職種が急速に増えた1955年から1970年頃の医療制度の動向をみておきたい。

1945年代に医療制度の再構築，再編成が行われ，わが国の医療制度の根幹となる制度体系ができあがった。それを基とし，1955年代は医療機関の整備が急ピッチで進み，量的に充実した時代であった。このきっかけとなったのは1958年に成立した国民健康保険法である。この法案を審議する過程で，医療機関の整備や医療制度と社会保険制度との調整について根本的な検討をすることが提言され，これを受けて，厚生大臣の諮問機関として「医療制度調査会」が1959年に設置された。ここで医療制度全般について改善策が審議され，1963年3月には答申が行われている。

この答申の中に，リハビリテーション関係の医療関係者について早急に制度化することが提言されている。また医療関係者全般については資質の向上を図ること，必要数の確保と適正配置が可能となる社会的条件の整備を図ること，医療の拡大に応じた新たな医療関係者の制度を設けること，社会的地位を高く評価してふさわしい処遇を与えることが記載されている。また，看護制度についても看護の概念を明らかにし，保健師，助産師，看護師の教育を一元化の方向で検討すること，准看護師制度は根本的に再検討すること，看護師の需給計画を立て確保対策に財政的支援を行うことなどが書かれている。

政府において医療制度の基本的な議論が行われる一方で，国民皆保険となったことから医療需要は予測どおりに増大し，民間医療機関が急速に増えていった。

この時期，医師の問題はもっぱらインターン制度の問題とその廃止・改善

に向けた検討が行われ，また薬剤師については，前述したように1960年に薬事法の改正が行われ，これによって薬剤師法と薬事法とに分離されている。

新たな7職種の創設

1955年から1970年頃の医療情勢の中で，7種の医療関係職種が新たに誕生している[48]。

歯科技工士	1955年
衛生検査技師	1958年
理学療法士	1965年
作業療法士	1965年
診療放射線技師	1968年
臨床検査技師	1970年
視能訓練士	1971年

歯科技工士

歯科技工士は診療エックス線技師と同様に戦前から団体による資格化の運動が行われていた。1943年に歯科技工の連盟が結成され，制度化への運動が行われていたが，歯科医師会の反対もあり資格化されていなかった。終戦後の1947年に歯科衛生士法とともに歯科技工士法も立案されたが，GHQの同意が得られず法案は成立していない。その後，歯科医師の不足が指摘され，それを補う方法として歯科技工士の活用が検討され，1955年に歯科技工士法が制定された。

診療放射線技師・臨床検査技師

診療放射線技師と臨床検査技師は，法制化の時期は異なるが類似の背景を有している。両者とも1950年代に業務範囲が狭い診療エックス線技師，衛生検査技師という資格が創られていたが，その後，医療技術等の発展に伴って，新たな治療法や検査が導入されたことにより，これまでの資格制度では対応できなくなった。このため，新たに業務範囲を拡大した「診療放射線技

---

[48] 7職種のうち，診療放射線技師と臨床検査技師は，診療エックス線技師と衛生検査技師の業務拡大により創られた資格である。

師制度」と「臨床検査技師制度」が創られている[49]。両者ともに，それまでの資格制度に追加した資格であるために，法律の名称は旧資格と新資格を並べたものとなっている。

理学療法士・作業療法士・視能訓練士

リハビリテーション関係の職種であるが，いずれもこれらの療法は古くから医師等によって行われていたものである。戦後，疾病構造の変化や社会生活様式の変化などによって，リハビリテーションに対する需要が著しく増大し，また，リハビリテーションの技術水準も進んだことから，その充実について各方面から意見が出され，前述した医療制度調査会の答申において早急に制度化を進めるべきと提言された。これを受けて厚生省で専門家による資格制度の検討が行われ，厚生大臣に出された意見書に基づき法案が作成され，それぞれの法律が成立している。なお，言語療法士や難聴訓練士についても視能訓練士と併せて検討が行われたが，法制化されたのは視能訓練士のみであった。

この時代に誕生した新たな医療関係職種の資格制度は，歯科技工士を除きすべて政府提案である。

2) 1987年以降の新たな職種

1971年に視能訓練士が制度化されて以降，約15年間は新たな医療関係職種は創られていない。しかし，医学医術の進歩や医療の高度化・専門化による医療機能の拡大，急性期疾患から慢性期疾患が中心になるなどの疾病構造の変化に伴って社会復帰を促進する必要性が高まり，このような新たな医療のニーズに対応するための人材が求められるようになった。他方，先進国においては医療関係職種の分化が進行し，多くの職種がチーム医療のメンバーとして活躍していたことも新たな職種の創設に影響している。そして関係する団体から新たな医療職種の制度化を求める動きが，活発に行われていた。このような背景から1987年以降の10年間に，以下の5職種が新たに制度化されている。

---

49) 楠本欣史「臨床検査技師資格制度の新設」『時の法令』741号，大蔵省印刷局，1971年2月，21頁．

臨床工学技士	1987 年
義肢装具士	1987 年
救急救命士	1991 年
言語聴覚士	1997 年
精神保健福祉士	1997 年

臨床工学技士・義肢装具士

　1987年に制度化された臨床工学技士は，生命維持管理装置（人工呼吸器等）の操作および保守点検を行うことを業としている。このような資格者が必要となった背景には[50]，医学等の進歩により医療現場で使用される医療機器の種類が急増し，また，その仕組みが複雑化・高度化し，このような医療機器を取り扱うためには高度な知識や技能が必要となってきていたことがある。特に人工心肺装置，人工呼吸器，血液透析などの機器を取り扱うためには，医学のみでなく工学の知識や技能も必要であるため，これまでこれらの機器を取り扱ってきた現場の医師や看護師等から高度な医療機器を取り扱うことができる資格者が待望されていた。また，医療現場では透析技師が学会の認定を受けて活動していたが，1980年に保助看法違反で摘発されたことをきっかけに資格制度化の動きが活発になっていった[51]。

　このような中で，厚生省は1987年2月5日に「新たな医療関係職種の資格制度の在り方に関する検討会」を設置し，資格制度化が要請されている5つの職種について検討を行った。5職種とは，①臨床工学技士，②医療福祉士（いわゆるMSW），③義肢装具士，④補聴器士，⑤言語聴覚療法士で，この検討会は1か月半後の3月20日に中間報告を取りまとめている。この報告書に，臨床工学技士，義肢装具士は早急に資格制度化すべきと記されたため，同年4月21日には「臨床工学技士法案」が第108国会に提出され，5

---

50) 横田真二「臨床工学技士の資格制度の創設」『時の法令』1335号，大蔵省印刷局，1988年8月，5頁。

51) 大谷藤郎他「座談会　医療関係職種の資格制度に望むこと」『医療』第3巻第7号，メヂカルフレンド社，1987年7月，70頁。

月27日には成立，1988年4月に施行されている。

　一方，義肢装具士の制度化の背景であるが[52]，1965年に理学療法士等のリハビリテーション関係職種が創設されて以降その普及が進み，社会復帰を支援する専門職の必要性が高まってきていた。また，義肢装具が高度・複雑なものとなり，障害が発生した早期から義肢装具を製作し，身体に適合させる業務が医療現場で重要となってきていた。1972年には日本リハビリテーション医学会と日本整形外科学会が中心となって，義肢装具士の必要性について提言を行ってきたが，この時代の厚生省の壁は厚く，制度化の動きは起きなかった[53]。その後もこのような専門的な業務が行える者の国家資格化を要望する声が各方面で高まっていったので，1987年に前述した厚生省の検討会がこの動きを受け止め，法制化につながっている。なお，義肢装具士についても臨床工学技士と同様のスケジュールで法制化されている。

新たな職種創設に対する既存団体の動き

　ここで「新たな医療関係職種の資格制度の在り方に関する検討会」において議論の対象となった職種に対する既存の団体の動きについて触れておこう。日本看護協会は[54]，臨床工学技士の業務について看護師の業務と競合する可能性があり，役割分担を明確にするため業務指針を作成するよう厚生省に対して要望している。その後，このような厚生省の新たな職種創設の動きに対して危機感を持ち，臨床工学技士法施行直前の1988年2月に保助看法の改正内容を盛り込んだ要望書を提出している。この要望書には，看護職の定義を専門職にふさわしい表現に改めること，3職種とも業務独占および名称独占とすること，業務を拡大し法的に裏づけることなどが書かれていたが，これに関してその後の動きはない。

　一方，日本医師会の対応であるが，この検討会には2名の常任理事が委員として参加しており，医師と新たな医療関係職種の関係について，「すべて医療システムの一員として考えており，医師を離れた独自の職種とは認めな

---

52) 横田真二「義肢装具士の資格制度の創設」，前掲『時の法令』1335号，23頁。
53) 加倉井周一「新しい専門職種「義肢装具士」の資格制度発足について」『日本リハビリテーション医学会誌』第24巻第4号，1987年7月，201頁。
54) 日本看護協会編『日本看護協会史』第4巻，日本看護協会出版会，1989年，76頁。

いとの方針で臨んだ」[55]と医師会としてのスタンスを『日医ニュース』に掲載している。前述したように，新たな職種を創設するに当たっては，既存の職種，特に医療の場合は医師会との合意は不可欠であったと考えられ，医師会の意向を踏まえた資格制度になっていると推察される。

救急救命士

　救急救命士はこれまでの資格制度化の動きとは若干異なっている。そもそも消防機関が行う救急業務は自治省消防庁の所管とされており，医療機関外で行われる業務であることから，医療の範疇とは考えられていなかった。救急救命士が制度化される契機となったのは[56]，1989年の昭和天皇崩御に米国大統領が来日するに当たり，米国は日本の医療体制について事前調査を行った。その結果，日本でプレホスピタルケア（病院前救護）が行われていない状況に驚き，そのことが米国のマスコミを通じて日本にも報道された。これをきっかけに某テレビ局が救急医療のキャンペーンを行い，国民の関心が高まるとともに，医師会や日本救急医学会でも本格的な議論を開始した。これを受けて厚生省，自治省消防庁はそれぞれの立場で検討を始めている。1990年4月には東京消防庁救急業務懇話会が応急処置の基準を改正し，医療行為の範疇にまで拡大すべきという答申を出し，また，同年11月に自治省消防庁救急研究会が基本報告をまとめている。そして，翌12月には厚生省救急医療体制検討会報告が出され，翌年「救急救命士法案」が国会に上程され，1991年4月に成立，8月15日に施行されている。

言語聴覚士

　言語聴覚士の資格は[57]，前述したように1963年の医療制度調査会で制度化の検討が行われて以降，1972年，1981年，1987年に国会や厚生省において国家資格化の検討が行われたが，いずれも政府の提案と専門団体が考える資格制度との間に乖離があり，合意が得られず見送られていたという経緯があ

---

55)　『日医ニュース』1987年4月5日。
56)　村﨑満「消防救急の歴史」『月刊自治研』第34巻通巻389号，自治労出版センター，1992年2月，48頁。
57)　山口富一「言語聴覚士（国家資格）誕生までの概略とその養成」『新潟医療福祉学会誌』第4巻第2号，新潟医療福祉学会，2005年3月，36頁。

る。そして最初の制度化の検討から34年後の1997年にようやく言語聴覚士として法制化された資格である。

このように長期間を要した理由は、言語聴覚士の業務は医療のみでなく、聾教育として古くから教育機関で行われていた業務であったこと、言語聴覚士の養成には大学以上の教育が必要と考えられていたこと、また、教育や福祉の分野では資格制度は必要とされていなかったということがある。一方、医療の分野では資格制度は必要とされ、他の医療資格制度との整合性から医師の指示を要件とし、養成は高卒3年としていたため、資格制度の考え方に隔たりがあり、1職種として合意する上で困難な要素がいくつかあった。

30余年の検討の結果、言語聴覚士は、医療補助職ではなく医療以外の分野で業務が行える資格としたこと、言語聴覚士の定義には、「医師の指示の下」が削除されるという、これまでの医療関係職種としては例外的な資格制度となっている。ただし、聴力検査、補聴器の耳型採型などの診療の補助行為については医師の指示の下に実施することとされている。また、養成期間については高卒3年以上としたが、専修学校、短大、大学など多様な教育課程が並存する形となった。

精神保健福祉士

精神保健福祉士の資格は[58]、精神保健福祉施策の流れの中で、社会復帰を促進するために必要な人材として資格化されたものである。精神障害者対策は入院医療中心であったが、1987年に社会復帰施設を法定化した精神保健法改正が行われ、1993年にはグループホームや精神障害者社会復帰促進センターの創設を盛り込んだ同法改正が行われている。その後、心身障害者対策基本法において精神障害者が位置づけられ、これにより福祉施策が充実していった。そして1995年の精神保健法改正で名称が「精神保健及び精神障害者福祉に関する法律」（精神保健福祉法）に改められ、社会復帰施設等の対策はより充実強化された。このように対策が強化される中で、精神障害者の長期入院問題の解消や社会復帰を促進する役割を担う人材として、「精神保健福祉士法案」が提案され、1997年4月に公衆衛生審議会の諮問・答申を

---

58) 杉中淳「精神保健福祉士の国家資格を創設」『時の法令』1570号、大蔵省印刷局、1998年5月、6頁。

経て，同年5月に第140回通常国会に提出され，12月に成立，翌年4月に施行されている。

　精神保健福祉士法の特徴は，名称独占資格であり，医師との関係の規定では「医師の指導」としていることである。この意図は，精神障害者に主治医がある時は助言を受けなければならないとしたものであるが，精神保健福祉士がどのような相談援助を行うかについては，精神保健福祉士の専門性の範疇であり具体的な業務内容についてまで拘束されることはないという考え方が基本にある。そして養成課程にはさまざまな課程があるが，4年制大学において厚生大臣が指定する科目を修めて卒業した者を原則としたこと，要するに医療関係職種で初めて4年以上の教育を基本とした資格となっている。そして社会福祉士の資格を有している者は6か月以上の養成とされるなど，医療関係職種としてはこれまでにない考え方の資格であり，社会福祉士の資格制度との整合性が図られている。

　このような資格制度となった背景には，精神保健福祉士の検討は医療関係者の資格制度を所管する医政局ではなく，障害保健福祉部で精神保健福祉対策の中で議論が行われたことも影響していたと思われる。

3　医療資格制度体系と看護制度の課題

1) 医療関係職種の資格制度体系

　医療関係職種の資格制度が創設される過程をみてきたが，これらの資格制度は医師や看護職の既存の資格制度とどのような関係性を持ち，また，整合性を保っているのであろうか。

　資格制度の基本的な考え方は，資格者が行う医行為をどのように定義づけるかに依っていると思われる。医行為について大野真義は[59]，医療は人の生命や身体に侵襲を及ぼす恐れがあるので，医師の判断で行うこととされていること，医師以外の医療従事者は医師の指示，監督の下で行為がされるよう法定化されていることが多いとしており，このような考え方に基づいて体系

---

59)　大野真義『現代医療と医事法制』世界思想社，1995年，7頁。

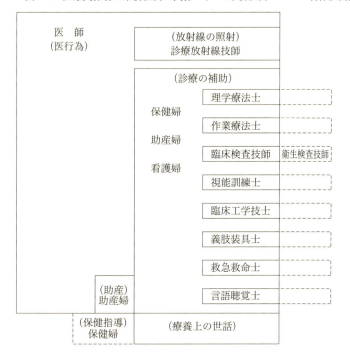

図 2-4 医療関係者の業務独占の関係 （―― 業務独占　……… 名称独占）

化されていると考えられる。

　具体的な業務独占の関係については，図 2-4 が厚生省から示されている[60]。筆者が理解している範囲で若干の解説を加えると，まず医師が行う医行為があり，その一部を看護師が行う診療の補助とされていること，多くの医療関係職種はこの診療の補助の一部の医行為を行う者と位置づけられている。

　既存の資格制度との関係では，医師や看護職の業務法を変更せずに，看護師の業務とされている「診療の補助」の一部を解除して，各医療関係職種を創ったということである。しかし，新たに創られた資格者の診療の補助に関する業務は，あくまでも看護師の業務であるとしたために，看護師の業務範

---

60) 医療法制研究会編『図説　日本の医療：平成 11 年版』ぎょうせい，1999 年，70 頁。なお，この図は厚生省の検討会資料としても出されているものである。

囲は非常に広範囲となっている。

　また，助産や放射線の照射は診療の補助とは別の行為であると整理しており，そして点線で書かれている業務は，医行為ではなく，各職種の専門的な業務であるが，これは業務独占ではなく名称独占であることを現わしている。しかし，看護師の療養上の世話は，医行為ではないが業務独占であることから実線となっている。

　この関係図は現行制度を現わしたものであるが，今後，チーム医療による体制が充実する中で，新たな医療提供体制をイメージして見直すことが必要であろう。

2) 医療資格制度の規定の違い

　医療関係職種の資格制度は長い年月をかけてできてきたので，その創設された時代によって，規定内容に違いがみられる。保助看法は医師法と同様に最も古い法律であるが，近年創られた資格法との違いをみると興味深いものがある。

　資格制度の基本である身分法，業務法，責任法という枠組みはいずれの資格制度も同様であるが，より詳細な規定についてはいくつかの違いがみられる。ここでは，業務法に当たる条文に絞って比較してみたい[61]。

　第一は，業務をどのように規定しているかである。保助看法では概念的な用語で業務内容が書かれているが，1965年に創られた理学療法士および作業療法士法以降は，業務の具体的な内容が書かれている。すなわち，理学療法士，作業療法士，臨床工学技士，義肢装具士，救急救命士は第2条で業務を定義しており，対象者，目的，具体的な業務を明記し，その条文を受けて資格者の業務とするという書き方になっている。また，言語聴覚士や精神保健福祉士は資格者の定義の中にも同様の具体的な業務内容が記述されている。資格者の定義の中に業務の具体的な説明が書かれるということは，その資格者の役割を理解することにつながると思われる。

　第二は，医師との関係についての規定である。資格者の定義の中で「医

---

61) 医療資格者の法律は，医療法制研究会編『医療六法』中央法規出版，2009年を参照している。

師の指示の下に」と明記されている職種は，1951年の診療放射線技師以降，1991年の救命救急士までの8職種であり，また，保助看法第37条のように特定行為について「医師の具体的な指示」が規定されているのは，保助看法以外に診療放射線技師，視能訓練士，臨床工学技士，義肢装具士，救命救急士である。この医師の具体的な指示を必要とする医行為については，視能訓練士等の4職種は厚生労働省令で個別の行為を明記していることが特徴である。

　第三は，連携についての規定である。条文には「医師その他の医療関係者との緊密な連携を図り，適正な医療の確保に努めなければならない」と書かれており，1971年の視能訓練士以降すべての職種に規定されている。この時代以降は多くの職種が誕生し，チームによる医療が指向されたことが反映されていると思われる。

　このように，医療資格制度はその法律がつくられた年代によって規定の内容に違いが見られ，そのことは社会の要請があって，資格制度も進化してきていることを表している。今後は医療資格制度すべてにおいて役割が明確に規定され，そのことによって国民そして職種相互の理解が進むこと，また連携の規定も医療関係職種全員に盛り込まれる必要があるのではないかと考える。

3）看護資格制度への影響・課題

　新たな医療関係職種の資格制度が創られる中で，看護職の資格制度はどのような影響を受けてきたのであろうか。

　内田卿子によると[62]，医療の拡大と共に新たな業務が発生するとまずは看護師がその業務を担い，その分野で新たな専門資格制度ができると業務を渡すという連続であった。そして，他の職種に業務を渡した後の看護業務は，疾病構造の変化や高齢化などにより「ケア」が重要となる中で，看護師はその担い手として活躍するようになったと述べている。また，氏家幸子は[63]，

---

62) 内田卿子「看護の場で看護技術はどのように変わってきたのか　病院内ケア：病棟」『看護技術』第35巻第8号，1989年5月，136頁。

63) 氏家幸子「看護技術に影響を与えた看護概念の変化　サイエンスと看護のケア技術との接点」『看護技術』第35巻第8号，1989年5月，102頁。

多くの医療関係職種が創設される中で看護師は看護のケア技術の提供者となるべきで，このケアについて理論と実践能力が必要であると指摘しており，実際に手術室や透析室では1987年の臨床工学技士の導入に当たり，看護師の役割を見直し専門性を追求する取り組みが行われている[64]。

このように多くの職種が誕生し，看護師は「本来の看護」といわれる看護サービスに専念できるようになってきているのであろうか。医療の高度化や専門分化，そして高齢化が進む中で，多くの新たな課題を抱えていることも事実であろう。しかし，保助看法の業務法の条文が1948年以降改正されてこなかった一方で，戦後に創られた医療関係職種の資格法は前述したように時代と共に変更されていることを考えると，看護職の資格制度も実態に合わせ，業務の定義についても柔軟に検討する時期に来ているのではないだろうか。この課題については，第6章で考察する。

4 福祉資格制度の創設

1）医療制度と福祉制度の接点

医療制度は長い歴史的経過の中で創られてきた制度であり，看護制度もまた同様である。一方，福祉制度は医療制度とはまったく異なる経緯の中で，やはり長い歴史の積み重ねのある制度であるが，近年，高齢化や障害者の概念が拡大される中で，医療と福祉を併せた制度が創設されている。看護制度はこれまで医療が中心であったが，この医療と福祉を併せた制度の中で看護職の位置づけが重視されてきている。そこで，医療と福祉はどのようにして接点を持つようになったのかについてその経緯をここで抑えておきたい。

1960年代までは医療と福祉はほとんど関連のない制度であったが，高齢者の増加，特に医療を必要とする寝たきり老人の増加などを背景として福祉制度の中に医療を取り込むようになった。また，重度心身障害対策の進展によっても福祉施策の中に医療が取り入れられていった[65]。一方，1972年から

---

64) 『協会ニュース』第257号，1987年12月15日。
65) 厚生統計協会編『国民の福祉の動向・厚生の指標』増刊第57巻第11号，厚生統計協会，2010年9月，36頁。

神経難病などの障害を有する難病患者への対応が始まり，医療だけではニーズが満たせない者に対して福祉制度も合わせた施策が展開されている。また，前述したように精神障害者への対応は長期間，医療および保健制度の中で行われてきたが，社会復帰促進の観点から，そして障害者基本法に精神障害者が障害者として位置づけられたことから，医療と福祉を合わせた制度として，精神保健法が精神保健福祉法へと改正されている。

　このように人口の高齢化，疾病構造の変化，障害者に対する制度の成熟化などによって，医療と福祉の双方のニーズへの対応が行われるようになり，それぞれの制度をバラバラに運用することや制度間の連携では限界が生じてきたために，介護保険制度に代表されるような両者にまたがる新たな領域をカバーする制度が創設されてきている。

　こうして医療制度と福祉制度，そして介護保険制度などの新たな領域が広がる過程で，看護は医療を担う職種として，福祉や介護保険制度に組み込まれてきており，看護の役割は広がりつつある。一方で，福祉分野においても国家資格の必要性が議論され，1987年には国家資格が創設されている。これらの資格制度は看護職との関係も深いので，その創設の経緯をみていきたい。

2）資格制度化の経緯

　福祉の分野では，児童，障害者，高齢者などの福祉施策は年々充実強化されてきたが，福祉サービスを担う人材については，医療のような国家資格は長期間存在しなかった。わが国で初めて福祉分野で国家資格ができたのは，1987年に創設された「社会福祉士」と「介護福祉士」である。

国家資格の必要性

　社会福祉士と介護福祉士の資格が創設された背景としては，1つには，将来，高齢化がますます進行し，福祉サービスに対する国民のニーズが多様化する中で，福祉サービスの量・質を確保することが必要であったこと，2つめには，今後は在宅介護体制に重点を置く必要があり，在宅サービスを充実するためには，専門的知識，技術をもって日常生活の介護や家族への援助ができる人材が必要であったことがあげられる。また，欧米先進国ではすでにソーシャ

ルワーカーの資格が法制化されており、国際的な観点からもわが国の福祉専門職の資格制度が必要であったこと、そして、福祉サービスを供給する分野として想定される民間企業のシルバーサービスが拡大してきており、これらにおいて介護や相談に応じる人材の質の確保や倫理の確保が必要であったことがあげられる。

法案の作成・決定

このような背景に加え、日本学術会議、日本社会事業学校連盟、日本ソーシャルワーカー協会、全国社会福祉協議会等から、福祉関係者の資格制度の法制化を早急に図ることを求める要望が出され、厚生省の中央社会福祉審議会等において検討が進められた。

具体的には、中央社会福祉審議会企画分科会、身体障害者福祉審議会企画分科会および中央児童福祉審議会企画部会小委員会は合同会議（福祉関係三審議会合同企画分科会）を設置して資格制度について検討が行われた。そして法制化の議論を進めるために、1987年1月19日に当該合同会議の下に企画小委員会を設置して緊急に検討を開始している。同年3月23日には企画小委員会が報告を取りまとめ、この報告が福祉関係三審議会合同企画分科会の「福祉関係者の資格制度について（意見具申）」として公表され、法案が作成されている。なお、検討に当たった企画小委員会の委員には、医療関係者は含まれていない。

社会福祉士及び介護福祉士法案は、1987年の第108通常国会に提出され、参議院では5月18日、衆議院は5月21日に審議が行われ、法案は成立し5月26日に公布されている。

なお、新たな医療関係者の資格制度で触れた「臨床工学技士」「義肢装具士」も、1987年の第108国会で創設されたもので、この年は福祉および医療で4つの新たな国家資格が誕生している。

関係省庁および団体の動き

相前後するが、「社会福祉士及び介護福祉士法案」に対する関係する省庁や団体の動きをみておきたい。

同法案は閣議決定され政府提案となっているが、各省庁との事前折衝で

は[66]，自治省から地方自治体の公的福祉サービスへの影響，労働省からは家政婦との業務の重複，総務庁は臨調答申の主旨（国家資格の整理合理化）から反論が出されたという経緯があった。また，日本看護協会は介護福祉士の業務は看護師と競合すると考えられることから，1987年2月と3月に厚生省に要望書を提出している[67]。これによると，①福祉，医療両面の介護ができる職種をつくること，②介護福祉士と保健師，看護師の業務上の関係を明確にすること，③在宅ケア体制の強化を介護福祉士も位置づけながら医療，福祉両面から総合的に検討することという内容であった。

3）社会福祉士・介護福祉士の資格制度
業務の定義

社会福祉士と介護福祉士の資格制度について医療と関係する規定（定義，養成課程，医療との連携）を中心に概説しておきたい。

まず，社会福祉士，介護福祉士とはどのような業務を行う者なのかについてであるが，これは定義として社会福祉士及び介護福祉士法第2条に規定されている。この条文はその後に改正されていることから，制定当時と2013年の定義を下記に示している。

● 社会福祉士及び介護福祉士法：1987年
　第2条　この法律において「社会福祉士」とは，第28条の登録を受け，社会福祉士の名称を用いて，専門的知識および技術をもって，身体上若しくは精神上の障害があること又は環境上の理由により日常生活を営むのに支障がある者の福祉に関する相談に応じ，助言，指導その他の援助を行うこと（第7条において「相談援助」という。）を業とする者をいう。
　2　この法律において「介護福祉士」とは，第42条第1項の登録を受け，介護福祉士の名称を用いて，専門的知識および技術をもって，身体上又は精神上の障害があることにより日常生活を営むのに支障がある者につき入浴，排せつ，食事その他の介護を行い，並びにその者およびそ

---

66)　『厚生福祉』第3567号，1987年4月1日。
67)　日本看護協会編，前掲，73頁。

の介護者に対して介護に関する指導を行うこと（以下「介護等」という。）を業とする者をいう。

●社会福祉士及び介護福祉士法：2013年（アンダーラインは訂正した部分）
　第2条　この法律において「社会福祉士」とは，第28条の登録を受け，社会福祉士の名称を用いて，専門的知識および技術をもって，身体上若しくは精神上の障害があること又は環境上の理由により日常生活を営むのに支障がある者の福祉に関する相談に応じ，助言，指導，<u>福祉サービスを提供する者又は医師その他の保健医療サービスを提供する者その他の関係者（第47条において「福祉サービス関係者等」という。）との連絡および調整</u>その他の援助を行うこと（第7条および第47条の2において「相談援助」という。）を業とする者をいう。
　2　この法律において「介護福祉士」とは，第42条第1項の登録を受け，介護福祉士の名称を用いて，専門的知識および技術をもって，身体上又は精神上の障害があることにより日常生活を営むのに支障がある者につき<u>心身の状況に応じた介護</u>を行い，並びにその者およびその介護者に対して介護に関する指導を行うこと（以下「介護等」という。）を業とする者をいう。

　1987年の同法案の国会審議において，社会福祉士の業務は，医療福祉士（いわゆるMSW）や保健師との業務範囲の整理が問題とされ，また，介護福祉士の業務は保健師，看護師の業務との整合性や役割分担が議論となった。これに対する政府の答弁は[68]，社会福祉士や介護福祉士は福祉分野でサービスを提供する職種であり，医療には介入しないという説明がされている。要するに，働く場，対象者，分野に相違があり，この点から制度としての整合性はとれているという見解である。
　また，これらの資格者の業務は，第2条に「名称を用いて」と書かれているように名称独占であり，看護師のような業務独占ではない。しかし，看護

---

68)　『衆議院社会労働委員会議録』第4号，1987年5月21日。

師の業務独占である「療養上の世話」と名称独占の「介護」は，条文の規定内容からも実際のサービスからみてもその違いはわかりづらく，今後の課題であることが指摘されている[69]。

教育・訓練

次に，資格制度の根幹である教育・訓練の規定であるが，社会福祉士の養成課程については同法第7条に，また介護福祉士は第39条に規定されている。これらの養成課程は多様化しており，社会福祉士は11種類，介護福祉士は5種類に分かれており，養成課程の基本的な考え方は，社会福祉士は大学において社会福祉士に関する科目を修めて卒業した者で，教育期間は4年以上としている。また，介護福祉士は高卒後2年以上，介護福祉士としての教育を受けた者となっており，その他の課程としては実務経験が3年以上あれば介護福祉士の国家試験受験資格があると規定されており，医療資格では想定できない養成課程となっている。介護福祉士の養成課程については国会でも議論があり[70]，准看護師との比較で質疑が行われているが[71]，介護福祉士は医療に関与しないこと，そして保母資格との整合性をとったという政府の説明がされている。

医療との連携

最後に，医療との連携についてである。社会福祉士，介護福祉士は福祉の分野で業務を行う者ではあるが，対象者は障害のみでなく疾病を有している場合もあるため，医療関係者とどのように協力関係を保つのかについては，法案の検討段階から議論があった。国会審議においても寝たきり老人の褥瘡を例にとり，看護師と介護福祉士の関係について質疑が行われたが[72]，政府から，医療行為，看護行為に介護福祉士は介入せず，必要な場合は連絡をとるという連携規定が盛り込まれていると説明している。

なお，医療との連携に関する条文は，同法第47条で下記のように規定さ

---

69) 江口隆裕「医と法の対話⑮在宅看護　法学の立場から」『法学教室』No.143, 有斐閣, 1992年8月, 73頁。

70) 『参議院社会労働委員会議録』第3号, 1987年5月18日。

71) 准看護師の養成課程は中卒後2年以上であるので, 医療に関して准看護師から指示されることを問題視したものである。

72) 『参議院社会労働委員会議録』第3号, 前掲。

れている。

　　第 47 条　社会福祉士又は介護福祉士は，その業務を行うに当たっては，医師その他の医療関係者との連携を保たなければならない。

プロフェッションの要素からみた福祉資格

　ここで，社会福祉士と介護福祉士の資格制度について，第 2 節で述べたプロフェッションの観点からみてみたい。社会福祉士は養成課程などの規定から考えるとセミプロフェッションに該当すると考えられるが，介護福祉士は 3 年以上の実務経験を養成課程とするコースを有していること，また，制度化した時点では介護福祉士の養成所教員は看護師であったことなどからみても，プロフェッションの要素を満たしているとは言いがたい資格であると思われる。

　介護福祉士の国家資格化は，武士俣が述べているように，国家はプロフェッションであるかとは関係なく独自の関心，ここでは高齢社会への対応，民間サービスの進展予測などの国家としての必要性から，職業として介護福祉士の国家資格化を進めたものと推察される。

　新設された福祉職の課題とされていることは，介護福祉士の業務内容は外形上看護師に近いものであったが，医療職と福祉職は法体系上まったく異なるもので，従事する場が医療機関と福祉施設で交わらない制度であると法制定時には整理されていた。しかし，実態上は医療と福祉サービスを併せて行う機関が増えていることや喀痰の吸引などの医療処置を必要とする在宅療養者が増加する中で新たな対応が求められ，2011 年には介護福祉士の業務について法改正が行われている。この動きについては今後，稿を改めて考え方を整理したい。

4) 1988 年以降の福祉の資格制度

　社会福祉士・介護福祉士が創設された 2 年後に居宅介護等事業の法制化が行われ，ホームヘルプサービスもこの中に含まれ，ホームヘルパーも予算事業から法律に位置づくものとなった。そして翌年の 1991 年には，老人保健

法が改正され訪問看護制度が創設されており，この時期は，在宅福祉・在宅医療の基盤となる制度の整備が行われた時代であった。

その後，2000年に介護保険法が施行され，高齢者に対する介護サービスが総合的に行われるようになり，介護サービスの計画や調整を行う職種として介護支援専門員（ケアマネージャー）が創られている。この資格はこれまでの国家資格の考え方とは異なり，医療，保健，福祉の国家資格を有している者が，一定の業務経験を経た上で実務研修受講試験に合格し，知事が指定する実務研修を修了することで取得できる資格としており，登録制ではなく介護支援専門員証を交付されるという職種である。そして，これまでの資格制度にはなかった5年間の更新制を導入している。

このように，福祉サービスが拡大し，医療との接点が多くなる中で，その質を確保するためにさまざまなタイプの資格制度が，今後も創設されていくのではないかと考えられる。

第3章　近年の准看護師制度の政策過程

　看護の資格制度について，その構造とわが国の特徴，そこから見えてきた看護制度の課題を考えてきたが，本章では，看護制度の課題を解決するための制度変革の動きに焦点をあてて，看護政策を考えていきたい。

　看護制度，特に保助看法の根幹にかかる改正はこれまでほとんど行われてこなかったが，その中で，長期間，検討は行われてきたが解決できていない准看護師制度の問題についてここで取り上げる。この事例は，看護政策を研究する上で重要な要素を含んでいることから，その政策過程を分析することとした。

　本章では，准看護師制度の基本的事項を抑えた上で，その問題の所在を明らかにし，制度創設以降の准看護師問題の検討過程を追っている。そして，厚生省が主導して検討会を中心に集中的に准看護師問題を検討した1994年以降の6年間に焦点をあて，その政策過程を，アクター論，政策段階論を用いて分析し，課題について考察する。

第1節　准看護師問題の概観

　准看護師問題は1951年に准看護師制度が創設されて以降，制度上の問題が指摘されてきたが，一向に解決されていない看護制度の課題である。

　准看護師制度の政策過程を分析するにあたり，まずは准看護師制度の概要を抑え，就業者数や養成の状況，そしてこれまで指摘されている准看護師制度の問題点について整理しておきたい。

1　准看護師制度の概要

　准看護師は都道府県知事の免許であるが，准看護師の資格制度は保助看法で規定されており，また，都道府県試験や准看護師養成所の指定基準も国において示されている制度である。そこで，保助看法では准看護師制度をどのように規定しているのかについて，まず抑えておきたい。その際，准看護師制度の課題を明確にするために，看護師の資格制度と比較している。

1）保助看法における規定

　准看護師制度について保助看法の規定をみてみると，欠格事由，研修，届出義務，禁止行為，秘密保持などは看護師と同様の内容であるが，定義，免許，籍の登録，受験資格，試験委員，業務制限の6項目については，条文を異にしている。これは，看護師が国家免許であるのに対して准看護師は都道府県免許であることから，免許の取得や登録に関する規定が異なっており，また，業務の定義とその独占についても，准看護師は条文を別にしている。

　この看護師と准看護師の異なる条文をみてみると，保助看法第5条で「この法律において「看護師」とは，厚生労働大臣の免許を受けて，傷病者若しくはじょく婦に対する療養上の世話または診療の補助を行うことを業務とする者をいう」と定義づけられており，准看護師は第6条で「この法律において，「准看護師」とは，都道府県知事の免許を受けて，医師，歯科医師又は看護師の指示を受けて，前条に規定することを行うことを業とする者をいう」と書かれている。このように准看護師は指示を受けて看護を行う職種であるが，業務内容は看護師と同様となっていることから，資格が二重構造となっているのである。

　次に看護教育の規定をみると，看護師は第21条，准看護師は第22条に書かれている。大きな違いは，看護師は高等学校卒業後，大学または文部科学大臣・厚生労働大臣が指定した養成所で3年以上の看護教育を受け修了した者となっているが，准看護師は，文部科学大臣の指定した学校で2年の看護教育を修了した者，または厚生労働大臣の定める基準に従って都道府県知事

の指定した准看護師養成所（修業年限2年以上）を卒業した者で，その入学資格は養成所指定規則で中学校を卒業した者となっている。

そして第8条で准看護師の免許取得は，都道府県知事が行う准看護師試験に合格し，都道府県知事の免許を受けることとされており都道府県免許である。一方，看護師は厚生労働大臣が行う看護師国家試験に合格し，厚生労働大臣の免許を受けた者とされており，教育と免許の規定においては看護師と准看護師は明らかに異なっている。

2）養成の状況

看護教育における准看護師養成の位置づけは，図3-1のとおりであるが，これによると，准看護師の養成は，養成所が243校で一学年に1万1055人が養成されており，看護師の養成数と比較すると約4分の1である。准看護師の養成数は年々減少傾向にあり，一方，看護師の養成数は増加傾向である。また，准看護師から看護師になる教育課程（2年課程）は，准看護師養成所とほぼ同数で，その推移は准看護師と同様に減少傾向にある。准看護師養成所の入学資格は中卒となっているが，実際の入学者の一般教育学歴をみると，中卒は10％と少なく，ほとんどは高卒以上の者が入学して看護教育を受けている。

図3-1　看護教育制度図（概念図）

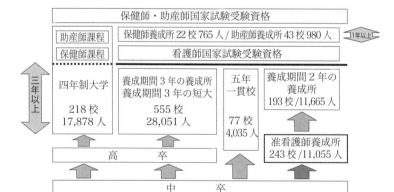

平成25年4月現在：厚生労働省医政局看護課調べ

図 3-2　設置主体別養成所数（2013 年 4 月）

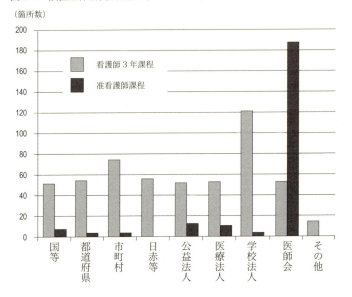

出典：日本看護協会出版会編『看護関係統計資料集』

　次に准看護師養成所の設置主体についてみると，図 3-2 のように医師会立が全体の約 8 割を占めており，看護師養成所とは明らかな違いがみられる。

3）就業者の状況

　看護職の就業者総数は，図 3-3 のように 2012 年末は 153 万 7813 人で，そのうち看護師は 106 万 7760 人，准看護師は 37 万 7756 人で，看護職（看護師・准看護師）に占める准看護師の比率は 26％ となっている。就業者数の年次推移は昭和 40（1965）年代は，看護師よりも准看護師の就業者が多かったが，1978 年を境に看護師数の増加傾向が強まっている。そして，准看護師数は 1997 年以降横這いとなり，その後は減少に転じている。

　次に，就業場所をみると，図 3-4，図 3-5 のように，看護師は病院勤務が多いが准看護師は看護師と比較すると診療所と介護保険施設等の割合が多くなっている。准看護師の就業場所の年次推移をみると，病院勤務者は減少傾

図3-3　看護職の就業者数の推移（1965年～2012年）

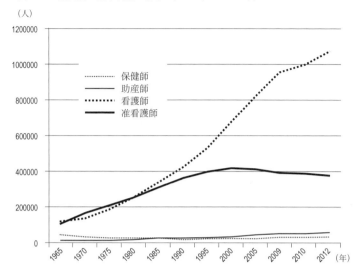

出典：日本看護協会出版会編『看護関係統計資料集』

図3-4　看護師の就業者場所（2013年4月）

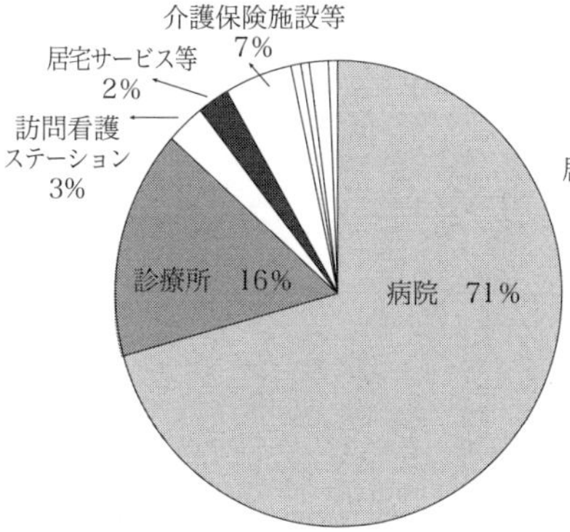

図3-5　准看護師の就業者場所（2013年4月）

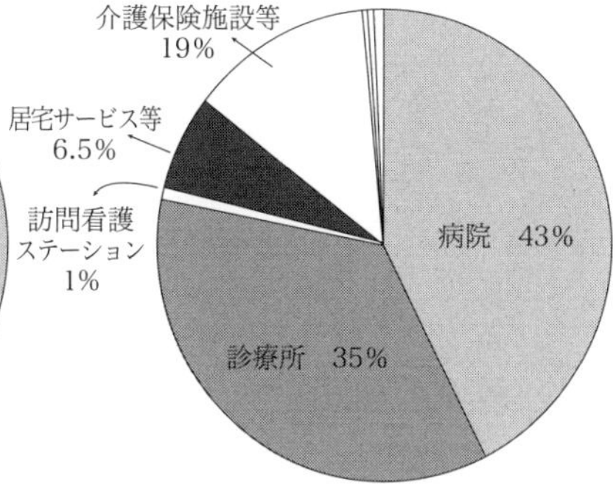

出典：日本看護協会出版会編『看護関係統計資料集』

図 3-6　年齢階級別看護師・准看護師数（2012 年）

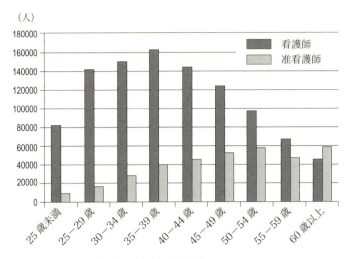

出典：厚生労働省「平成 24 年衛生行政報告例」

向にあり診療所は微減であるが，介護保険施設等では増加している。

　このように就業場所においても准看護師と看護師の違いがみられるが，年齢構成については図 3-6 のように，明らかな違いが見られる。看護師は 30 歳代が最も多いが，准看護師は 50 歳から 54 歳と 60 歳以上が最も多くなるなど，准看護師は概して年齢が高い傾向にある。これは 2 年課程によって准看護師から看護師となる者も年間 1 万 3869 人いることや養成数が減少してきていることから，このような年齢構成になっているものと思われる。

　准看護師について，養成の状況そして就業者の状況をみてきたが，このような現状を踏まえ，次に准看護師制度がもたらしている問題点についてみていきたい。

2　准看護師問題の所在

　准看護師制度は戦後の看護需要に対応しその不足を補うものとして，1951 年に保助看法を改正して創られた制度である。その後，後述するように，こ

の制度を見直す議論が断続的に行われてきたが改善せず，制度が存続することによって新たな問題も生じてきている。また，准看護師制度の議論は医療界特有の団体間の対立があり，このことからも解決が困難となり，問題を見えにくくしている。そこで，まず，准看護師問題とは何かということを整理しておきたい。

1）資格制度が二重構造

前述したように，看護職の資格制度は保助看法で規定されており，看護師は法第5条で「療養上の世話」と「診療の補助」を業とする者とされており，准看護師は法第6条で医師，歯科医師または看護師の指示を受けて第5条の業務を行う者とされている。看護師は高卒後3年以上の看護教育を受けて国家試験に合格したものであるが，准看護師は中卒後2年の教育を受け都道府県知事の試験に合格したもので，資格制度は異なっている。しかし，業務独占とされている看護業務は看護師，准看護師ともに実施できるという二重構造となっていることが問題の所在である。

准看護師として働いてきた中島幸江は[1]，「出発点の違いが，臨床経験の中で熟達していく仕事の性格があるにもかかわらず，身分の問題として固定されてしまっていること，仕事の中では，看護を行い生命を守る職種として，責任は重く変わらないのに，賃金その他で看護婦と差があること，それが職場での陰湿な人間関係のもととなり，仕事の意欲低下につながっている」と述べており，差別的な待遇の中で働く准看護師の問題点を言及している。

また，この問題を社会学的視点から分析した柄澤行雄は[2]，資格制度が違うのであれば，職種間の業務や役割分担関係が法的に明らかにされた上で，現場もそれに即した業務分野に基づく協業がされてしかるべきであるが，そうなっていない矛盾が准看護師問題の根本であると指摘している。そして，看護職という職業は，調査結果に基づくと社会的評価が低いこと，それに反して医師は最高位クラスの地位を得ており，医師と看護師は同様に人間の生

---

1) 中島幸江『准看護婦の准ってなあに　拝啓厚生大臣殿』桐書房，1995年，6頁。
2) 柄澤行雄「職業としての看護と准看護婦問題——社会学の視点から」『看護教育』38巻9号，医学書院，1997年10月，735頁。

命に関与するという尊い仕事を行いながら,社会的評価はまったく異なっている。そして看護職は医師に対して従属的な地位に置かれ,さらに准看護師は看護師の下に置かれている。社会的評価の低さの背景には,給料などの待遇面の問題,業務遂行における自立性の低さ,教育制度が持つ矛盾(中卒資格と同等)があり,全体として高い職業威信が得られていないと分析している。

一方,在宅医療に従事している医師は[3]「准看問題はシンプルに考えれば資格の違いがその業務の内容の違いとしてしっかり規定されていればなんら問題はない」,「准看の存在が問題なのではなく,その業務が法的に明確な規定を持たないことが問題なのである」と問題点を指摘している。それでは,看護師と准看護師の業務範囲の違いを法律で規定できるのであろうか。この点について諸外国の准看護師制度の調査[4]をみてみると,職種による業務内容が法的に規定されている国は約82%となっており,大部分の国は資格と業務の整理を法的に規定しているという状況であった。この諸外国の准看護師制度については後述する。

次に,二重構造となっている資格制度の問題点をプロフェッション論からみてみたい。細田満和子は[5],看護師は専門職として承認するための条件を満たしていない部分が多く,ましてや准看護師は自律性において看護師よりも下位に位置するので,プロフェッションとしての条件を満たすことはほとんど困難であるとしている。そして,中卒を資格要件としている准看護師が,看護師と業務範囲も峻別されずに不明瞭な形で混在している以上,看護師が専門職としての条件を満たすことは困難で,プロフェッションとしての自律性は獲得されにくいと結論づけている。

このように二重構造となっている資格制度上の矛盾は,医療現場においても,また職業としても問題があるということである。

---

3) 太田秀樹「「准看養成停止」で時代の要請に応えられるか」『看護学雑誌』61巻7号,医学書院,1997年7月,650頁。
4) 小島操子他「准看護婦をめぐる諸外国の看護制度に関する研究」『聖路加看護大学紀要』No.24,1998年,43頁。
5) 細田満和子「「准看護婦問題」についての一考察——プロフェッション論の視点から」『保健医療社会学論集』第8号,日本保健医療社会学会,1997年,29頁。

2）准看護師養成の問題

　准看護師養成における問題点は，看護協会や労働組合から独自の調査に基づいた指摘が行われており，またマスコミも准看護師養成の問題を指摘している[6]。どのような問題かをみてみると，准看護師生徒は診療所等で就労することが前提となった養成形態が多く，また看護補助者として夜勤を含む就労が行われており，奨学金が出されるがその返済には就労が条件となるなどのいわゆる「お礼奉公」があるということである。このような問題の背景には准看護師養成所の約8割が医師会立であるということも影響していると思われる。また，後述する准看護婦問題調査検討会において実態調査が行われ，その結果明らかとなったことは前述した問題とほぼ同様であった[7]。

　このように准看護師問題は養成の段階から多くの問題を有している。

3）関係団体間の対立

　准看護師問題は，准看護師制度の存廃をめぐって約60年以上議論が行われている政策課題で，医療界内部の医師と看護師，否，日本医師会と日本看護協会の対立という認識が一般的となっている。そこでこの2つの団体の考え方を抑えておこう。

　まず日本看護協会であるが[8]，「准看護婦は，同じ仕事なのに賃金が違うなどの看護婦との差別を問題にし，看護婦は，教育が十分でない准看護婦が同じ業務を行うことの危険性等を指摘してきた。准看護婦の養成についても，准看護婦問題調査検討会報告書が指摘しているような問題が繰り返し語られてきた。准看護婦制度は，准看護婦だけの問題ではなく，この制度の存在が看護婦の処遇や社会的評価にも影響するものと認識されてきた。そのため，准看護婦制度を廃止したいと日本看護協会は会員の総意として取り組んでき

6）　黒岩祐治「医療現場のタブー"准看"問題に斬り込む」『中央公論』1991年8月，172頁。
7）　厚生省准看護婦問題調査検討会『准看護婦問題調査結果の概要』1996年6月27日。
8）　日本看護協会編『2001年に准看護婦養成停止の実現を』日本看護協会出版会，1997年，9頁。

た」と看護協会長は准看護婦養成停止実現への取り組みの中で准看護師制度に対する考え方を述べている。

　一方，准看護師制度の継続を支持してきた日本医師会は[9]，地域医療の第一線である診療所では看護分野のパートナーとして准看護師が重要な役割を担ってきたこと，医療の機能分化が進む将来，医療内容に応じた役割分担が必要で，看護師，准看護師，看護補助者による看護の三層構造が最適であること，その中で准看護師はかかりつけ医や高齢者の療養看護の分野で役割が期待され，また，准看護師制度は社会人が看護職へと進む道として重要な役割を果たしており，看護職の確保対策としても有効であり，看護チームとしての役割があることを強調している。

　また，医師会は看護師の養成は国の責任と言いつつも，現実的な看護職不足への対処から医師会がやむなく養成を始めたが，安価な安定した労働力の確保という准看護師養成制度ができあがって，それへの依存が続いたことも，准看護師制度の存続を主張する背景になっていると推察される。この点について鴇田忠彦は[10]，「経済的な利害の対立を含んでおり，それゆえに問題化したのであり（中略）安価な看護労働力の消滅に対して日本医師会が経済的な既得権の侵害として敏感に対応した」と経済学の立場から准看護師問題の解決が困難な理由を指摘している。

　このように団体間の考え方や置かれている立場の隔たりが大きいことから准看護師制度の存廃の議論は平行線をたどってきたが，この問題が解決できなかった背景には，看護職不足が解消されずに続いていたことも大きな要因であったと考える。また，資格制度は一旦できると，その資格を持って生業する者が確実に増加するため，制度を変更することは非常に困難になるという背景もあった。そのため，社会の中で温存され，制度の検討が行われるたびに看護協会と医師会の意見が対立し，長期間にわたって膠着状態が続く中で，准看護師問題はタブーとなっていったものと思われる。

　ここまでは日本の准看護師制度についてみてきたが，諸外国では准看護師

---

9) 羽生田俊「21世紀の看護のあり方について，日本医師会の立場から」『看護管理』第11巻第1号，医学書院，2001年，29頁。
10) 鴇田忠彦編著『日本の医療改革』東洋経済新報社，2004年，23頁。

制度はどのようになっているのであろうか。わが国の准看護師制度の特徴を明らかにするために，諸外国の准看護師制度との比較を行ってみたい。

3　准看護師制度の国際比較

看護制度に関する国際的な比較研究はいまだに少ない状況であり，特に准看護師についてはその制度にまで言及したものはごく僅かである。このため，若干古い資料ではあるが1997年に報告された「諸外国の変動する看護システムに関する研究」[11]と1998年の「准看護婦をめぐる諸外国の看護制度に関する研究」を基礎資料として，准看護師制度の国際比較をしていきたい。

1）准看護師制度を有する国

看護職の資格制度の中で准看護師制度を有する国は，調査対象とした6か国（スウェーデン，英国，オーストラリア，フランス，カナダ，米国）のうち，フランスを除く5か国で准看護師が養成され，看護業務に従事していた。ただし，英国は「プロジェクト2000」の改革で准看護師の養成停止を行っており，看護師への移行が進んでいる状況であった。この英国の准看護師養成停止の動きは，後述する日本の准看護師制度検討の際に参考とされた制度改革である。

准看護師制度を有する国の就業者数を看護師との対比でみると，看護師と同程度の割合（5割）で准看護師が就業している国はスウェーデンと日本であった。他の4か国は看護師の3分の1から4分の1が准看護師という割合である。ただし，スウェーデンの准看護師数にはヘルパーも含まれていることから，日本と同様の傾向とは言えないであろう。

就業者数を諸外国と比較する場合，人口に対する看護職数の比率でみることが多いが，これで比較すると，日本は調査対象となった国の中で最も看護職数が少なく，看護師と准看護師を合わせても，英国や米国，オーストラリアの看護師数には到達していなかった。

---

[11]　小島操子他「諸外国の変動する看護システムに関する研究」『聖路加看護大学紀要』No. 23, 1997年，50頁。

2）資格制度における相違

次に資格制度の比較であるが，資格取得に必要な教育と業務の規定についてみていきたい。

まず，准看護師養成施設に入学するための基礎教育であるが，多くの国は11年から12年であり高等学校卒業者レベルを対象としていたが，スウェーデンは日本と同じ9年で中学校卒業のレベルであった。そして，准看護師としての看護教育期間は，1年または2年間とする国が多かったが，スウェーデンは准看護師資格取得までの総教育期間は14年半と長く，この中にはヘルパー教育3年間が含まれていることが特徴であった。また，教育を行っている機関は，オーストラリアはカレッジに位置づけられているが，米国は短大から高等学校まであり多様である。

次に業務に関する規定をみると，看護師と准看護師の業務範囲の違いは，日本以外の国では明確になっており，英国，米国は資格の定義の中に能力規定が書かれていた。例えば英国では准看護師は看護師の指示の下で看護ケアの実施の補助とされており，また，米国では准看護師は看護計画の立案，患者教育，退院計画，一部の与薬は行わないなど区分が明確であった。そして業務に対する指示命令系統は，看護師の指示の下と一本化されていた国は英国とオーストラリアで，米国は日本と同様に医師，歯科医師，看護師の指示の下となっており，複数の指示命令系統であった。

3）各国の動向と課題

調査を行った6か国は，准看護師制度について将来の展望をどのように考えているのであろうか。その調査結果をみてみると，現状維持していくと考えている国は米国，スウェーデンで，制度を改善し強化する国はオーストラリア，カナダであった。そして英国は前述したように養成を停止し制度を廃止する考え方であった。

それぞれの国の課題をみてみると，スウェーデンは准看護師とヘルパーの資格を統合したことから，准看護師の業務が基本的な看護・介護に焦点化され，在宅支援においても看護師と区分されていることから，現状の体制を維

持することを考えている。また，米国は地方では看護師が少ないことから准看護師が看護師業務を行わざるを得ない状況があることや，入院期間が非常に短いことから准看護師よりも看護師を雇用する動き，医療費削減から准看護師ではなく無資格者を雇用する動きがあるなどさまざまな課題を抱えている。カナダでは准看護師から看護師への移行が困難であることや准看護師の教育に地域差があることが問題とされており，オーストラリアでは，准看護師の就業場所が不足しており，そのために准看護師の質を改善・強化する方向で検討しているなど，それぞれの国によって課題は異なっている。そして養成を停止した英国では，准看護師から看護師への移行教育の内容に関する検討，看護師となった後の雇用先が増えないことや，移行教育の就学にコストがかかる問題，准看護師に代わる看護補助者の養成が必要となるなど，過渡期ならではの問題が報告されている。

なお，フランスにはなぜ准看護師制度はなく，どのような体制で看護が行われているのかについては，今後，調査が必要であろう。

4）日本の准看護師制度の特徴

諸外国との比較から日本の准看護師制度の特徴を整理すると，第一に看護職（看護師と准看護師）のうち准看護師が占める割合が高いこと，第二に看護師との業務範囲が不明瞭であること，そして第三に准看護師教育機関への入学資格が，ほとんどの国は高等学校卒業レベルであったが，日本は中学校卒業という規定となっており，また准看護師としての免許を取得するまでの総教育期間が短いことも特徴であった。

この日本の准看護師制度の特徴には，それぞれ関連性があると思われる。すなわち，看護業務を担う者の約5割が准看護師であるため，その業務を明確に区分することが困難であるということ，また養成期間が短いという体制から准看護師を多く養成することが可能となり，その結果，就業者に占める准看護師の割合が高くなるという関係である。

准看護師制度の国際比較からみえてきた業務範囲が不明瞭であるということは，わが国の看護師資格制度が二重構造となっている問題そのものであり，研究報告においても看護師と准看護師の役割業務を明確化すべきという指摘

がされている。また，6か国では看護ケアの体制が，看護師，准看護師，補助者，介護職者，ヘルパーといった複数の職種で多層化しており，このような中で准看護師の役割も明確化されている。日本においては看護師と准看護師のみの議論となっているが，看護ケア体制全体でそれぞれの役割を考えていくことが必要であると思われる。

一方，看護教育については，日本の准看護師教育は他の6か国と比較して期間，内容ともに短いということが明らかになったが，准看護師は看護師と同様の業務を行っている実態から考えると，わが国の准看護師制度は改善すべき大きな課題を抱えていると言えよう。なお，准看護師教育の時間数は1999年のカリキュラム改正で若干延長されている。

もう一点，日本の課題として留意すべきことは，免許登録が他の国では国または州で一元化されているが，日本のみ，看護師は国，准看護師は都道府県と二元化している点である。資格制度の管理の仕組みが根本的に異なっていることは，わが国の准看護師制度を見直す議論を難しくしていると思われる。

本節では准看護師制度の概要，そして問題点，特徴について見てきたが，次節では，わが国の准看護師制度はこれまでどのような検討が行われてきたのか，その経緯をみていきたい。

第2節　准看護師制度の検討（制度創設以降1990年代初期まで）

准看護師制度を所管する厚生労働省では准看護師問題をどのように捉え，どのような検討を行ってきたのか。また，関係団体の動きや国会ではどのような議論があったのであろうか。制度創設以降の約20年間の検討経過については，第1章第4節と重複する部分もあるが，ここで抑えておきたい。

1 国会を中心とした動き

1）医療制度調査会の答申

　准看護師制度は1951年に創設されたが，1956年10月には日本医師会が看護制度改正案として，看護師を高等看護師（または准医師）に，そして准看護師を看護師とするという案を示している。これに対し日本看護協会は同年12月に看護制度改悪反対決起全国大会を開き反対運動を展開しており，その後1962年には日本看護協会総会において准看護師制度廃止を決議している[12]。

　このような動きがある中で，1960年に発足した厚生大臣の諮問機関である医療制度調査会は1963年に答申を示し，准看護師制度の改善として，①准看護師制度は必ずしも合理的なものではない，根本的に再検討する必要がある，②准看護師が看護師になれる道を拡大する方策が必要であると記載されている[13]。このように，制度として根本的に検討する必要性を明確にしているが，看護職の不足が今後も深刻になることが予測されることから，答申は問題点の指摘にとどめている。

　これを受けて，厚生省において1964年4月に「看護制度に関し有識者の意見を聞く集まり」が持たれ，具体的な検討が行われている[14]。この意見要旨によると，看護の業務全般についてふさわしい単一の職種を設定することは適当でなく，むしろ業務の各段階に応じてそれぞれにふさわしい職種を設定することが望ましいとされ，看護職の資格の一本化については否定的な意見がまとめられている。また，准看護師制度については，看護職不足が叫ばれている今日，にわかに制度を改廃することは不可能と考えること，そして問題は看護師，准看護師という業務の段階を認めるにしても名称は看護師に統一し，その資格によって給与その他の条件を考慮すれば足りるのではない

---

[12]　金子光『初期の看護行政』日本看護協会出版会，1992年，238頁および日本看護協会編『日本看護協会史』第5巻，日本看護協会出版会，148頁を参考としている。
[13]　看護行政研究会『看護六法』新日本法規出版，2011年，1107頁。
[14]　同上，1110頁。

かという意見も書かれている。しかし，名称を一本化することは，養成，試験の一本化の議論を招来するおそれもあり，軽々しく論じられないことや，業務においてなんらかの軽重の法律的区別をつけざるを得なくなるので，慎重に考慮を要する問題であるとまとめられている。

2) 実務経験で看護師資格授与の改正案

相前後するが，1963年12月に准看護師養成所長会から，准看護師に対して実務経験だけで看護師の国家試験受験資格を与えるという看護制度改正案を国会に提出する動きがあった。このため，日本看護協会はそれを阻止する手段として「保健婦助産婦看護婦法の抜本的改正案（保健師法案）」を厚生省に提出した。一方，前述した「看護制度に関し有識者の意見を聞く集まり」の意見要旨に対して，日本医師会は准看護師の経験年数と指導医の認定で看護師資格を与えるべきであるという意見を提出している。そして1967年には「看護婦国家試験の受験資格に関する特例法案」が社会党議員から提出されている。この法案は准看護師実務経験6年以上であって所定の研修課程を履修すれば看護師国家試験受験資格を与えるというものであった。これに対して，日本看護協会は反対運動を展開し，同年7月には廃案となっている。

3) 准看護師を高卒1年とする改正案

次に改正の動きがあったのは1969年で，日本病院会は「看護制度改革に関する意見」を発表し，補助者的役割の准看護師学校の受験資格を高卒に改め，その修業年限を1年とする，その名称は米国にならい「実務看護婦」と改めるという内容の意見を表明している。翌年に厚生省は深刻な看護職不足に対応するために高校進学率の伸びを考慮して，准看護師の養成を中卒後2年間の教育から高卒後1年間の教育に変更するための保助看法一部改正案を同年3月に政府提案として国会に提出した[15]。この改正案は衆議院社会労働委員会において可決されたが，参議院社会労働委員会では審議未了となり廃案となった。

---

15) 金子光，前掲，249頁。

この保助看法改正案には賛否両論があり、准看護師を高卒とすることに異論はなかったが、看護教育が1年間では短いことや看護師教育に接近しすぎることが問題とされ[16]、また日本看護協会は准看護師を容易に養成する案には強く反対していた[17]。

2　厚生省の検討会を中心とした動き

　1960年代は国会を中心としたさまざまな動きがあり、1970年の政府が提案した保助看法改正案が廃案となった後は、厚生省が開催する検討会を中心に議論が行われている。

1）看護制度改善検討会

　1972年に設置された「看護制度改善検討会」は翌年に報告をまとめ、ここに准看護師教育制度改善の方向性が具体的に記述されている[18]。この提言の内容は、①看護師は広範な活動が期待されていること、また高卒の進学率が90％に達していることを考えると、准看護師制度の存続には無理があるので、准看護師教育施設は看護師教育施設に転換していく必要がある、②看護師3年課程を定時制で行うことも検討すべきである、③高校衛生看護科は増加しているので取り扱いは慎重な検討が必要である、④切り替え計画達成の見通しがついた時点で准看護師教育制度の廃止を考慮する、⑤准看護師の看護師への道としてある時期は進学コースを開いておくことが必要である、⑥将来とも准看護師のままで勤める人が予想されるので制度そのものは相当の期間は残しておくことが必要としている。

　その後、日本看護協会は准看護師廃止運動を活発化させ、また厚生省では上記②の対応として看護師課程の定時制教育について検討が行われ、また、

---

16)　同上、239頁。
17)　保健師助産師看護師法60年史編纂委員会『保健師助産師看護師法60年史』2009年、11頁。
18)　看護行政研究会、前掲、1136頁。

看護職不足に対応するために看護職員確保対策を展開している[19]。

2) 看護制度検討会

次に准看護師制度の検討が行われたのは1985年に設置された「看護制度検討会」で,この検討会の冒頭に日本医師会の委員から准看護師の存廃論を検討する会ならば出席したくないとの発言があり,健康政策局長から准看護師廃止論を議論する会ではなく看護制度を見直す会であるという説明があって始まった検討会であった[20]。このような経緯もあり,検討会報告書では准看護師制度については廃止と存続の両論併記とされ,准看護師の資質の向上を図る必要から准看護師制度を廃止する意見と,看護職不足が続くことや准看護師は一定の役割を果たしていることから存続すべきであるとの意見が記述されている。また,将来の方向性を示す意見として,専門的な看護を行う者,医師の指示で診療の補助を行う者,助手の3本立てとする案も出されている。そして准看護師から看護師への移行を促進するために2年課程の増設を進めるという方針が示されている[21]。

第3節　1994年以降の准看護師問題検討過程

准看護師制度に関する検討は前述した看護制度検討会以降,しばらくの間は行われなかったが,1994年から再び検討が始まっている。1994年の准看護師制度の検討は,その後1999年までの6年間に及び,この間に4つの検討会を設置して集中的に准看護師問題に対する議論が行われている。これまでの看護制度の検討の歴史からすると異例の長さであった。しかし,当初目標としていた准看護師の養成停止という結論には至らず,准看護師の養成制

---

19) 保健師助産師看護師法60年史編纂委員会,前掲,12頁。
20) 丸山正義講演「看護制度検討会を顧みて」『日本看護学校協議会雑誌』18巻2号,1987年,15頁。
21) 厚生省健康政策局看護課監修『看護制度検討会報告書』第一法規,1987年6月,42頁。

度が改善されたという結果となった。
　このような6年間にわたって行われた准看護師問題の検討は，看護政策を考える上で重要な出来事であったことから，この経過について政策過程を分析し，なぜ政策目標を達成できなかったのか，それを阻んだ要因は何であったのかについて明らかにしていきたい。

1　准看護師問題を取り上げた社会的背景

　1994年4月に厚生省は准看護師問題も検討課題に含めた「少子・高齢社会看護問題検討会」を設置している。突然始まったかのように見える准看護師問題の検討であるが，この検討会がどのような経緯で設置されたのか，そして政策課題として浮上した背景には何があったのであろうか。まずは平成初期の看護政策の現状をみていきたい。

1）平成初期の看護政策

　平成に入り，看護職不足問題が再び深刻化していた。そのきっかけは1985年の医療法改正により医療計画の策定が義務づけられたことに端を発した形で，駆け込み増床が起こったためである[22]。これにより大幅な看護職不足が発生し，ナースウエーブといわれる社会現象が起き，看護の職場は3Kと言われる深刻な事態となった。また，労働基準法改正による労働時間の短縮もこれに影響を与えた。この対応策として，診療報酬の看護料が引き上げられ，また看護関係予算の増額，そして「看護師等の人材確保の促進に関する法律」が制定されるなど，新たな看護施策が次々と展開されている。このような中で，前述したように1985年3月に設置された看護制度検討会では2年間にわたり有識者による議論が行われ，1987年4月に報告書がまとめられたが，准看護師制度のあり方については存廃という両論併記となり，意見の一致をみるに至らなかった。
　その後，1990年には「高齢者保健福祉推進十か年戦略（ゴールドプラン）」

---

[22]　保健師助産師看護師法60年史編纂委員会，前掲，122頁。

が策定され、これに伴って看護職の需要の更なる増加が見込まれたことから、1991年12月に看護職員需給見通しを策定し、2000年の目標値を115万9000人として看護職の確保対策を強化している。このような動きの中で看護師養成所の新設が増え、看護職の就業者数が急速に増加している。この時期は量の確保が重要な看護政策の課題であった。

　1994年頃になると看護師不足問題は山を越えており、厚生省で行われた1994年3月の衛生行政主管部局長会議の健康政策局長の説示や看護課の説明資料[23]をみると、看護職員確保対策を推進することには触れているものの、看護業務の検討や生涯教育の重要性について述べるなど質の向上へと政策課題が移っている。また、同月に行われた全国健康政策関係主管課長会議で看護課長は、准看護師から看護師になる2年課程に新たに通信教育課程を設けることを検討中であると述べているが、准看護師問題の検討を始めることについてはいっさい触れていない。しかし、この会議の約1か月後には、「少子・高齢社会看護問題検討会」が開催されている。

　なお、1994年の健康政策局の重要な課題は地域保健の見直し、医療機関の経営健全化となっており、また同年6月には健康保険法改正による付添看護の廃止や、老人以外の訪問看護制度の創設、そして10月には診療報酬改定で新看護体系[24]が創設された年でもあった。

2）厚生省が准看護師問題に取り組んだきっかけ

　このような背景の中で、准看護師問題を検討するという政策課題はどのようにして設定されたのであろうか。1994年3月までの状況からは、その動きの芽が見えないので、この検討会を発足させた当時の看護課長であった久常節子が課長時代を振り返った本『にわか役人奮闘記』[25]の記述から当時の状況を探ってみたい。

　これによると、「「看護職員需給見通し」から予測される看護職が大量に余

23）『週刊保健衛生ニュース』第733号, 1994年3月14日。
24）新看護体系では、手厚い看護の評価として2対1看護（これまでは2.5対1）を作り、また看護師と准看護師で看護師割合が高い場合は点数を高くした。
25）久常節子『にわか役人奮闘記』学習研究社, 2002年, 10頁。

ってくる問題と，看護の質の向上という課題の両方を同時に解決する方策として，私は「准看護婦養成の中止」と「看護の4年教育への切り替え」を考えたのです。この方向に早く手を打っていかなければ，時代が必要とする医療提供のあり方に看護は対応できなくなるという不安を持ちました」と少子・高齢社会看護問題検討会の開催の意図を説明している。

また，座談会「保助看法60年を振り返る」[26]の中で，久常はこの検討会の設置について医師会が反対しなかった理由は，医師会も准看護師問題を検討してほしいと考えていたから実現したと述べている。しかし医師会が考えていた准看護師問題の検討内容は，准看護師の質を向上するために高卒の准看護師制度をつくることで，このことを厚生省に要望していたので，検討会で准看護師制度について議論することには反対しなかったということであった。まさに同床異夢という状況で検討会が始まっている。

なお，この時期のマスコミの動きについて触れておくと，『中央公論』1991年8月号に黒岩祐治が「医療現場のタブー"准看"問題に斬り込む」と題して現状の問題点や准看護師制度の経緯について関係者に取材した記事を掲載している。その後，1992年1月号では「准看問題　なぜ動かぬ厚生省」を『中央公論』に連載し，その中で医療関係団体の代表者との討議を踏まえて，准看護師問題の議論はつくされているが実行できていない現状を指摘している。この動きが政策企画者にどのような影響を与えていたかについては推測の域を出ない。

このような状況の中で1994年4月から准看護師問題の検討が始まっている。そして1995年10月に設置された准看護師問題調査検討会が実施した実態調査で問題点が明らかにされると，多くの識者がこのような世界があったことに驚いたのである。そして一般の国民にとっては，准看護師問題の本質は制度に問題があるということを理解することが難しく，この問題は医療界の中の問題とみられていたために，社会問題化されにくかったということが言えよう。

---

26)　保健師助産師看護師法60年史編纂委員会，前掲，16頁。

2 准看護師問題の検討経過

　准看護師問題の検討は 1994 年から 1999 年までの 6 年間にわたって議論が行われているが，大きく 4 つの時期に区分できる。すなわち，第一は政策課題として准看護師問題を取り上げた時期，第二は実態調査を行って本格的に検討した時期，第三は検討が膠着状態となった時期，そして第四が准看護師の資質の向上について検討が行われた時期である。このような変遷があったことを念頭において，6 年間の経過を追ってみたい。

1)「少子・高齢社会看護問題検討会」から「准看護婦問題調査検討会」設置まで（1994 年 4 月～ 1995 年 9 月）

少子・高齢社会看護問題検討会の経過

　少子・高齢社会看護問題検討会は 1994 年 4 月 26 日に設置され同年 12 月 16 日に報告書をまとめるまでの 9 か月間に，14 回の検討会を開催している。検討会の目的は，訪問看護の拡大や専門的な看護の必要性を踏まえ，21 世紀の看護のあり方を探り，新たな看護の変化に対応できる看護師養成体制の確立をめざすこととしており，ヒアリングを行いながら論点を整理する検討スタイルで運営が行われている。この検討会では准看護師問題の検討は 9 月 26 日から行われ，准看護師養成所や高等学校の教員，養成所の設置者，准看護学生経験者からヒアリングを行い，その後 3 回の討議を行っている。この時代の検討会は非公開であったことから詳しい検討状況はわからないが，委員であった日本看護協会副会長が准看護師制度の検討状況を協会ニュースに掲載しているのでこれをみると[27]，「毎回討議は白熱し，現在の実態と将来の見通しに関する認識のずれ，組織代表のお家事情の違いからお互い一歩も引かない論議は予定時間を大幅に延長して行われた」と当時の様子を伝えている。このような議論を経てまとめられた報告書は，これまでの准看護師問題の議論のように平行線のまま作成されている。この間は，日本医師会，日

---

27)『協会ニュース』第 335 号，1995 年 1 月 15 日。

本看護協会ともに議論の推移を見守っており,またマスコミも准看護師問題をほとんど取り上げていない。

この報告書の作成に当たって,当時の看護課長は「検討会メンバー 10 人のうちたった 1 人が准看護師養成中止に反対しただけで両論併記となった」[28]と報告書作成に至る議論の様子を述べている。ここで,報告書の准看護師問題に関連した部分を下記に抜粋している。

(2) 准看護婦養成のあり方
　准看護婦問題については,各方面において永年論議されてきたところであるが,本検討会においては,その養成を停止すべきという意見と制度の改善を図りつつ継続すべきとの意見があった。この問題については,現在准看護婦免許を有する者の将来や今後の看護職員全体の需給状況等を勘案しながら,准看護婦学校養成所等の実態の全体的把握を行い,関係者や有識者,国民の参加を得て速やかに検討し結論を得るべきである。

少子高齢社会看護問題検討会以降の動き
■厚生省の対応

検討会報告書を 1994 年 12 月に受け取った厚生省は,翌年 1 月に開催された全国衛生主管部局長会議において今後の方針をどのように示しているのであろうか。健康政策局長の説示では養成所のカリキュラム検討と准看護師養成所の実態調査を進めていきたい[29]と発言しており,また,3 月に開催された全国健康政策関係主管課長会議で看護課長は,看護職員の需給状況は順調であり,これからは数よりも質の確保の時代に入ったという認識を示すとともに,准看護師養成所問題については実態調査を実施すること,准看護師養成所生徒に看護業務を行わせているケースに対して健康政策局長通知を出すと説明している[30]。

なお,1994 年の健康政策局の重要な政策課題は地域保健法の制定であっ

---

28) 久常節子,前掲,12 頁。
29) 『週刊保健衛生ニュース』第 780 号,1995 年 2 月 6 日。
30) 『週刊保健衛生ニュース』第 786 号,1995 年 3 月 20 日。

たこと，また 1995 年 1 月 14 日には阪神淡路大震災が発生し，その対応に多忙な時期でもあった．

■国会での質疑

ここで再び看護課長の本に戻ってみると，久常は検討会では両論併記となったことで行政官としての力のなさに悶々としていた時に，准看護師問題について国会質問をしようとしていた議員（佐藤静雄・自由連合）に出会い，1995 年 4 月 26 日の衆議院厚生委員会で准看護師問題に絞った迫力ある質問が出され，健康政策局長から早急に検討いたしますという答弁を引き出して，これで始まったのが次の検討会「准看護婦問題調査検討会」である[31]，と記述している．この時の厚生委員会の質疑を議事録で確認すると[32]，健康政策局長は，実態的な調査を行うと同時に，その結果を踏まえて改めてこの問題について検討してまいりたいと答弁している．

厚生省は実態調査を行うが准看護師問題の検討までは行わないというスタンスであったが，この国会質疑で検討会を発足する動きになったのである．そして，読売新聞は 6 月 4 日に「厚生省では准看護婦の実態調査を行うとともに，7 月にも新たに検討会を設け，廃止を含めた改革案を審議してもらう方針だ」という記事を掲載している．

■日本看護協会の動き

少子・高齢社会看護問題検討会報告書において准看護師問題が両論併記となったことから，日本看護協会は，同年 4 月に厚生省に対して要望書を提出しており，①准看護師学校養成所の調査を速やかに実施し養成停止に向けた道筋を明確にすること，②准看護師養成の指摘されている問題を行政の責任において厳しく対処することを要求している．また，マスコミを通して一般市民の理解と支援を得るために，投稿等を積極的に行う方針を立て[33]，1995 年の『読売新聞』『朝日新聞』では，准看護師問題が取り上げられている．

日本看護協会は 5 月 24 日から通常総会を開催し，議案としては昨年と同様に，看護制度改正推進として准看護師制度廃止の早期実現を掲げていたが，

---

31) 久常節子，前掲，21 頁．
32) 『衆議院厚生委員会議録』第 9 号，1995 年 4 月 26 日．
33) 日本看護協会編，前掲第 5 巻，142 頁．

参加者からは准看護師問題に関して協会の取り組みが甘いという声が相次いで出されている[34]。

■日本医師会の動き

このような動きがある中で、9月14日の『朝日新聞』に「「准」看護婦の養成をやめよ」という社説が掲載され、この記事に反論をする形で、10月14日の『朝日新聞』の論壇に日本医師会副会長（検討会委員）が「准看護婦廃止論に反論する」を投稿している。これに加え、『社会保険旬報』[35]にも福山市医師会長が「准看制度を改善し看護体系に明確に位置付けよ」を『朝日新聞』の社説に対する意見として掲載している。日本医師会が発行する『日医ニュース』には、准看護師養成停止に対する反論までのいきさつと論壇に掲載された全文を、1面トップ記事として2回にわたって掲載している。

次に述べる准看護婦問題調査検討会は10月4日から開催されており、このことから考えると、9月の新聞紙上での反論は、全国の医師会員に対して組織としての主張を明確にするとともに、これから開始される検討会の議論に釘を刺す目的があったものと推察される。

2)「准看護婦問題調査検討会」の開催（1995年10月～1996年12月）

准看護婦問題調査検討会は1995年10月4日に設置され、翌年の2月から3月にかけて准看護師養成所等の実態調査が行われ、調査結果は6月下旬に公表された。その結果に基づいて准看護師養成のあり方について討議が重ねられ、1996年12月20日に報告書を取りまとめている。

<u>准看護婦問題調査検討会の発足から実態調査まで</u>

■検討会発足時の動き

前述したように、この検討会が設置される前月に『朝日新聞』に准看護師養成停止の社説が載り、これに日本医師会が反論する中でこの検討会は始まった。一方、日本看護協会は、検討会発足と同時期に「准看護婦養成所の実態が正確に把握され、看護職にとって、また市民とって納得できる結論が出

---

34)『週刊保健衛生ニュース』第797号、1995年6月5日。
35) 大田浩右「准看制度を改善し看護体系に明確に位置付けよ」『社会保険旬報』No.1890、1995年10月21日。

されることを期待し、准看護婦の新規養成停止を望む」という声明を発表している。看護界では、長年の懸案であった「准看護婦問題」を課題として掲げた初めての検討会であり、それが厚生省主導で開催されることに対して大いに期待を持った[36]と当時の様子を伝えている。また、10月18日の『朝日新聞』の論壇に、日本看護協会常任理事が「准看護婦の養成停止は時代の要請」と題して准看護師制度の問題点を述べるとともに、准看護師の養成を停止し、すべての准看護師が看護師資格をとれるように進学の道を拡大することを望むと看護協会のスタンスを述べている。

そして、『中央公論』に准看護師問題を連載してきた黒岩は10月17日の『産経新聞』に、准看護師廃止よりも新規准看護師養成停止が現実的であること、また一部の頑迷な医師会の声を抑えてでも国民のために大胆な政治決断をすべきという記事を掲載し、政治(村山政権)への期待を強調している。

■開催経過と厚生省のスタンス

検討会の開催経過であるが、10月4日の第1回検討会では、事務局による現状説明と20名の委員による准看護師問題全般の意見交換が行われ、11月20日の第2回検討会で、実態調査を行うための調査小委員会の設置を決めている。第3回の12月22日には、調査内容や方法について詳細な検討を行った後、翌年の2月から実態調査を行った。その後、3月22日に第4回検討会を開催し、高等学校で進路指導をしている教員と、英国の准看護師養成停止の経過について有識者から説明を聞き、意見交換を行っている。

厚生省はこの検討会をどのように考えて運営していたのであろうか。1996年1月に開催された全国厚生関係部局長会議における発言をみると、健康政策局長は准看護師問題に触れ、実態調査に対する協力を各都道府県に依頼しており、また、3月に行われた健康政策関係主管課長会議では、看護課長より1996年度から新設の准看護師養成所に対しては補助を行わない方針を示し、准看護師問題に取り組む姿勢を明らかにしている。

■日本医師会の動き

日本医師会では1996年4月1日に会長選が行われ、副会長であった坪井

---

36) 日本看護協会編『日本看護協会史』第6巻、日本看護協会出版会、68頁。

栄孝が新会長に選出された。坪井会長は定例代議員会において所信表明を行っており、その中で「地域の医療現場で働いている准看護婦の役割ははなはだ大きなものであり、その制度の存続と養成事業の充実は日医における重要な課題であります」[37]と敢えて准看護師養成について触れている。通常、医師会が取り組む重要課題に「看護」が載ることはほとんどないが、この時期は医師会としても所信表明で述べる必要があるほどの重要な課題であったと推察される。そして坪井会長が5月25日に高松市で行った講演においても准看護師養成の継続を堅持すること、そして現実を無視したような厚生行政サイドの施策に医療の現場が振り回されては困ると厚生省で行っている准看護婦問題調査検討会の動きを批判するとともに、日本医師会としてもしっかりした理論構成をもって対処すると発言している。

■日本看護協会の動き

准看護師制度廃止の期待が高まる中で、日本看護協会の総会が1996年5月15日から行われ、准看護師養成停止に関する決議文を採択し、厚生省に提出している。また、検討会の活動を支援し准看護師問題の世論を喚起するために、各県看護協会に活動資金を交付することを決め、これを活用して都道府県看護協会では、准看護師の集いや講習会、県民に対する啓蒙活動、パンフレットの作成などが行われている。

実態調査の結果について

このような団体の動きがある中で、1996年6月27日の第5回准看護婦問題調査検討会で、実態調査結果の概要が報告された。第5回検討会の議事要旨を読むと、多くの時間を調査結果をこのまま公表するか否かに費やしており、一部の委員から公表することによる影響を危惧する強い意見が出されている。このような議論はあったが、調査結果は検討会終了後に公表された。

■調査結果の概要

調査結果の概要をみてみると[38]、准看護師を志望した動機は「働きながらでないと進学できなかった」が33％と最も多く（図3-7）、また将来は看護師資格を取得したいと考えている准看生徒は82％もおり、一方、教員の准

---

37) 『日医ニュース』第830号、1996年4月5日。
38) 『週刊医学界新聞』第2201号、医学書院、1996年7月29日。

図 3-7　准看護師を志望した理由

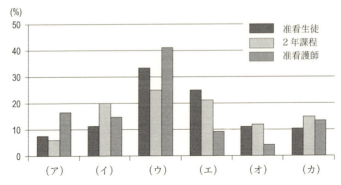

（ア）看護師と違いがないと思った
（イ）看護師と比較して早く資格がとれるから
（ウ）働きながらでないと進学できなかったから
（エ）看護師養成所の受験に失敗したから
（オ）看護師養成所より受験が楽だから
（カ）その他

図 3-8　准看生徒が勤務中に行っている業務（複数回答）

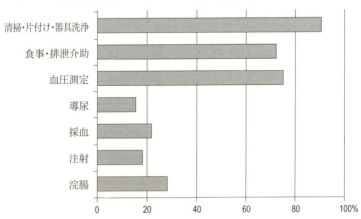

出典：『看護　特別臨時増刊号』日本看護協会出版会，1997 年

看護師教育に対する評価は，67％が不十分と答えるなど養成上の問題があげられている。また，准看生徒の医療機関の勤務実態は，勤務が入学の原則であるとしている養成所が64％あり，医療機関で准看生徒が行っている業務は図3-8のように「清掃，片付け，器具の洗浄」が90％であるが，血圧測定74％，導尿15％，採血21％，注射18％と保助看法に抵触する業務も行っていることが明らかとなった。そして，准看生徒の勤務時間は週20時間から30時間が4割，30時間から40時間が3割，40時間を超える者も2割おり，夜勤や当直も2割が行っている実態が明らかとなった。そしてこれまでも問題と指摘されていた「お礼奉公」についてであるが，准看生徒時代の勤務先と初職が同じという准看護師は4分の3もいることが明らかとなった[39]。

このような准看護師問題に関する実態調査は日本看護協会や医労連はすでに行っており，また，准看生徒や准看護師からも現場の実態が伝えられていたが，一部の意見という取り扱いがされていた。今回の調査は厚生省が主催する検討会で行われた調査であったことから，准看護師問題の実態が社会的に明確となったという意味で，日本看護協会はこの実態調査を高く評価している[40]。

■ 日本看護協会の動き

実態調査結果が公表された翌日に，日本看護協会は従前から准看護師の養成停止を強く主張しているが，今回の調査結果はそうした主張を裏づけるものであると調査結果に対する見解を表明している。また，7月に実態調査結果の全文を印刷して関係者に広く配布するとともに，8月には「准看護婦養成停止の早期実現をもとめて」というパンフレットを7万部作成し，マスコミや関係者に配布して准看護師問題の理解が得られるよう働きかけを強化している。

■ 日本医師会の動き

実態調査結果を受けて，7月1日の『朝日新聞』社説に「准看養成の役割は終わった」という記事が掲載され，それに対して日本医師会は翌2日に社

---

39) 似田貝香門「准看護婦検討会調査」結果の解説（下）」『週刊保健衛生ニュース』第886号，1997年2月17日．
40) 日本看護協会編，前掲第6巻，71頁．

説に対する反論を新聞社に手渡している。そして同月に日本医師会は「准看護婦の養成に関する見解」を表明し,『日医ニュース』8月20日号の1面すべてを使って,日本医師会の見解と検討会委員である常任理事の調査結果に関する解説を掲載している。この見解の中に,「厚生省健康政策局看護課は,看護職員が2000年には過剰になると予測しているようであるが,それは准看護婦が約半数を占める現行の看護職員の養成力を前提としているからこその見込みである。准看護婦制度の廃止のみでその数をコントロールしようとすることは,暴論と言わざるを得ない」と激しい口調で検討会の動きを牽制しており,医師会は今後とも准看護師制度を堅持し,資質の向上に努めるとしている。この実態調査結果はおそらく,全国の医師会員にとっては衝撃的なことであったと推察される。

検討会報告書の作成

実態調査が公表された後の准看護婦問題調査検討会は,ひと月に1回程度開催され,実態調査の詳細な報告を受けつつ,事務局が提出した論点整理を参考にして准看護師問題の議論を深めていった。そして11月29日の第9回検討会に報告のフレーム案が事務局から示され,第10回の12月11日には,日本医師会と日本看護協会からそれぞれの考え方をまとめた資料が提出され,検討会報告(素案)について議論が行われた。この第10回検討会は2時間20分も行われ,終盤に座長からの提案として,「極力年内のとりまとめを行いたいと考えるが,まだ意見の一致に至っていないので,次回までに意見の隔たりのある先生方に話を伺い,意見の集約をしたい」という発言があり,この日の討議は終了している。次の検討会は12月20日で最終回であったが,議事要旨を読むと報告書についての意見交換はまったくなく,准看護師の看護師への移行に関して,文部省では高等学校衛生看護科について検討していることが紹介され,わずか40分間で最後の検討会は終了している。

ここで准看護婦問題調査検討会報告書の提言部分を抜粋する。

4. 21世紀に向けた准看護婦養成のあり方
(中略)したがって,本検討会としては,この問題の解決の道として,関係者の努力により,現行の准看護婦養成課程の内容を看護婦養成課程

の内容に達するまで改善し，21世紀初頭の早い段階を目途に，看護婦養成制度の統合に努めることを提言する．

なお，相前後するが，この報告書のまとめに入るまでの間の日本医師会の動きについて触れておきたい．11月に行われた日本医師会の臨時代議員会の挨拶で坪井会長は，医師会は准看護師制度の存続と養成の継続に前向きであること，高齢社会における看護体系の整備・構築のためのプロジェクトを設置して検討を開始するなどの対応方針を医師会員に表明しており，医師会の強固な姿勢がうかがえる．

そして，第10回検討会から最終回までの間に行われたであろう厚生省による日本医師会と日本看護協会の間の調整，また検討会委員に対する説明など，水面下で行われたことは世の中に資料として公表されていないことから明確にはわからない．

報告書公表に対する団体の動き

12月20日に准看護婦問題調査検討会報告書が公表されると，翌日の朝刊各紙に准看護師養成停止を見出しとした記事が掲載された．『読売新聞』では「「准看」制度役割終える」と検討会委員でもあった水巻中正は解説を掲載し，ここで日本看護協会が求めていた「停止」「一本化」の表現はないが，日本医師会幹部の最終判断で「統合」という表現に落ち着いたと，水面下の調整に触れるとともに，報告書は改革への一歩であると評価している．

日本看護協会は，報告書に対して「准看護師養成停止の早期実現に大きなはずみがついたものと高く評価する」という見解を12月20日に示している．また国に対する要望として，一本化の時期を21世紀初頭（2001年）に設定し，ただちに協議を始めるとともに法的整備に着手してほしいこと，そして移行措置を示し支援体制を整え必要な予算措置をすることを要求している．また，マスコミに対する情報提供を徹底するために「マスコミ懇談会」を開催し，検討会報告書を45万部作成して普及を図るなどの対応を行っている．看護界は積年の課題が解決したと歓喜したことについて『日本看護協会史』がその時の様子を伝えている．

しかし，報告書をまとめるにあたって直接調整を担当した日本看護協会の幹部は，「21世紀初頭の早い段階に，看護教育の統合に努める」ということについて合意したが，看護協会としては「何年に准看護師の養成を停止する」と具体的に書くべきだと主張した。しかし，「時を書くこと」と「停止することを書き込むこと」を主張し続ければ，報告書は両論併記になるという事務局からの説明があったため，この曖昧な表現を飲まざるを得なかったと[41]，当時の水面下での調整の様子を伝えている。

また，医労連は12月20日に検討会報告書に対する見解を表明しており，「国民と関係者の大きな期待に十分応えるものではないが，国民のための良い看護・医療を実現し，看護婦の地位向上をはかるうえで，看護制度の一本化に向け一歩前進したものと受け止める」としている。このような，各界からの評価を受け，「看護課長をやってよかった。准看護婦問題だけでも解決してよかった」と両論併記ではなく1つの結論が出たことを喜んだことが，『にわか役人奮闘記』に書かれている。

このような経過で，1年3か月に及んだ准看護婦問題調査検討会は終了した。

3) 准看護婦問題調査検討会終了後の動き（1997年1月～12月）

厚生省の対応

検討会報告書を受け取った厚生省は，どのように対応したのであろうか。1997年1月21日に行われた全国都道府県厚生関係部局長会議で健康政策局長は，准看護師問題を1つの項目として取り上げて説明しており，報告書に対する認識として「一定の方向付けがなされたと考えている」と発言している。そして准看護師養成所に対して調査を実施すること，また報告書で准看護師養成所の運営に関して，直ちに改善すべきことについては行政として直ちに対処すると述べている。そして会議資料には，今後，検討会報告書の提言で示された諸問題の具体的な手順や方策について関係者との協議を進め，必要な対応を図っていくことが書かれており，正面から受け止めている様子

---

41) 日本看護協会編，前掲第6巻，73頁。

がうかがえる。また，3月24日に行われた全国健康政策関係主管課長会議で健康政策局長は，准看護師養成所の意向調査を踏まえて，今後の看護師養成制度の統合の手順について関係者との協議を進めたいこと，意向調査は日本医師会と共同して行っていること，准看護師養成所に関する事項は都道府県の権限であるので，21世紀の看護職のあり方を踏まえて対応を十分に検討してほしいことを伝えている。また，同会議で看護課長は，勤務の義務づけ等を禁止する指定規則を改正する予定であること，2000年以降は看護職員が過剰になることが予測されるので，需給バランスを考えて准看護師養成所から看護師養成所へ，また2年課程から看護師養成3年課程への転換整備を積極的に推進してほしいと要請している[42]。

　また，会議での発言ではないが，厚生省のより詳細な考え方について，看護課課長補佐が看護系雑誌2誌の4月号のインタビューで，以下のように述べている。報告書に書かれている21世紀初頭の早い段階という時期については，今のところ2001年から2005年くらいの間ではないかとしており，また，統合の進め方については，准看護師養成所が3年課程養成所に転換することの他に，選択肢として介護福祉士養成所，訪問看護ステーション，保育所なども提示し，現在，准看護師養成所に対して転換の意向を調査しており，その結果を来年度の概算要求に反映させることを考えている。そして「統合に努める」とは，准看護師の教育の中身を看護師養成課程にまで高めていって最終的には看護師養成に一本化することであると説明しており，今回の報告書は最終的に准看護師の養成がなくなるその道筋を提案していただいた，いますぐに准看護師養成を停止するものでもなく，准看護師制度を廃止するものでもないとインタビューで答えている。

　そして今後の進め方としては，「准看護師資格を有する者が看護師の資格を取得するための方策を検討すべき」と報告書に書かれていることから，今年の夏頃から検討会を設置する予定で，その結論が見えた段階で2年課程のカリキュラム改正を考えると見通しを述べており，インタビューを受けた時点では，次の検討会開催に向けた準備が始まっていたことが推察される。

---

42) 『週刊保健衛生ニュース』第891号，1997年3月24日。

日本医師会の動き

　日本医師会の動きは，准看護婦問題調査検討会報告書が出された直後から始まっている。報告書が出された4日後の12月24日に行われた坪井会長の記者会見で，検討会報告書を読むかぎり准看護師の養成をやめるとは読めないこと，准看護師養成は地域医療に絶対に必要であること，今後も准看護師養成を続けていくことを明言しており，この記者会見の記事は翌年1月20日の『日医ニュース』に掲載された。また，同じ紙面に「准看護婦制度と日医の方針」が掲載され，この中で准看護婦問題調査検討会はすべての議論が准看護師制度とりわけ廃止論にのみ集中しており，本末転倒の討議が続けられたと検討会を批判し，日本医師会の対応策として，①准看護師制度は存続する，②養成所の入学資格を高卒とし，カリキュラムを適正な時間数に増やし，准看護師資格を国家資格とする，③検討会調査によって指摘された養成所運営の不適切な点について全面的に改善する，④日本医師会で看護教育の向上，看護師制度のあり方について検討する，⑤高齢社会を考えると看護師の需給見通しは不透明で准看護師養成停止を前提とすべきでない，という見解を示している。

　その後，日本医師会では，担当常任理事が准看護婦問題調査検討会報告書の批判と，前述した日本医師会の方針を『日医ニュース』や『日医雑誌』，『週刊社会保障』などにたびたび掲載している。また，4月1日に開催された定例代議員会では，地域医師会との質疑で准看護師養成制度が話し合われ，また，1997年度の事業計画に「准看護婦養成制度については，従前の方針を堅持発展させて制度の改善・存続を図る」としており，日本医師会はこれまでの方針を変えることは考えていないことを全国の医師会員に表明している。

国会での質疑

　検討会報告書が出された翌年の通常国会で，この准看護師問題の質疑が行われている。2月19日の衆議院厚生委員会では，能勢和子議員が准看護師の養成停止について厚生大臣にその決意を質問している。大臣は「この提言に沿ってできるだけ早い機会にこれが実現できるよう厚生省としても全力を尽くしていきたい」と答弁しており，また健康政策局長は「これは准看護婦を廃止するとかそういうことが議論されているわけではございませんで，基

本的には看護の質を高めていく，その過程の中で准看護婦の養成をどうしていくかということ（中略）現在養成をされている方，それから現在准看護婦の方，そういう方たちのご意見を伺いながら詰めていかなければならない」と答えている。続いて，4月1日の参議院厚生委員会で南野知恵子議員が，検討会報告書の統合に努めるとは准看護師養成停止と受け止めてよいかとの質問に対して，厚生大臣は「准看，正看養成の一本化，将来に向けて正看にできるならば統合していこうという方向，これを踏まえて1日も早いその実現に向けて最大限の努力をしていきたい」と検討会報告書を踏まえた答弁をしている。

日本看護協会の動き

日本看護協会は，厚生省で看護教育統合に向けた動きがなかなか始まらないこと，医師会長が「准看養成は堅持される」と医師会員に説明をしていることに対して不審に思い，健康政策局長と数回面談を行っている。この場で局長は，准看護師問題については報告書のとおりであること，また次の検討会の開催については努力すると説明している。また，看護課長から状況を聞くと，検討会の開催に当たって医師会に掛け合っているが，「検討のテーブルにはつかない」と断られているという説明であった。この間，日本医師会は准看護師問題に関しては，存続を前提とした交渉以外はいかなる交渉にも応じないという決定をして臨んでいた[43]。

他方，日本看護協会は5月14日から総会を開催し，協会長は「新たなる第一歩を踏み出す年」として挨拶を行い，この中で，検討会報告書に何年に統合する，ないしは何年に廃止すると書いてほしかったが，検討会の総意で一つの結論を出したいとの方針のため譲歩せざるを得なかったと交渉の経過を会員に説明するとともに，厚生省は1997年には「准看護婦養成制度の見直しに伴う諸問題に関する検討会」を始めることになっていると，次の検討会への期待を述べている。そして1997年度のスローガンとして，「准看護婦制度の廃止に向けて2001年までに准看護婦養成停止を実現しよう」を採択し，また会場からは准看護師制度の一日も早い廃止を願う意見が出されてい

---

43) 『日医ニュース』第873号，1998年1月20日．

る。

日本医師会による看護制度の検討

　日本看護協会総会の半月後の6月6日に、日本医師会は都道府県医師会医療関係者担当理事連絡協議会を開催し、冒頭の会長挨拶で、医療構造改革構想を与党に提出したことに関連づけて、厚生省担当局は看護提供体制に確固とした指針を持っていないので医師会が看護体制を整備しなければならないこと、世上に准看護師制度廃止論が流布されているが、担当局長から正式に「廃止」を提案されたことはなく、そのことを問うと「そのつもりはない」という回答を得ていることを伝えている。報告書が独り歩きし、マスコミの報道に踊らされているのが実情で、厚生省看護課および看護団体等の陽動作戦に惑わされないようにしてほしいと述べており、准看護師養成制度の存続は不変であることを強調している。

　そして1997年4月に発足させた日本医師会総合政策研究機構（日医総研）において、看護問題検討委員会を7月8日に立ち上げ、「21世紀の看護体系における准看護婦の位置づけと実効性のある具体的な方策」について諮問し、9月2日には委員会報告書が作成されている。この報告書の中で、今後の看護提供体制として看護師は専門的な看護を必要とする医療機関で高度な看護機能を発揮する、准看護師はかかりつけ医とともに地域医療を支えるとしており、1977年のILO勧告が看護の三層構造を認めていることから、わが国の看護体系も三層構造とし、その中に准看護師を位置づけている。そして准看護師の資格は高卒とし、介護福祉士の資格と互換性を持たせることや、国家資格とするが名称は今後の検討としている。なお、この委員会のメンバーは10名で地域医師会の会長がほとんどであるが、前厚生省看護課長も加わっていた。

　このような日本医師会の委員会報告書が公表され、准看護師制度の存続を明確にしたことに対して、厚生省は看護教育の統合については医師会とも合意していたはずなのにと戸惑い[44]、また医労連も日本医師会のこのような動きを批判している。

44）『毎日新聞』1997年9月3日。

団体の厚生大臣および国会議員への働きかけ

　日本看護協会は日本医師会の動きに対して不安に思い，厚生省に対してたびたび検討会の開催を求めている。また，9月18日に南野議員が参議院厚生委員会で次の検討会を開催しない理由について質問[45]を行ったが，健康政策局長は調整を行っている段階という答弁にとどめている。また，清水嘉与子議員と日本看護協会長は厚生省の事務次官や健康政策局長に直接交渉を行ったが，明確な回答は得られなかった。このような動きと並行して，看護協会は政党・国会議員・関係者などに対しても働きかけを行ったが，検討会を開催する動きは進まなかった。そのため，看護師養成制度統合化の早期実現を求める要望をまとめ，9月29日に小泉厚生大臣に対して，「准看護婦養成制度の見直しに伴う諸問題に関する検討会」を早急に発足することを要望している[46]。

　一方，その約1か月後の10月16日に日本医師会は「看護職養成制度に関する要望」を小泉厚生大臣に提出するとともに，国会議員等に「看護婦・准看護婦制度のあり方並びに准看護婦養成制度の存続に関する日本医師会の見解」を配布し，国会議員への働きかけを強めている。

　日本看護協会は業を煮やし，全国から約2000名の会員を集めて12月1日に「2001年までに准看護婦養成停止を求めるつどい」を日比谷公会堂で開催し，緊急宣言そしてリレートーク後に厚生省一周を行進し，同時に看護系議員3名（清水，南野，能勢）と看護協会長などの代表者が小泉厚生大臣に面会している。大臣は会うなり即座に「やりますから」と伝え，看護協会はその場で，厚生省で検討会を進めることを再度要望した。

　その後，日本医師会は「日本の医療に准看護婦制度と，その養成は欠かせません」と明記した海岸の風景をバックにした往診医と准看護師の写真を載せたポスターを作成し，12月14日の『毎日新聞』と『日経新聞』に意見広告として載せ，また1998年1月5日の『日医ニュース』に織り込んで会員に配布している。

---

[45]　『厚生委員会（第140回国会閉会後）会議録』第1号，1997年9月18日。
[46]　日本看護協会編，前掲第6巻，75頁。

厚生省による調整（トップ会談）

このような日本看護協会と日本医師会の激しい動きがあったが，12月10日に日本医師会において健康政策局長と日本医師会長のトップ会談が行われ，ここで准看護師の資質の向上に努めること，就業中の准看護師は移行教育のうえ国家試験合格者は看護師になれる方策を検討することを決めている[47]。

この会談の後の12月15日に，厚生省は健康政策局長名で日本医師会長および日本看護協会長宛に「准看護婦問題調査検討会報告書の今後の対応について」という文書を送っている。この中には①地域医療の確保と看護の質の向上を図る観点から，まず，准看護師養成の資質向上のための検討から行う，②准看護師の看護師への移行教育は，看護職員の資質の向上のため，また，就業経験の長い准看護師が希望している看護師への道を広げるためのものとして検討する，③①および②の検討のため，年度内を目途にそれぞれ検討会を発足させると書かれており，この文書のとおり1998年3月に「准看護婦の移行教育に関する検討会」と「准看護婦の資質の向上に関する検討会」が開催されている。

なお，12月10日に行われたトップ会談については，1999年4月に出版された『日医雑誌』に，日本医師会常任理事が，「准看護婦制度と養成制度は堅持されるということになったのである。これを前提条件として次に述べる検討会の設置を了承したわけである」とこの時の様子を伝えている。

日本看護協会の対応

日本看護協会は12月15日に厚生省から出された文書を受け取り，即座に厚生省の担当者にこの文書の意味について説明を求めた。厚生省の担当者は看護教育の統合に努めるという准看護婦問題調査検討会報告書の内容を受けて2つの検討会を行うことになったと説明したが，看護協会はこれに対して准看護師の養成を存続させることになるのではないかという疑念を持った。また，看護課長に対して何度も「准看護婦の資質向上」とは准看護師の教育を限りなく看護師が受ける教育に近づけること，「統合」を意味するものかということを確認し，看護課長もこの見解に同意を示していたが，看護協会

---

47) 『日医ニュース』第885号，1998年7月20日。

は看護課長が思うように動けない状況にあることも無言のうちに察知したと『日本看護協会史』第6巻にこの頃の経緯が記述されている。日本看護協会にはこれらの検討会は開催すべきでないという考え方もあったが，検討会の開催は看護協会が求めていたことであったので，検討会に参加し意見を述べるために委員を出している。

　マスコミの動き

　時点は少し前に戻るが，厚生省が出した12月15日の文書について，12月21日の『朝日新聞』社説には[48]「関係団体と厚生省の密室論議で決める」という見出しで，患者を置き去りにしたこれまでの医療行政の流儀に終止符を打つ，透明な政策決定こそが医療改革の成否を握ると今回の水面下での調整を厳しく批判している。そして同月24日には「存廃，玉虫色の決着，厚生省問題先送りの文書」とした記事が掲載されている。

　次期検討会に対する厚生省のスタンス

　約1年間に及んだ日本医師会，日本看護協会との水面下での調整について，当時の看護課長は自書の本の中で，検討会の報告書で素晴らしい結論を出してもその後反対があってそれ以上に進めない「立ち枯れ」を避けるために2つの検討会を設置したこと，この検討会の開催が決まるまでの1年間，毎週毎週，日本医師会と日本看護協会と話し合いをもったが膠着状態が続き疲れ果てた[49]，と当時の様子を書いている。

　そして最後の決着は，前述した健康政策局長と日本医師会長のトップ会談であった。このような形で調整を終えた厚生省は，今後の方針をどのように説明しているのであろうか。1998年1月と3月に行われた全国会議からのスタンスをみてみたい。

　1月20日の全国厚生関係部局長会議において健康政策局長は准看護師問題に触れ，今後の取り組みについては，関係者と協議を重ねた結果，准看護師養成の質的向上のための検討，具体的にはカリキュラムの問題，看護師への移行教育システム等について検討を行うこととした[50]と説明している。ま

---

48)　『朝日新聞』1997年12月21日．
49)　久常節子，前掲，36頁．
50)　『週刊保健衛生ニュース』第936号，1998年2月2日．

た，3月13日に行われた全国健康政策主管課長会議で看護課長は，准看護婦問題調査検討会報告書を受けて2つの検討会が発足することになったこと，そして具体的な検討課題について説明している[51]。

公式な発言からは次の検討会の設置の考え方が十分に伝わってこないので，もう一度看護課長の本に戻ってみると，准看護師の資質の向上に関する検討会については養成停止に矛盾するようであるが，前の検討会報告書からも准看護師の教育を充実させることは必要であるということ，また，実際に大幅に教育時間数を増やせば午前中に就業させることが難しくなるので，労働力を期待して准看護師養成を行っている者には准看護師養成の魅力が半減すると考えていたと記述している。そして，准看護師の移行教育に関する検討会については，全看護職の40%を占める准看護師が働きながら看護師への移行ができる道は必要と考え，また移行教育を始めれば准看護師数が減り，准看護師養成停止に持って行きやすくなると考えていた[52]と書かれている。

このような経過を経て，次の検討会に対する団体の認識のずれが埋まらない状態で，2つの検討会が始まっている。

4)「准看護婦の資質の向上に関する検討会」「准看護婦の移行教育に関する検討会」の開催（1998年3月～1999年6月）

2つの検討会に対して，日本医師会は准看護師制度が堅持されることを前提とした検討会として臨んだが，一方，日本看護協会は准看護師養成停止が前提であるという考え方で，検討会開催の趣旨について十分に納得ができないまま参加している。検討会は3月16日に「准看護婦の資質の向上に関する検討会」（以下「資質向上検討会」という），そして3月19日には「准看護婦の移行教育に関する検討会」（以下「移行教育検討会」という）が開催された。

マスコミはこの2つの検討会の開催について，日本医師会と日本看護協会の見解に隔たりがある中で始まり，見切り発車したと捉えている[53]。

51) 『週刊保健衛生ニュース』第943号，1998年3月23日。
52) 日本看護協会編，前掲第6巻，78頁。
53) 『読売新聞』1998年3月20日。

これまでの検討会は非公開であったが，この時からは公開となり，傍聴者がいる中での検討となった。

資質向上検討会および移行教育検討会の概要

2つの検討会はほぼ並行して行われ，1年後に報告書がまとめられている。検討会委員は看護教育に関する内容が主であることから教育関係者が多いが，日本看護協会，日本医師会の理事が委員として加わり，また移行教育検討会では労働組合や病院団体そして看護分野以外の教育関係者も委員となっていた。

■資質向上検討会の経過

資質向上検討会は1998年3月16日に第1回会議が開催され，報告書がまとまる1999年6月24日までの間に10回の検討が行われた。

検討会設置の趣旨は，地域医療の確保と看護の質の向上の観点から，1995年に設置された「看護職員の養成に関するカリキュラム等改善検討会」の提言を受け，引き続き准看護師課程および看護師2年課程のカリキュラムの検討を行うとし，カリキュラム改正，指定規則の改正を検討項目としている。

検討会で議論となった点は，准看護師教育の総時間数である。検討会開催時の総時間数は1500時間であったが，必要な能力を習得させるためには2000時間が必要という提案が看護協会から出された。しかし，日本医師会が独自に行ったアンケート結果からは，准看護師養成所の教育可能な時間数は1759時間であるという意見が表明され，検討した結果，お互いに譲歩し1890時間でまとまった。

■移行教育検討会の経過

1998年3月19日に第1回検討会が開催され，報告書がまとまる1999年4月21日までの間に12回の検討会を開催している。

検討会設置の趣旨は，現在就業している准看護師の看護師への移行教育についての方策を検討するとしており，検討内容は，移行教育の対象者，実施主体，実施期間，実施方法，そして学習推進支援体制，国家試験の実施方法としており，具体的な議論を行う検討会であった。

このような検討の方向性を事務局が示したが，日本看護協会の委員から，准看護師の移行教育に関する検討会は准看護師養成を停止してから行うべき

との意見が出された。このため，6月25日の第4回検討会の冒頭に健康政策局長が[54]，「准看護婦養成について日本医師会側は堅持，日本看護協会側は統合もしくは廃止という主張の議論が前回の検討会であり，双方の主張に接点はないと厚生省は考えている。准看護婦問題の検討を進めるにあたって団体の主張と実務の検討を分けて考え，この検討会では准看護婦の移行教育について実務的な検討をお願いしたい」と説明し，改めて検討会の趣旨を強調している。

なお，7月24日に健康政策局長の異動があり，新局長は就任の記者会見で准看護師問題に触れ，2つの検討会を鋭意進めていきたいが，残念ながら具体的な目途は今のところ立っていないと述べ，難航している様子がうかがえる。このような経緯があったが，翌年4月には報告書がまとめられた。

1999年4月と6月に2つの検討会報告書がまとまったことに対して，マスコミは，養成停止を棚上げにしたままでまとめられたこと，また，日本医師会と日本看護協会が対立したままでは移行教育の実施が危ぶまれることを指摘している記事もあるが[55]，大部分は淡々と事実を伝えている。その中で『東京新聞』の社説では[56]，これまでの准看護師問題の議論の過程から医師会を批判する内容となっており，「看護婦資格の二重構造を維持することは，結局，看護婦全体の地位を下げる方向に働く。医師会の主張は，それを利用して低賃金での雇用を継続しようとしているとみられても仕方がないだろう」という意見を掲載している。

日本看護協会の動き

『日本看護協会史　第6巻』によると[57]，この2つの検討会は，看護協会の期待から大きくずれたものとなっていった。看護協会は准看護師の移行教育とは，准看護師の養成停止後に行われる特別な教育課程のことであって，単に准看護師から看護師になるための教育課程はすでに進学コース（2年課程）があると主張したが，なかなか通らなかった。看護協会は養成停止が前提で

54）『週刊保健衛生ニュース』第959号，1998年7月13日。
55）『朝日新聞』1999年4月22日。
56）『東京新聞』1999年4月23日。
57）日本看護協会編，前掲第6巻，77-79頁。

あることを主張していたが，前述したように厚生省の考え方と看護協会の考え方が異なっていた。移行教育検討会では，日本看護協会は准看護師の養成停止をしないまま移行教育を始めれば何のための准看護師養成停止運動であったのかということになるため絶対に譲ってはならないと団結したが，医労連は1日も早い移行教育の実施を求めて運動を展開し，また厚生省は移行教育を始めれば准看護師の数が減って准看護師養成停止に持って行きやすくなるという考え方であった。このような周辺状況があったことから，看護協会は検討会報告書に「移行教育の開始時期については，関係団体と協議すること」という文章を書き込むことを主張し，これを担保として，准看護師の移行教育の実施を阻止したことが日本看護協会史に書かれている。

また，資質向上検討会については，1996年に看護師カリキュラム改正が行われた際に，准看護師は養成停止になるのだからカリキュラムの検討は必要ないと考えていたが，資質向上検討会では准看護師養成の充実をめざして検討を行う必要があるという方向に変化していった。日本看護協会は，准看護師の教育を充実させることは准看護師教育制度を続けるということであり，受け入れ難いという考え方であった。それにもかかわらず，「厚生省などは「看護婦教育を8年（1996年）に充実させたのだから，その一貫として准看護婦教育も充実させるのだ」というような始末である」と，厚生省との認識がずれたまま検討会が進行したことを伝えている。そして，厚生省との関係は良好ではなく，十分な意見交換をする方途さえ見出せない状況であったと，苦しい実情を伝えている。また，この2つの検討会では，日本看護協会の意見とは異なった方向に舵を取ろうとする委員が大勢を占め，抗しようがない状況であったと，日本看護協会の検討会委員が孤軍奮闘していたことが記述されている。そして，資質向上検討会の報告書をまとめる段階で看護協会が考えたことは，准看護師教育の総時間数を増やすことによって脱落する准看護師養成所がでることを期待したということである。

2つの検討会が報告書のまとめに入った1999年4月に，検討会に対する日本看護協会の主張が雑誌『看護』公表されている[58]。これによると，移行

---

58) NEWSFLASH『看護』第51巻第5号，日本看護協会出版会，1999年，48頁。

教育検討会については，准看護師養成停止を明確にした上で開始し，時限措置として実施すべきで，養成停止をせずに移行教育を行うことの矛盾を述べている。また資質向上検討会については，教育の総時間数を2000時間以上とすべきであることや資格試験の改善を求めている。

　日本看護協会はこのような主張をしたが，2つの検討会報告書では意見が取り入れられずにまとめられた。このため，看護協会は1996年にまとめられた准看護婦問題調査検討会報告書の内容を掲げて，准看護師養成停止に向けた運動を展開することとし，1999年5月の総会で署名運動をすることが決議され，229万人の署名を集め文部省と厚生省に提出している。なお，この総会で，会長が見藤隆子から副会長であった南裕子に変更となった。

　その後，2000年1月には，全国紙に准看護師の養成停止の意見広告を掲載し，また，文部省で検討が行われていた高等衛生看護科に専攻科を併設して5年の一貫教育を行う制度について，日本看護協会は資質向上の観点から問題があるとして阻止する活動を行っている。

日本医師会の動き

　日本医師会は，2つの検討会が開催されて以降，『日医ニュース』を見る限り，坪井会長の会議における発言の中で准看護師問題に触れることはなくなっている。唯一，1998年6月の『日医ニュース』に坪井会長のインタビュー記事が掲載され[59]，その中で，2つの検討会はあくまでも准看護師制度の存続と養成の継続を前提として設置に同意したものであること，また，検討会の設置に際して，1997年末に厚生省の担当局長から日医に対して協力依頼がされ，日医としては拒否したが，局長から准看護師の存続云々には一切触れないという固い約束で文書[60]を提出してもらい，検討会の発足を了承したことなど12月10日の局長との交渉の様子を語っている。そして准看護師制度の維持については，疑惑が完全に払拭されるまで強く主張していくので，地区医師会は迷うことなく准看護師教育に専念してほしいと述べている。そして，准看護師問題については，日本看護協会と日本医師会の看護体制の

---

59)　『日医ニュース』第883号，1998年6月20日．

60)　この文書とは，1997年12月15日に厚生省が日本医師会と日本看護協会に出した文書と同じ内容である．

あり方論の意見の違いであって，今後，両者で大所高所から議論をすべき問題であるとし，厚生省看護課が偏った口出しをしてくるため，問題の本質から離れた方向にいってしまった。団体の立場から考えの差があるのは当然であるし，議論を深めていくことにすればよい，中立公正に行政を施行すべき厚生省が一方に肩入れするような言動で世論を誘導していることが，現在の日本の准看護師制度論争の最も不幸なところである。今後は看護体制について，看護協会と1対1で十分に話し合い，譲るべきところは譲り，主張すべきところは主張してつくり上げていきたいとインタビューで答えている。

そして検討会報告書が出された段階で「懸案の准看養成制度の停止や准看制度の廃止問題は沈静化するものと思われる」[61]との認識を示した記事が『日医ニュース』に掲載された。

労働組合の動き

医労連は運動方針として，すべての准看護師を看護師にというスローガンのもとに，移行教育検討会の委員として参加し，この方針に沿った意見を述べている。移行教育検討会の報告書が出たことについては，就業経験が長い准看護師が看護師資格を取得する特別の措置として一定評価できる[62]としており，移行教育の速やかな実現に向けて運動を強化している。しかし，移行教育が検討会終了後も実施されないことから，移行教育の実施が進まないのは日本医師会と日本看護協会の主張に隔たりがあって先送りされている状況であると批判し，早期に移行教育を実施することを求めている[63]。

1994年から始まった一連の准看護師問題に関する検討経過について，時間軸を中心にアクターの動きを見てきたが，この政策過程においてどのようなことが問題であったのか，何がきっかけでアクター関係が変化したのかが見えにくい。そこで，次節では准看護師制度の政策課題を明らかにするために，要因と考えられる事項を特定し，アクター間の影響力関係や政策段階に

---

61) 『日医ニュース』第910号，1999年8月5日。
62) 『医療労働』412号，国民医療研究所，1999年，11頁。
63) 桂木誠志「「移行教育」の速やかな実現を」『労働運動』No.428, 拓植書房, 2000年, 103頁。

おける課題を分析していきたい。

第4節　政治，行政，団体の関係と政策展開

1994年に准看護師制度の問題を行政が政策課題としてとりあげ，検討会を中心とした政策展開が行われたが，目標としていた准看護師養成停止には至らず，准看護師教育が改善されたという結果であった。このような准看護師制度の政策過程において，なぜ，当初の目標を達成することができなかったのか，その要因は何であったのかという観点から，アクター関係の変化，政策コミュニティの動向，政策段階における問題を分析し，今後，看護政策を展開する上での課題を考察したい。

1　政治，行政，団体の影響力関係

1994年から1999年の准看護師問題の政策過程におけるアクターを特定し，その役割，そしてアクター間の関係の変化と，その背景について考えてみたい。准看護師問題の政策過程に関わった主なアクターは，厚生省，日本看護協会，日本医師会であったが，それに加えて看護系および医師会系の自民党議員，労働組合，マスコミが関係していた。

1）厚生省，団体の関係の変化
アクターの関係はどのように変化していったのであろうか。1994年の検討会発足以降の団体の動きを中心にこれまでの経過を再確認しておきたい。
<u>日本看護協会と厚生省</u>
准看護師制度の検討を主導したのは，厚生省であった。厚生省は看護制度の問題として准看護師制度の見直しは重要な課題と考えており，これまでも数回の検討会等において議論を行ったが両論併記となり，進展がなかった政策課題である。

厚生省は看護職の需給見通しの推計から，近い将来看護職が過剰になる可

能性があると判断し，検討会を設置してこの問題に取り組んでいる．

　日本看護協会は，長年要望してきたことを厚生省が検討会の課題として取り上げたため，厚生省特に看護課とは密接な関係を保ち，看護協会は検討会に対して組織を挙げて協力する関係となっていた．この時期は，厚生省看護課，日本看護協会，自民党看護系議員の3者の関係は良好で，看護制度の長年の懸案であった准看護師制度廃止に向けて，より関係を強めたと推察される．

日本医師会の孤立

　一方，日本医師会は以前から准看護師養成を高卒とする改善策を厚生省に要望していたので，検討会ではこのような改善策を検討する場と捉え，協力する構えで検討会委員として加わっている．しかし，少子・高齢社会看護問題検討会の報告が出た後，准看護師の養成停止を視野に入れた准看護婦問題調査検討会が開催される段階になって，医師会はこれまで主張してきた准看護師制度の存続に向けて積極的な動きに転じている．

　准看護婦問題調査検討会の議論が進行し，実態調査が行われ，養成停止の議論が本格化すると，医師会はその議論の進め方に反発し，厚生省とは対峙する関係となった．

　この検討会では医師会の主張に同調する者はほとんどおらず，准看護師養成の問題点が明確になったこともあり，医師会は孤立無援の状態となった．この頃の状況を後に検討会委員であった常任理事が「丸腰で戦わざるを得なかった」と述べており[64]，医師会は戦略も立てられない状態であった．

日本看護協会と日本医師会の対立

　日本医師会は准看護婦問題調査検討会報告書を起草する段階から水面下で厚生省と直接交渉し，准看護師養成停止という用語を書かず「統合」という玉虫色の報告書としている．これに対して，日本看護協会は，当該検討会報告書に養成停止が明確に書かれなかったことに不満ではあったが，報告書がまとまったことを高く評価している．

　この報告書が出された段階は，厚生省と日本医師会，日本看護協会の関係

---

64)　香西義昭「准看護婦の資質向上に関する検討会および准看護婦の移行教育に関する検討会の経過」『日医雑誌』第121巻第8号，1999年，1301頁．

が徐々に変化した時期であったと思われる。

　准看護婦問題調査検討会終了後，日本医師会は准看護師養成は存続することを会員に対して説明するとともに，医師会長も准看護師養成は継続するという発言を繰り返し，また日医総研で看護問題の委員会を立ち上げて准看護師制度の必要性について理論武装するなど，医師会の主張を鮮明にしている。この間，厚生省は次の検討会を開催するために医師会と折衝を続けたが，協力が得られないという関係にあった。医師会は養成存続が前提でない限り検討会の席にはつかないという姿勢を貫いており，厚生省は調整不能という状況に陥っていたということである。

　このような膠着状態が続いていたが，一方で日本看護協会は養成停止に向けた次の検討会を開催するよう厚生省に何度も働きかけていた。しかし，一向に開催される動きがみえないことから，次第に不信感を抱くようになり，厚生省とのこれまでの良好な関係から，距離を置いた関係になっている。

　約1年間このような状態が続いていたが，1998年の秋に日本看護協会，日本医師会がそれぞれの主張を小泉厚生大臣に要望し，また両団体ともに国会議員への働きかけを強めていった。このような状況となったため，厚生省はこの問題を解決する必要性に迫られ，打開策を講じる決断をしたと思われる。誰がどのような判断をして解決に向けて動き出したのかは推測の域を出ないが，結果として，健康政策局長と医師会長とのトップ会談が行われ，日本医師会の主張である准看護師の養成存続を前提として今後の検討を進めることになった。そしてこの会談の後，厚生省は日本看護協会と日本医師会に通知を出し，准看護師の資質向上と移行教育の検討を始めることを明言している。

日本医師会の意向が通る

　この段階でのアクターの関係は，厚生省と日本医師会が協力関係を保つことになり，日本看護協会は厚生省に対して不信感を抱く関係となった。要するに政策を主導している厚生省の軸足が，看護協会から医師会に変わったということである。

　このような関係の中で，資質向上検討会と移行教育検討会が開催され，この2つの検討会では日本看護協会が孤立し，厚生省が医師会の意向を踏まえ

て検討会を運営し，検討会の委員は厚生省の運営方針を了解して検討の目的に沿った報告書をまとめている。この検討会報告書のまとめに入った時点で，日本看護協会は検討会に対する主張（養成停止を明確にすることが前提）を文書で公表しており，検討会において看護協会の意見が通らないことに苛立ちを現わしている。そして，日本看護協会は検討会の結論には協力しない姿勢をとり，報告書に書かれた移行教育の実施に歯止めをかけている。

准看護師問題の検討の最終段階においては，日本看護協会と厚生省の関係は改善せず，一方，日本医師会は主張が通ったことから厚生省との協力関係は維持された状況であった。

<u>マスコミの影響と団体の関係</u>

准看護師問題を検討している時期はマスコミの影響が特に強く，マスコミは一貫して准看護師養成停止という方向であった。特に准看護師養成所等の実態調査結果が公表され，あまりに前近代的な養成の実態，准看護師生徒の法律違反行為などが明らかとなり，准看護師問題は社会問題としてマスコミが取り上げるテーマとして価値のある内容であったと思われる。また，『日本看護協会史』にも記述されていたように，日本看護協会の戦略としてマスコミに働きかけたことも功を奏したと考えられる。一方，日本医師会はマスコミと対立し，マスコミの動きを陽動作戦として攻撃的な対応を取るなど激しく対立していた。

しかし，水面下の調整に入ると，情報は外部に出ることはなく，マスコミは蚊帳の外という状況におかれた。

2）関係団体の影響力の相違

なぜ，アクターの関係は変化したのであろうか。アクター関係に動きが見られたのは，日本医師会が厚生省のこのような看護政策には協力しないという姿勢を貫き，厚生省は政策展開ができなくなった時点からであろう。厚生省の動きが止まっていることに対して，日本看護協会は自民党の看護系議員とともに厚生大臣に直接陳情を行い，また，同時期に日本医師会も自民党関係議員や厚生大臣へ陳情するなど，政治家に対する働きかけを強めている。このことによって，調整役である厚生省は動かざるを得ない状況に置か

れ，この膠着状態に決着をつけるために，意識的にアクターの関係を変えていっている。

このように厚生省が看護協会から医師会に軸足を移す行動をとった理由は，これまでの資料を見る限りブラックボックスであるが，結果から推測すると，以下のような背景が考えられる。

日本医師会の協力が必要

この時期の厚生省の重要課題は，医療保険財政が大幅な赤字構造に陥っていたことから，医療保険制度の抜本改革を与党3党（自民党，日本社会党，新党さきがけ）と協議しながら進めており，また，介護保険制度の国会審議が行われていた時期である[65]。日本の財政が危機に瀕している状況であったことから，医療保険制度の改革や介護保険制度を創設することは，政治課題としても非常に重要なものであった。この時の考え方を小泉厚生大臣は自書の中で，国民の負担を強いるような医療保険制度改革案を自らがまとめたことを自負し，この医療保険制度改革の実現に全力をつくす[66]，と述べているように厚生大臣として力を注いだ案件であった。そして，これらの課題を推進する上では，日本医師会の協力は欠かせないものであった。

このように日本医師会との協力関係を維持することが重要であった時期に，医療政策を担当する健康政策局で准看護師問題が膠着状態にあり，日本医師会と日本看護協会から相反する内容の要望が出され，厚生大臣はこの問題を解決する必要性に迫られたということである。

厚生省が置かれている状況から推察すれば，准看護師問題をどのように解決するかという政策内容の判断ではなく，日本医師会との関係を適切に保つことを優先させたのではないかと思われる。要するに，厚生省の推進する政策に影響力を持っていたのは日本医師会であって日本看護協会ではなかったということである。

団体の影響力の相違

なぜ日本医師会は強力な影響力を持ち，日本看護協会はそれに比べれば影響力が小さいのであろうか。

---

65) 厚生省『厚生白書（平成10年版）』ぎょうせい，1998年，253頁。
66) 小泉純一郎『小泉純一郎の暴論・青論』集英社，1997年，64頁。

1つはそれぞれの団体の歴史的経緯からそのことを理解することができる。すなわち，日本医師会という団体は，戦前は国の医療政策を遂行するために官製で医師の団体が創られたという歴史があり，GHQ の指導で官製の組織は解体されたが，医療政策を動かす上では医師団体との協力関係を保つことが不可欠であった。

　一方，看護団体は，GHQ の指導により看護3職種をまとめた団体をつくるという方針から日本看護協会が創られ，看護職の資質の向上や処遇の改善などの職能団体としての活動を行っているが，医療政策にはこれまでそれほど関与してこなかった。その理由は看護職のほとんどが医療機関で雇用される存在であるため，医療機関の代表とはなることはなく，医療政策の推進主体とはなり得なかったということである。

　もう1点は，看護職が医療機関に雇用される立場であることと本質的には重なることであるが，第2章で述べたように，資格制度の構造からも両者の政策への影響力の違いが明確である。すなわち，医師は，医療サービスのすべてに対応する資格であり，医療機関の経営者であり，また医療サービスに責任を持つという資格であるが，看護職は，医療のうちの療養上の世話と診療の補助を行うという位置づけになっている。このことからも，医療政策を進める上で厚生省がまず協力を求める団体は，医師会ということになる。

　一方，団体としての力を比較するためにそのリソース[67]を比較してみると，規模は看護職の人数が多いことから日本看護協会が圧倒的に大きいが，予算規模や政治献金をみると日本医師会（連盟）の方が多くなっている[68]。また，無形のリソースである評判については，日本医師会は利益団体と見られていることから，「欲ばり村の村長」と言われるように[69]評判はあまりよくないが，日本看護協会は，看護という職業柄おそらく評判は悪くないと思われる。総じて日本医師会は団体の中では強力な圧力団体と言われており，政策決定へ

---

67) 辻中豊『利益集団』東京大学出版会，1988年，116頁によると，利益団体のリソースには，規模や財政，組織力，そしてインタレストの集中や評判，正統制，指導者があるとしている。

68) 髙橋秀行「日本医師会の政治行動と意思決定」中野実編著『日本型政策決定の変容』東洋経済新報社，1986年，241頁。

69) 水野肇『誰も書かなかった日本医師会』草思社，2003年，87頁。

の影響力は大きいと考えられる。

このように2つの団体を比較してみると，これまでの医療政策においては，日本医師会の存在は非常に大きなものであり，准看護師問題の政策過程ではこの2つの団体の力関係がまさに表出していたと言えよう。

2 政策コミュニティとその機能

准看護師問題の政策過程をアクターの関係から表面的に捉えると，日本看護協会と日本医師会という組織の主張の違いから生ずる争いのようにみえるが，その背景には政策コミュニティ[70]が存在している。そしてその中に医師と看護職それぞれの専門家政策コミュニティ[71]があり，そのコミュニティ内部での協力関係の強弱によって，政策過程に影響を与えていたと考えられる。そこで，次に本事例の専門家政策コミュニティの実態とその機能についてみていきたい。

1) 政策コミュニティの形成

中島明彦は，医師の専門家政策コミュニティは医系技官と医師会で形成されおり，この専門家政策コミュニティは1970年代に形成されたとしている[72]。看護の専門家政策コミュニティについては既存の研究がないので，本事例から考えてみると，看護技官と看護協会そして自民党の看護系議員までを含んだ看護職のネットワークであると考えられる。

---

70) 政策コミュニティとは，医療，住宅，環境保健など特定領域における専門家から構成されている。彼らは議会委員会，官僚，利益団体，学会などの政府の内外に散らばり存在し，政策形成過程を支配する。J. W. Kingdon. Agendas, *Alternatives and Public Policies*, 2nd Ed. Addison-Wesley Educational Publishers, 1995, p.117.
71) ここでいう専門家政策コミュニティとは，下記（注70）の中島が定義しているものとほぼ同様であるが，ここでは厚生省の技官と職能団体に加え，団体推薦の議員も加わった小規模な専門職単位の政策コミュニティを言っている。
72) 中島明彦「医療供給政策における政策過程の変容」医療経済研究機構編『医療経済研究』9, 2001年，33頁で「技官・医師会共同体（専門家政策コミュニティ）」としている。

一般に専門職は，所属組織と専門職社会という2つの集団に帰属しているが，準拠集団としての所属組織より専門職社会を優先させる傾向があるとされており[73]，このことが専門家政策コミュニティの動きを複雑にしていると思われる。
　本事例の専門家政策コミュニティの実態をみると，准看護師問題を政策課題と設定した時点では，その中心となった健康政策局看護課長と日本看護協会は良好な関係にあり，また，看護系の自民党議員も，准看護師問題を解決するという方向性に賛同し同調した動きをとっている。これはまさに，政治，官僚，団体の3者が1つの目標に向かって結束力を強めて，厚生省が主催する検討会に協力して政策を展開する体制が取られ，専門家政策コミュニティとして機能していたものと考えられる。
　一方，医系技官と医師会が構成員であるとされている医師の専門家政策コミュニティの動きをみると，健康政策局の医系技官は，この時期に重要な課題となっていた地域保健法改正や医療法改正後のかかりつけ医の議論に力点を置いており，日本医師会と健康政策局は一定の協力関係を保っていたと思われる。しかし，准看護師問題に関しては課長レベルの医系技官は直接の担当者となっていないことから，この政策には関わっていなかったものと思われ，この問題に限っては医師の専門家政策コミュニティは機能していなかったと推察される。
　その後，准看護師養成停止の議論が進み，その方向で検討会報告書がまとまる段階に至って医師会は体制の立て直しに入り，厚生大臣への陳情やこれまで関係していた自民党議員へ働きかけを行い，准看護師問題に関しても健康政策局長（医系技官）を介して，医師の専門家政策コミュニティの動きを活性化させていったものと推察される。

2）専門家政策コミュニティの影響力

　看護職の専門家政策コミュニティに属するメンバーは，前述したように日本看護協会と看護技官，そして3人の自民党看護系議員である。それに比べ

73）同上，34頁。

て医師の専門家政策コミュニティは，日本医師会と医系技官，そして政治家までを視野に入れると2人の医師会系議員と医師会を支援する族議員である。

団体の組織としての規模や影響力については前述したとおりであるが，それに加えて行政のパワーをみると，担当者のポストに大きな違いがある。すなわち，行政においては，看護職の専門家政策コミュニティ・メンバーは課長，一方，医師の専門家政策コミュニティは局長であり，両者は組織の中では上下関係にある。そして，政治において医師会は族議員という力のある自民党議員を介して政治力を発揮するが[74]，看護協会にはこのような議員との関係が薄いことから，そのパワーには自ずから違いがある。

このように，団体の影響力に加え，看護職と医師の専門家政策コミュニティに属するメンバーによっても，医療政策に与える影響力には歴然とした違いがあったと言えよう。

3　政策段階における課題

これまでは，アクターの関係についてみてきたが，次にこのようなアクターの影響力関係の中で展開された政策過程をみていきたい。本事例は，政策課題の設定から政策案の検討までが政策過程となっているので，この2段階の政策展開を松下の政策過程模型[75]を活用して分析する。

1）政策課題の設定
課題を設定した背景
政策課題の設定は，厚生省健康政策局看護課が主導的立場をとって決めたものである。行政は所管する法律に関して社会的な問題があると判断した場合には，その解決に向けてなんらかの取り組みを開始することが一般的である。1993年に着任した看護課長は，看護職員需給見通しが1991年に策定され，2000年には看護職の過剰時代が到来すると想定されたがゆえに，准看護師制度の見直しに取り組む時期であると判断している。過去の准看護師制度の

---

[74]　高橋秀行，前掲，237頁。
[75]　松下圭一『政策型思考と政治』東京大学出版会，1991年，151頁。

議論では常に看護職が不足していて対策を進めることができなかったが，その不足状態が改善することは准看護師問題に取り組む好機であると考えたとしても不思議ではない。

また，看護行政を推進する上で最も強い協力関係にある日本看護協会は，長年，准看護師制度廃止を重点要望に掲げて署名運動や国会への請願などさまざまな活動を行ってきており，看護職の半数以上が加入している団体からの強い要望があるということは，多くの看護職が望んでいることとみなされた。このことから，看護課長は看護政策の責任者として，准看護師制度の見直しは優先順位が高い政策課題と判断したものと推察される。

他方，1991年から黒岩が『中央公論』に准看護師問題を数回にわたって取り上げ，またFNNテレビでも6か月間連続して放映しており，「厚生省はなぜこのような問題に取り組まないのか」といった挑発的な意見を述べるなどのマスコミの動きも，判断を後押ししたものと思われる。

マスコミの政策への影響についてキャンベルは[76]，官僚や政治家は一般大衆の欲求や不満をメディアから得ていると述べており，また，メディアが重要となるのは政策課題の設定段階だと指摘していることからも，准看護師問題を政策課題として取り上げるにあたってマスコミの影響があったことが考えられる。

<u>英国の准看護師養成停止</u>

看護政策の先進的な事例として，英国では教育政策諮問委員会（プロジェクト2000）の提言を受けて1986年に准看護師養成が停止され看護師への移行教育が行われていたことは，わが国が同様の政策をとることを説明する上で適切な理由であったと思われる。

英国の准看護師養成停止については，1994年9月に黒岩が英国の准看護師養成停止の取材記事を『中央公論』に掲載しており，また，1995年には日本看護協会や医労連も英国に視察団を派遣して情報収集を行っている[77]。

---

76) ジャン・C. キャンベル，増山幹高訳「メディアと政策転換：日本の高齢者対策」『レヴァイアサン』7，木鐸社，1990年，50頁．

77) 日本医療労働組合連合会「欧州の看護教育改革と看護事情」『賃金と社会保障』No.1165，1995年，11頁．

そして，1996年3月の第4回准看護婦問題調査検討会において，英国の准看護師養成停止の経過を有識者からヒアリングしている。なお，ここで留意しておきたいことは，英国とわが国の准看護師制度には違いがあり，英国の准看護師は国家登録で職務規定は看護師の補助されていること，また養成機関は National Health Service (NHS) で，入学要件（年齢）は看護師と同様である[78]。要するに英国の准看護師は看護師への移行がより容易であったということである。

松下は政策課題となる事項を類型化しているが[79]，これを准看護師問題の課題設定に当てはめてみると，准看護師問題は世論・運動の中から選択されたもので，緊急度は高くはないが日本看護協会の長年の運動があったことが最も影響していると思われ，メディアが主導した世論の影響もあって政策課題として取り上げられたものと言うことができる。また，政策課題は争点となる前に，特定のリーダーや理論家によって先取りされることもあり，先発国で開発された政策モデルの導入などが例示されているが[80]，まさに准看護師問題は看護の先進国である英国が実践した政策モデルを先例として取り上げ，日本の准看護師養成停止という政策の正当性を説明した事例であると言えよう。

統計データによる政策判断

もう一つ政策課題の設定の判断として注目すべきことは，看護職が将来は過剰になるというデータ（統計的指標）を拠り所として，准看護師問題を取り上げたことである。

看護職員需給見通しは各県の調査データを活用した将来推計であり，2000年には需給が均衡することになっていたが，看護職の確保対策予算を大幅に確保したことから看護職が過剰になるという予測を立てていた。1993年頃はこれまで深刻だった看護職不足が改善しつつある時期で，健康政策局長も

78) 厚生省「准看護婦問題調査検討会議事要旨」第4回。
79) 松下圭一，前掲，140頁において，「必要」が政策の起点であるとしており，①災害や敵襲といった選択できない必要，②世論・運動の中から選択される必要の二型があり，また「必要」とする問題の争点は，緊急度や発生度が高い争点が，世論や運動によって選択・特定されて政策課題となるとしている。
80) 同上，140頁。

看護職が過剰になることも予測されると発言していることから，厚生省としてこのような見解を持っていたと思われる。一般的に将来予測は困難なものであるが，実際にどのような結果になったのかを就業者の実績値で確認してみると，2000年には予測した需要数を上回り供給過剰とはなったが，介護保険の導入など新たな需要が発生し更なる増員が必要という結果であった[81]。要するに，看護職は過剰にならなかったということである。2001年以降も需給見通しが立てられ，2014年においても看護職の不足感があり更なる増員を図っている。このような結果から考えると看護職は過剰になるという判断は正しくなかったが，将来予測であるのでやむを得ないことであると思う。

　統計指標についてはもう一点押さえておきたい。1994年の看護職全体に占める准看護師の割合は43.6％であり，5割を切った段階で准看護師養成停止を政策課題として設定したという判断についてである。看護課はいまだに多くの准看護師が養成されているので，早期に養成を停止する必要があると判断したものと思われるが，医療現場で働く准看護師や雇用している医療機関への影響の大きさ，准看護師養成停止後の対策の規模を考えると，例えば准看護師の割合が全体の2-3割となった時点で准看護師制度廃止の議論を開始することが適当であったのではないかという指摘は考えうる論点であろう。

　水野は，「准看制度廃止の問題を，なぜ厚生省は火がついたように解決を急いだのだろう，全体の趨勢としては正看でないとやれない時代が来るだろうし，准看養成所のランクも最下位に近いので生徒も集まらなくなるので，その時に提案すれば熟した柿が落ちるようにすんなり決まるだろう」[82]と述べているが，課題設定の時期については議論があるところであろう。

准看護師問題の医療政策上の位置づけ

　次に准看護師問題を政策課題として取り上げた時期の厚生省の医療政策との関係について抑えておきたい。

　准看護師問題を政策課題として設定した1994年の健康政策局における医療政策の課題を見ると，健康政策局長は年頭所感に3つの課題を掲げており，

---

81)　保健師助産師看護師法60年史編纂委員会，前掲，123頁。
82)　水野肇，前掲，169頁。

1つは医療の質の向上,2つは医療供給体制の効率化・合理化,3つは医療システム全体の公平・公正の確保としている。そして具体的な施策として,まず筆頭に挙げているのは地域保健体制の総合的な見直しを行い次期通常国会に法案(地域保健法)を提出する予定であること,そして,1992年の医療法改正の一環として,医療施設機能の体系化を進めるためにかかりつけ医機能が重要であることからその普及,定着を促進することを挙げている。また,医療施設の療養環境,職場環境,衛生環境などの改善を進めるため施設の近代化を推進することや医療経営健全化のための総合的施策を講じること,そして良質な医療を効率的に提供するために病院機能の第三者機関による評価のあり方を検討することなど,医療供給体制の質の向上を進めることを医療政策上の課題として考えている。また,患者と医師等との信頼関係の問題や末期医療などから必要とされているインフォームド・コンセントの今後の望ましいあり方について検討会を設置して議論する予定としており,医師の適正数や養成のあり方についても検討する計画であった。そして看護政策については,看護職員の確保と資質の向上に関する諸施策を総合的,また強力に推進すること,特にナースセンターのオンライン化を進めることを1994年度の課題としている[83]。

このように健康政策局が担当する医療政策は非常に幅広く,また局内の各課によって課題はかなり異なっているため,医療政策全体の流れの中に准看護師問題を位置づけることは難しい状況にあり,また,局全体として取り組む体制ではなかったことが推察される。

2) 政策案の検討

厚生省は准看護師問題を政策課題として設定したが,その政策目的・目標はどのように考えていたのであろうか。

政策目的は制度の廃止

第3節で述べた政策過程から考えると,政策目的は保助看法を改正して准看護師制度を廃止し,資格制度を一本化することであったと思われる。当面

---

83) 『週刊保健衛生ニュース』第723号,1994年1月3日。

図3-9　政策型思考の模型

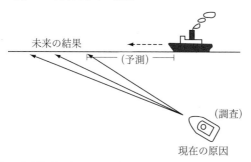

松下圭一『政策型思考と政治』(東京大学出版会, 1991年), 138頁より

の目標は養成停止としているが, 前述したように制度の見直しは, 1951年の准看護師制度創設以降, 国会や厚生省でたびたび検討が行われ, また, 日本看護協会が主張してきたことであったことから考えると, それを1994年当時の政策目的として据えても不思議ではない。

准看護師制度の廃止を政策目的とした場合, それが成就した未来を想定してみると, すべての医療現場は看護師のみが看護を行うということである。現在, 大規模な急性期病院では看護師のみが看護を提供しているので決して想定できないことではないが, 診療所においてもすべて看護師が看護を提供することは, 現時点ではあまり想定できない。

松下は政策型思考の模型として図3-9を示しているが[84], 目的は「未来の結果の予測」であるとし, それに到達するためには, 幅を持った予測が必要であるということである。そして政策目的については, 目的は「理念」(ユートピア)と「目標」(リアリティ)とに分化するとし, 目標とは帰着点ないし「オチルトコロ」であると述べている。

目標は養成停止

准看護師制度廃止という結論を得ることは日本医師会のこれまでの反対姿勢から困難であるし, 准看護師養成停止であれば制度は存続するので混乱も少なく医師会も説得できるのではないかと考え, 養成停止を政策目標とした

---

84) 松下圭一, 前掲, 138頁。

ものと思われる。このような政策目標は，成功事例として英国が准看護師養成停止を行っていることからも可能と考え，そのような設定をしたと思われる。

　松下は目標については，目的の実現には予測できない要因や反対党派からの妨害，財務の現実などがあり，目標は目的実現率の60％前後となるとみておくべきであるとしているが，この点から考えると，養成停止はかなり高い目標ではなかったかと考える。

　その理由としては，准看護師養成所の大部分が医師会立となっており，准看護師養成は安い労働力の確実な確保という医師会員の利益に適っていることが背景にあることから，養成停止はそれを奪う政策であり，また一部の医療機関では看護師の確保ができなくなるというまさに生計への影響が予測される重大な問題だったことがある。このような利益を奪われる政策には合意できないのみでなく，どのような手段を使っても反対すべきという立場に立つことが予測される。

<u>代替案が必要</u>

　政策にはその内容によって，①分配，②規制，③再分配という3つの類型があるとされている。准看護師問題は規制政策に当てはまり，このような政策は直接衝突し，オープンな対立が浮上するといわれており，まさにそのような展開となっている。

　准看護師問題はこのような政策類型であるので，この制度変更によって利益が奪われることへの配慮や，具体的な代替策を政策案として提案するなど，現実的な妥協点を考えておくことが必要であったのではないだろうか。

　実際には准看護婦問題調査検討会において実態調査を行い，准看護師養成所における問題を明確にするという手段で政策展開を進めたが，この手法では准看護師養成所は問題が多いので，准看護師養成は停止するという政策の流れにはならず，代替案の検討にはつながらない。実際に，養成所の問題点を改善する方向で行政指導が行われ，教育の質を上げるためのカリキュラム改正が行われるという結果になったように，問題があれば廃止という前に改善の見込みがないかという議論がなされることは，想定できたのではないだろうか。

本事例の政策過程の分析によって明らかになったことは，資格制度を廃止するという政策は，既得権を有する者が存在することから非常に困難を伴うものであったこと，それに加え，看護特有の問題である医師会と看護協会の対立構造があり，その背景には2つの団体の価値意識に相違があること，そして医療という領域内での議論に終始したことにより合意形成が困難となったことなどであり，解決を困難とする要素を多く含んだ事例であった。この准看護師制度の政策過程は中断した事例であったが，看護政策の問題点を如実に示しており，分析に値する貴重な事例であったと考える。

　なお，准看護師制度の政策過程の分析から得られた看護制度・政策の課題については，より掘り下げるために章を改め，第5章および第6章で考察する。

第4章　訪問看護制度の政策過程

　前章では，看護制度の根幹となっている保助看法の事例として准看護師制度の政策過程を分析してきたが，本章では政策決定に至った事例として訪問看護制度の創設を取り上げる。

　訪問看護制度は1991年の老人保健法改正により創設されたが，その後，時代に即した制度とするために，運営基準や人員基準等の見直しや訪問看護療養費の改定が行われ，また介護保険法に位置づけられたことによって，その活動形態は大きく変化している。本章では，訪問看護制度の課題を明らかにした上で，訪問看護制度の創設に係る政策過程を中心に政治，行政，団体等の関係そして政策展開における課題について考察する。

　なお，用語の整理であるが，「訪問看護」とは療養者や障害者が生活する場に看護師等が訪問して看護を行うことを指しており，本章では，このような看護活動を行う一連の仕組みを訪問看護制度と定義づけている。また，老人保健法では「老人訪問看護」としているが，本章では一般名称として「訪問看護」を用いている。そして，わが国の訪問看護制度には，社会保険診療報酬によって行われる医療機関の訪問看護と，介護保険法（同法が制定される前は老人保健法）等に規定されている訪問看護事業所による訪問看護があるが，本章では，後者の訪問看護について主に論ずることとする。

第1節　訪問看護制度の概観

　本節では，訪問看護制度の政策過程を考察する上で前提となる制度の全体

像を抑えている。まずは訪問看護制度の仕組みを概観し，訪問看護の需要と活動状況を把握した上で，介護保険法による訪問看護の制度上の問題点を整理する。

1 訪問看護制度の概要

わが国の訪問看護は先進国の中で最も遅れて制度化されたものと言われており，英国では1948年から，またカナダは1950年代，米国は1965年から開始されているが[1]，わが国では1983年の老人診療報酬において「退院患者継続看護・指導料」が設定され，また老人保健法の訪問看護制度の創設は1991年で，欧米とは約30年間の開きがある。筆者が以前に英国を訪問し，訪問看護はいつから始まったのかと質問したことがあるが，英国の看護師はなぜそんなことを聞くのかと不思議そうな表情をして，「病院の看護が始まった時と同じです」と答えてくれたことを今でも思い出すが，看護サービスは，施設でも在宅でも看護を必要とする人がいれば提供するものという認識のようであった。

さて，わが国の訪問看護は寝たきり老人の増加や核家族化の進行などと相まって，実際に介護で困っている家庭が存在していたことから先進的な看護活動がいくつかの病院で始まり，その実績を積み上げる中で訪問看護という活動が形づくられ，制度として出来上がっていった。

現在の訪問看護制度は複雑でわかりにくいが，ここでは介護保険法に規定されている訪問看護制度の仕組みについて概説しておきたい。

1) 訪問看護制度について

訪問看護は，介護保険法の介護サービスのうちの1つとして位置づけられており，サービスの全体像は，図4-1のとおりである[2]。

この中から，「居宅サービス」の中にある訪問看護事業を取り出してその

---

1) 島内節「海外の訪問看護の実態」『看護研究』第35巻1号，医学書院，2002年，67頁。
2) 厚生労働省ホームページ：http://www.mhlw.go.jp/topics/kaigo/gaiyou/hoken_13.html

図 4-1 介護保険サービスの概要

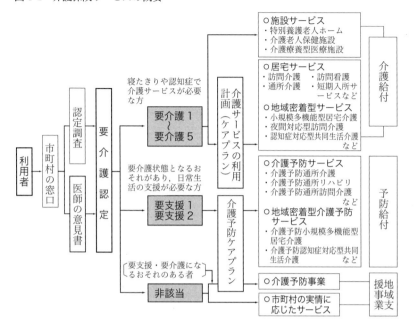

仕組みを抑えておきたい。

　訪問看護の定義は，介護保険法第 8 条 4 項に規定されている。これによると，訪問看護とは，居宅要介護者（主治の医師[3]がその治療の必要の程度につき厚生労働省令で定める基準（病状が安定期）に適合していると認めた者に限る）について，その者の居宅において看護師その他厚生労働省令で定める者（保健師，准看護師，理学療法士，作業療法士，言語聴覚士）により行われる療養上の世話または必要な診療の補助をいうと規定されている。また，訪問看護を受けられる対象者は，65 歳以上の要介護状態にある者と，40 歳以上 65 歳未満の特定疾病（がん，神経難病の一部，初老期認知症など）の者とされている[4]（法第 7 条 3 項）。

---

[3] 法律の条文には「主治の医師」と表現されているが，一般的には「主治医」が使われ，同義である。
[4] 条文中の（　）内は該当する条文等から引用したものである。

図 4-2　開設主体別訪問看護ステーション数（2013 年 10 月 1 日現在）

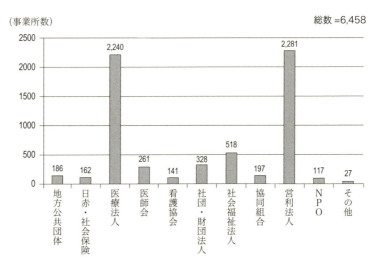

出典：厚生労働省「介護サービス・施設事業所調査」（平成 25 年）

　訪問看護の事業者は，都道府県知事の指定を受けた者でその要件は法人格を有する者とされており，サービスの種類および事業所ごとに指定を行っている（法第 70 条 1 項）。訪問看護を行う事業者には，医療法人，社会福祉法人，社団・財団法人，医師会，看護協会，営利法人などがある（図 4-2）。

　訪問看護サービスが提供されるまでの手順は，要介護認定を受けて要介護または要支援と認定された対象者が，介護支援専門員（ケアマネージャー）に介護サービス利用計画（ケアプラン）を作成してもらい，そのケアプランの中に訪問看護サービスが含まれており，また，対象者の主治医から訪問看護の指示書が出された場合に訪問看護の対象となる。そして，訪問看護サービスを提供することになった訪問看護事業所（訪問看護ステーション）の看護師は，医師の指示書を踏まえ，訪問看護計画を立ててこれを主治医に提出し，訪問看護が開始される。

　介護保険では介護サービス全体の給付管理が行われており，給付額は要介護の程度（要介護度）で上限が決まり，その給付管理は介護支援専門員が行

っている。

　介護サービス費の支給については，市町村がサービスを受けた要介護者に掛かった費用を支給するとされているが，現物給付としていることから，9割がサービスを提供した事業者に支払われる仕組みとなっており（法第41条），残りの1割を要介護者が事業者に利用料として支払っている。

　保険給付（介護報酬）で規定されている訪問看護費には，時間単位のサービス（所要時間が20分未満，30分未満，1時間未満，1時間半未満の4つに区分）と，夜間，早朝の訪問，複数の看護師等による訪問，サテライトからの訪問看護，緊急時訪問看護体制，特別な管理，ターミナルケアなどがあり，対象者のさまざまな状況に応じた訪問看護サービスに対する介護報酬が設定されている。なお，これらの介護報酬は3年ごとに改定が行われている。

　訪問看護サービスは介護保険を優先としているが，医療保険による訪問看護もあることが特徴である。医療保険による訪問看護サービスは，要介護者が急性憎悪等により頻回な訪問が必要として医師が特別指示書を交付して行った訪問看護は医療保険の対象とされている。また，神経難病やがん末期等で訪問看護が必要な場合や精神科訪問看護も医療保険の対象となっている。

　訪問看護サービスを行う事業所の人員，設備，運営については，厚生労働省令でその基準が定められている。訪問看護サービスの基本方針は，「利用者が可能な限りその居宅において，その有する能力に応じ自立した日常生活を営むことができるよう，その療養生活を支援し，心身の機能の維持回復を目指すものでなければならない」とされている。そして訪問看護ステーションの人員は看護職員が常勤換算で2.5人以上と最低基準が定められており，管理者は専任の常勤保健師または看護師としている。また，運営基準には，サービス提供困難時の対応，居宅介護支援事業者等との連携，訪問看護の基本取扱方針，主治医との関係，訪問看護計画書・報告書の作成，運営規定，記録の整備などが定められている[5]。

　このような規定について，訪問看護制度創設時に厚生省老人保健課長は，

---

5) 介護保険制度の仕組みについては，介護保険法規研究会『介護保険六法』中央法規および佐藤信人『介護保険——制度としくみ』建帛社，1999年，厚生労働省ホームページを参考としている。

病院など医療機関は医療法によって人員・設備などの基準が詳細に規定されているが，訪問看護ステーションはあまり細かい枠にはめる必要がないと考え，普及を大前提として開設しやすい形にしたと基準の考え方を説明している[6]。訪問看護は医療として位置づけられているが，このような考え方から医療法には規定されていない。

2）訪問看護サービスの需要

訪問看護の事業所数はその需要に対応する形で急速に増加し，図4-3のように制度創設以降の約10年間で5000カ所にまで急増したが，その後は横這いとなり，2012年以降は再び増加している。この横這いとなっていた理由を探るため，訪問看護サービスに対する需要に関する調査を捜してみると，一般住民を対象とした訪問看護のニーズ調査は対象選定が難しいためほとんど行われていないが，訪問看護の利用状況について厚生労働省が行っている調査がいくつかあるので，そこから訪問看護の需要を推測してみたい。

2010年の国民生活基礎調査によると，要介護者等と認定された者の中で居宅サービスを利用した者は77.9％で，その内訳は訪問系サービス（訪問看護が含まれる）が51.9％であった。また，居宅サービスを利用していない者（22.1％）にその理由を聞くと，家族介護でやっていけると回答した者が53％となっており，約10％強の寝たきり老人等は家族介護のみの状況である。

上記の調査は訪問系サービス全体となっているため，訪問看護のみの利用状況が不明であるので別の調査をみてみると，2009年度の介護給付費実態調査では介護サービス利用者の73.2％が居宅サービスを利用しているが，訪問看護の利用者は10.2％に留まっている。しかしこれを要介護度状態区分でみると，「要介護5」の訪問看護の利用者は33.0％となり，要介護状態が高くなるにしたがって訪問看護サービスの利用が急に増加している。

このような単年度の訪問看護の利用状況からは経年的な傾向がみられないが，2004年の同調査を詳細に分析した伊藤雅治は[7]，訪問看護は訪問介護や

---

6)　座談会「見えてきた老人訪問看護ステーションの中身」『医療』92, メヂカルフレンド社, 1992年, 21頁.

7)　伊藤雅治「訪問看護に期待するもの」『保健の科学』第47巻第1号, 杏林書院,

図 4-3 訪問看護事業所数の推移

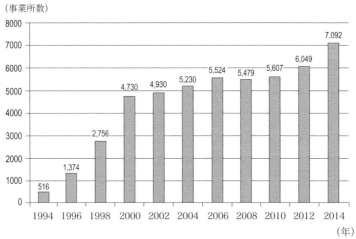

出典：厚生労働省「介護給付費実態調査」

通所介護などと比較して伸びが低いことを指摘している。また服部万里子は[8]，介護サービス施設・事業所調査から，訪問看護の利用率がすべての介護度で減っていることに注目し，その理由を明らかにする必要性を述べており，介護保険サービスとしての訪問看護が伸び悩んでいることを問題としている。

2　制度上の問題点

訪問看護制度は創設されて 20 年以上が経過したが，創設当時から課題とされ現在も解決できていない本質的な問題があり，また介護保険法に規定されることによる新たな課題も指摘されている。そこで，訪問看護の制度上の問題点について整理しておきたい。

　　2005 年，4-9 頁。
8)　服部万里子「介護保険制度改定と訪問看護の展開」『Nurse eye』第 19 巻第 4 号，桐書房，2006 年，27 頁。

1）医師の指示

　訪問看護制度における医師の指示は，2つの種類に整理される。1つは，訪問看護サービスを開始するにあたり医師が認めた場合としている「医師の指示」と，もう1つは，訪問看護（療養上の世話・診療の補助）を提供する上で必要となる医師の指示である。前者の指示の必要性については，介護保険法第8条の訪問看護の定義の中に括弧書きで書かれている「主治の医師がその治療の必要の程度につき厚生労働省令で定める基準に適合していると認めた者に限る」を根拠としている。一方，訪問看護の提供にあたって必要となる医師の指示は，居宅サービス事業の運営基準[9]第69条に主治医の指示に基づき適切な訪問看護を行うことが規定されている[10]。

　そこで，まず前者の医師の指示について，これまでの議論の経過を抑えておきたい。

　訪問看護開始時の指示

　介護保険法第8条の訪問看護の定義は，老人保健法で訪問看護が初めて規定された時と同様の内容である。そこで，この条文が書かれた1991年の議論を振り返ってみると，当時の日本医師会長は臨時代議員会で訪問看護のモデル事業について触れ，「訪問看護は医師の指示のもとにやってもらわぬと，それこそばらばらの体制でもって勝手にレールの上を走っていくような空気が出てくる」[11]と発言しており，看護職が独自に活動することを牽制している。また，この時代は看護を行う場のほとんどが医療機関内であり，医師の監督下で看護は行われるものということが一般的な認識であり，多くの医師は訪問看護に対して医師会長のような危惧を持っていたものと思われる。

　ここで1991年の老人保健法改正時の国会審議をみてみると，訪問看護の開始にあたって医師の指示は必要なことなのかという質疑が行われている。

---

9) 基準の名称は「指定居宅サービス等の事業の人員，設備及び運営に関する基準」（厚生省令37）である。
10) 介護保険法規研究会監修『介護保険六法（平成21年版）』中央法規，2009年，1211頁。
11) 『日医ニュース』第653号，1988年11月20日。

この国会審議の会議録をみると[12]，医師の指示は当然とする意見もあったが，堂本暁子議員からは医師が往診をしなくなっている現状から医師の指示を前提とする仕組みでは訪問看護を受けられない老人がでるのではないか，また，欧米の看護師のように医師の指示がなくても看護を行える領域があるのではないかといった意見が出されている。これに対して政府から，老人といっても医療の対象者であるので病状が変化する可能性もある，最終的には医師が責任を取る仕掛けにしているので適切な診断のもとに訪問看護の業務が行われることが重要であると答弁している。

　一方，医師の指示がなければ訪問看護が始められない制度であることについて季羽倭文子は[13]，訪問看護制度の課題として，かかりつけ医がいない場合でも訪問看護が看護職の判断で提供できることが必要であると述べている。

　看護提供時の指示
　訪問看護を提供する上で必要とされている医師の指示については，保助看法の規定を根拠としているが，保助看法は医療機関の看護を前提としており，医師と看護職が同じ組織に所属し，医療が提供される場に両者が存在することを想定した医師の指示である。しかし，訪問看護制度は指示をする医師は医療機関におり，訪問看護師は別の組織に属していること，また居宅という場で看護が行われるので，医師が存在しないことを前提とした医療の提供体制である。そのため，医師の指示はどのようにすべきなのかということについて以下のようなやりとりがあったことが，『物語介護保険』に記述されている。

　1991年当時，訪問看護制度について厚生省が関係団体と調整している段階で，日本看護協会長が医師の指示書案を見た時に，「診療の補助行為は医師の指示が必要かもしれないけれど，保助看法に定められている療養上の世話にまで医師の指示が必要というのはおかしい」ということで一歩も譲らな

---

12) 『参議院厚生委員会議録』第4号，1991年9月17日。
13) 季羽倭文子「老人訪問看護制度を"絵に描いた餅"にしないために」『医療』91，第7巻12号，メヂカルフレンド社，1991年，36-38頁。季羽は，英国で訪問看護を学び医療機関で先駆的な訪問看護を始めた看護師で，日本看護協会の初代訪問看護開発室長でもあった。

かった[14]と,当時の交渉の様子が書かれている。なお,この議論は指示書の様式についてのものであったことから,医師の指示書の中で,療養上の世話について書く部分と診療の補助の指示を書く部分の間に点線を引き,指示には違いがあることを説明したことで,医師会,看護協会ともに了解が得られたということであった[15]。

訪問看護の提供に必要な医師の指示については,老人保健法改正案の国会審議では議論がなかったが,法案成立後の1992年3月10日の衆議院厚生委員会で外口玉子議員から,訪問看護指示料の規定は訪問看護制度における看護師の自律の動きに逆行するものではないか[16]という意見が出されている。

相前後するが,厚生省は法案成立後の1991年10月7日に行われた全国老人保健福祉関係主管課長会議で老人保健課長は[17],「訪問をする限り医師の指示が必要で,(中略)医師の指示は,訪問の都度ではなく,かなり包括的な指示,たとえば1か月に1回指示するとか,1か月に1回程度は医師に診察をしてもらう要件について(老人保健審議会で)検討してもらう」と,これまでの議論を踏まえて説明している。

現場の具体的な問題

医師の指示に関してはこのような議論がある中で制度化された訪問看護であるが,ここで現場の具体的な問題について触れておこう。

現在の訪問看護で問題となっていることは,医師の指示が必要ないわゆる診療の補助とされている業務である。前述したように,診療の補助については,医師の指示が必要であるので患者に急変が起きた場合,その事態に対応した診療の補助業務を行うとなると医師の指示が必要となる。しかし,その手続きに時間を要し,患者のニーズに適切に応えられないということが発生している。また,指示書の内容について問い合わせをしたい場合であっても,診療に忙しい医師と連絡をとることがきわめて困難な状況もあり,十分な情

---

14) 大熊由紀子『物語介護保険　上』岩波書店,2010年,99頁。
15) 同上,100頁。
16) 『衆議院厚生委員会議録』第4号,1992年3月10日。
17) 『社会保険旬報』No.1743,1991年,6頁。

報が得られない中で看護を行っていることなどが報告されている[18]。

一方,指示を出す医師側が問題としていることは,訪問看護師の力量がわからない中でどこまで診療の補助の指示を出すのか,どの訪問看護ステーションがどのような専門的な看護ができるのか情報がないことであった。このように医師と看護職共に情報が不足し,またコミュニケーションがとりにくい環境の中で医師の指示書が出され,それに基づいて看護が提供されているという実態である。

また,2000年の介護保険制度導入により,高齢者の在宅医療は医師と看護師のみが担う体制から,介護職も含めた多くの職種がチームでサービスを提供する体制に変化してきた。この中で看護師の役割も介護に重点を置いた看護から診療の補助業務が増加するなど変化してきているが[19],このようなチームによるケア体制の中で改めて診療の補助に対する医師の指示のあり方が問われている。

2）介護との役割分担・連携

次に課題となっていることは,業務が類似している介護と看護との役割分担および連携のあり方である。看護と介護との業務の相違については,社会福祉士及び介護福祉士法が創設された時期に議論が行われているので,その時の考え方を踏まえて整理しておきたい。

訪問看護制度が創設される5年前の1987年に社会福祉士及び介護福祉士法が成立したが,この法律は福祉分野で初めて国家資格ができたという画期的なものであった。この法律の国会審議については第2章で詳述しているが,その後に行われた厚生省担当者と日本看護協会元理事との対談で[20],厚生省の担当者は,介護福祉士は療養者（患者）ではない寝たきり老人等の介護を行う役割で,特別養護老人ホームの寮母のような業務を想定していること,

---

18) 平成9年度厚生省老人保健事業推進費等補助金『訪問看護における診療の補助のあり方に関する研究研究報告書』全国訪問看護事業協会,1998年,101頁。
19) 川原礼子他「訪問看護場面の尿閉に対する医行為の実態およびその認識」『看護実践の科学』第37巻第2号,看護の科学社,2012年,30頁。
20) 辻哲夫,季羽倭文子「対談：新職種と看護職との協力関係」『看護』第39巻9号,日本看護協会出版会,1987年,32-50頁。

また，医療が必要となれば医療者にすべてを任せるスタンスであり，その意味で看護の業務とは異なるし，適切な連携・協力関係が重要であると説明している。介護福祉士の制度はこのような考え方で看護職との違いを整理したが，介護現場の実態は看護師と介護福祉士等が類似の業務を行っており，その役割分担や協働のあり方が議論となっている[21]。

　そして，業務内容の議論に加えて，介護保険法による制度の問題も指摘されている。介護保険法ではサービスの種類ごとに事業者を指定するため，訪問看護と訪問介護は別の事業者となる。このため，両者が適切な連携を行う上で問題が生じている。この点については，2011年6月の介護保険法改正で新たに看護と介護が連携した「定期巡回・随時対応型訪問介護看護」が創設されるなど，介護保険制度下において新たな体制による活動が始まっている。

　また，同年の介護保険法改正に合わせて改正された社会福祉士及び介護福祉士法において，研修を受けた介護福祉士等が喀痰吸引等の医行為を実施できるとする規定が設けられ，専門性を明らかにしつつ看護と介護の業務の分担について，改めて議論が必要となっている[22]。

3) 訪問看護師の資質の確保

　訪問看護制度が創設された1991年頃は，医療機関の駆け込み増床等の影響で深刻な看護職不足が発生し，看護職員確保対策を強化していた時期であった。このため，訪問看護に従事する看護職は，看護師の免許を持ちながら勤務していない潜在看護師を活用する方向で制度設計が行われた。実際に制度創設前に行われた訪問看護モデル事業においても，従事者は潜在看護師が中心となって訪問看護を行っていた。この時は一定の研修が必要とされたので，都道府県看護協会が120時間の訪問看護研修を行い，その受講者が訪問

---

[21] 小玉香津子他「看護と介護」および青木信雄「老人ケアにおける看護職の役割と新職種との協力関係」『看護』第39巻第5号，日本看護協会出版会，1987年，18頁および55頁。

[22] 安田真美他「看護・介護の専門性と協働に関する研究」『聖隷クリストファー大学看護学部紀要』12号，2004年，89頁。

看護に従事していた。しかし，老人保健法で規定された訪問看護制度は，訪問看護師に対する研修が基準等に規定されなかったため，看護協会が開催していた長期間の研修は次第に行われなくなっていった。

しかし，訪問看護という活動は看護分野では新たなものであり，看護基礎教育では訪問看護の教育が行われていなかったので，訪問看護師の質を確保するために研修が必要であることを指摘する声は高かった。そのような中で，厚生省看護課は1996年に行った看護師学校養成所の第3次カリキュラム改正で，在宅看護論4単位と実習2単位を新設し，その後は在宅看護を学習した看護師が養成されている。しかし，実際に訪問看護に従事する看護師は新卒者が少なく，在宅看護の教育を受けていない者が大部分であることから，訪問看護の団体ではさまざまな研修を企画している。そして今後は系統的な訪問看護の教育プログラムを構築することが必要であることが指摘されている[23]。また，日本看護協会の制度である認定看護師や専門看護師の分野として訪問看護の教育課程が創られており，このような専門的な教育を受けた訪問看護師も育成されてきている。

一方，訪問看護師の在職率は59.8％と低く，その確保が訪問看護の質の向上および事業経営上の重要な課題となっている。中野康子は[24]，訪問看護師の勤務継続と職務満足との関係について研究を行い，その結果，訪問看護師の勤務継続と職務満足は関係しており，特に「訪問看護の専門性」と「訪問看護志向性」が関係していたこと，専門性は特に「自律性」と関係しており，「自律性」には訪問看護研修受講が有効であったと報告している。

なお，近年，介護人材の確保が困難な状況にあるため，介護報酬においてサービス提供体制加算として研修の計画作成に対して加算が設定され，研修に対しても対応がとられている。このように訪問看護の質の向上に向けたさまざまな取り組みがなされているが，制度的な対応は今後の課題であろう。

---

23) 岡谷恵子「訪問看護の人材育成の変遷と課題」『看護研究』第35巻1号，医学書院，2002年，57頁。

24) 中野康子「訪問看護師の勤務継続と職務満足との関係」『兵庫県立大学看護学部・地域ケア開発研究所紀要』No.15，2008年，43頁。

4）介護保険制度の給付管理

　老人保健法で規定されていた訪問看護制度は，訪問回数が週3回という制限はあったが，それ以上訪問が必要な場合は医師の特別指示などを活用すれば，対象者の状態に応じて柔軟に訪問看護を行うことができた。しかし，介護保険制度に組み込まれたことによって，介護サービス全体の給付管理の中で訪問看護を行うことになったため，訪問看護サービスの提供に影響が出ていることが訪問看護師から指摘されている[25]。

　具体的には，看護職以外の介護支援専門員に訪問看護の必要性を理解してもらいケアプランにうまく組み込んでもらうことが困難な場合があることや，訪問回数や訪問日の変更が簡単にはできないという問題も生じている[26]。

　介護支援専門員は介護保険法の規定により，保健・医療・福祉分野で5年以上の実務経験を持ち，実務研修受講試験に合格した上で介護支援専門員実務研修を修了して証明書の交付を受けた者となっており，基礎資格としては，さまざまな職種が介護支援専門員となっている。その中でも介護福祉士の資格を持つ者が最も多く，次いで看護師となっているが，介護支援専門員によって訪問看護の活用に違いがあるという課題が残されている。

第2節　訪問看護制度の政策決定過程

　第1節では訪問看護制度の全体像をみてきたが，わが国の訪問看護制度はどのような経緯で，また社会的背景があって創設されてきたのであろうか。
　訪問看護活動の原型は，看護婦規則が創られた1915年頃の災害や貧困者に対する巡回看護や，富裕層の家庭で看護を行っていた派出看護と言われている。これらの活動は，その後一部が保健師活動に引き継がれて現在に至っ

---

[25]　介護報酬の設定が，訪問看護費は訪問介護費の約2倍ということも影響していると思われる。
[26]　川越博美「訪問看護ステーションの現状と課題」『保健の科学』第42巻第10号，杏林書院，2000年，784頁。

ているが，看護師の訪問看護は，ごく一部を除いて継続していなかった。

本章で取り上げている1991年に創設された訪問看護制度は，数十年の時を経て再び地域における看護活動が芽生え，制度化に至ったものである。そこで，老人保健法改正によって創設された訪問看護制度について，その芽生えから，政策課題の設定，政策案の議論，そして制度決定に至るまでの政策過程を詳細に見ていきたい。

1　制度創設以前の訪問看護活動

近年の訪問看護制度は，高齢者対策の一環として，保健，医療，福祉のそれぞれの分野で行われていた活動が発展してきたものである。このような現場のニーズから発生した訪問看護活動は，どのように制度化されていったのであろうか。

1）市町村における訪問看護・訪問指導

訪問看護事業の芽生え

高齢化が徐々に進行し，寝たきり老人等の増加によりさまざまな問題が社会問題化し，その対策として1973年に老人福祉法において老人医療費の無料化が行われ，この頃から一部の先進的な地方自治体で寝たきり老人の訪問看護事業が開始されている。

一方，老人医療費の増大などの問題が表面化していたことから，厚生省は1976年に「老人保健医療問題懇談会」を設置して今後の対策を検討した。この懇談会の意見具申で，老人医療対策は健康教育，健康診査，保健指導，治療・機能回復訓練，家庭看護指導を総合的に行うことが提言されたことから，1978年に「在宅老人家庭看護訪問指導事業」を創設し，47か所の市町村で訪問看護事業が試行的に開始されている。

その後，この事業は全国的に展開され，翌年には214か所の市町村で行われるようになった。しかし，福祉対策として実施されたため福祉サービスとの結びつきが強かったが，市町村の衛生部門との連携が十分ではない中で展開され，また訪問看護事業の従事者は非常勤看護師によって実施されていた

ところが多いという実態であった。

老人保健法に基づく事業へ

その後，在宅老人家庭看護訪問指導事業は，1982年に制定された老人保健法において「訪問指導」として法律に基づく事業となり，全国の市町村で実施された。老人保健法の保健事業は疾病予防からリハビリテーションまでの総合的な保健対策とされ，その一環として訪問指導が位置づけられたということである[27]。訪問指導は1987年には約20万人の寝たきり老人等に対して行われたが，訪問回数は年間平均で4.7回と少なく，都道府県によって格差がみられた。このため，寝たきり老人のニーズに合ったサービスが行われているのかといった問題や，保健サイドからのアプローチが主であったために医療や福祉との連携が十分行われていないなどの問題点が指摘されていた[28]。

また，市町村の訪問指導の従事者であった非常勤看護師の多くは，病院の看護業務経験のみであったことから，これらの看護師にとって研修の必要性は切実なものであった。このため，都道府県看護協会では訪問看護の研修を開始し，また日本看護協会はこれらの訪問看護研修を支援するために教育プログラムを作成し，普及活動を行っている。

2) 医療としての訪問看護

先駆的病院の訪問看護

医療機関で訪問看護が始まったのは，市町村の在宅老人家庭看護訪問指導事業の13年前の1965年で，京都府にある堀川病院が往診に加えて訪問看護を開始し，また東京都の白十字病院でも行われるようになった。その後，急速に医療機関の訪問看護が広がり，1980年には全国157か所の病院で訪問看護が行われるようになった[29]。しかし，これらの訪問看護に要する経費は

---

27) 厚生省『厚生白書（昭和57年版）』大蔵省印刷局，1983年。
28) 野村陽子「老人保健事業・訪問指導の現状と課題」『社会保険旬報』No.1693，1990年，6頁。
29) 野村陽子「近年の訪問看護の歴史」『訪問看護と介護』第1巻第5号，医学書院，1996年，344頁。

すべて病院の負担となっていたため，病院から診療報酬による評価を求める声が次第に強くなっていった。日本看護協会は訪問看護に従事する看護師から経済的基盤を確立することに対する強い要望を受け，厚生省や国会議員へ陳情を行っている[30]。

<u>診療報酬による訪問看護</u>

一方，厚生省は老人の医療費を国民が公平に負担するねらいから，老人患者の一部自己負担の導入や，保険者の拠出金の公平化を図るため，これらを盛り込んだ老人保健法を1982年に制定し[31]，この中に老人診療報酬を位置づけた。老人診療報酬の基本的な考え方として，入院医療から地域や家庭における医療への転換を図ることが明記され[32]，それに対応する点数として，寝たきり老人を対象とした「退院患者継続看護・指導料」100点（千円）が新設された。これが医療機関の訪問看護を評価した初めての点数であった。

その後，1986年の診療報酬改定で「精神科訪問看護・指導料」が精神病院の訪問看護料として新設され，ここで初めて「訪問看護」という用語が使われている。そして，1988年の診療報酬改定では，老人以外を訪問看護の対象とする「在宅患者訪問看護・指導料」が新設され，また，この時の改定で老人診療報酬の表記も「寝たきり老人訪問看護・指導料」と改称されている。この1988年の診療報酬改定により，どのような医療機関でも，どのような対象者にも訪問看護が行える体制となった。

そして，訪問看護・指導料の点数は診療報酬改定のたびに引き上げられ，また，週3回という訪問回数の制限はあったが，末期の悪性腫瘍・難病等の患者や急性増悪時はその回数制限が除かれるなど，診療報酬による訪問看護は年々充実していった。しかし，医療機関からの訪問看護は，看護職不足や関係者の理解を得ることの難しさなどから実施する機関数はあまり伸びず，1990年では全体の1割にも満たない医療機関で行われていただけであった。また，医療機関の訪問看護は，その医療機関に受診している患者に限られることから訪問看護を受けられない患者も多く，この点も問題とされていた。

30) 日本看護協会編『日本看護協会史』第4巻，日本看護協会出版会，1989年，116頁．
31) 厚生省，前掲．
32) 『社会保険旬報』No.1418，1983年，40頁．

新たな訪問看護活動の動き

　医療機関からの訪問看護も市町村の訪問指導も，必要な対象者へのサービスが十分ではない中で，1980年代後半から，これらの制度の枠組み以外で看護師が訪問看護を独自に行う活動が出現している。具体的には看護師のグループが「在宅看護研究センター」を設立して訪問看護を開始した例や，ホームヘルプ事業を実施している企業がその一環として訪問看護を行うなど，新たな活動がみられるようになっている。

3）日本看護協会および日本医師会の動き

　このような時期に，訪問看護に関する団体である日本看護協会と日本医師会は，どのようなスタンスで訪問看護の制度化の動きを捉えていたのであろうか。

日本看護協会

　日本看護協会は，訪問看護という活動は看護職にとって新たな機能であり，時代のニーズに合わせて発展させていくべき活動と捉えて，訪問看護を推進する方向で積極的な取り組みを行っている。具体的には訪問看護に関する実態調査を行い，寝たきり老人への訪問看護が1983年に診療報酬で点数化されたが，老人以外の対象者にも訪問看護が必要であるという調査結果をもとに，中央社会保険医療協議会（中医協）などに訪問看護の対象拡大に向けた働きかけを行っている。また，1984年には日本看護協会の組織として訪問看護開発室を設置して体制の強化を図っている。

　しかし，保健所や市町村においては地域をベースに保健師が活動してきており，また老人保健法が制定された1983年頃は，寝たきり老人等に対して前述したように市町村事業として訪問指導が行われていたことから，看護協会には保健師と看護師の間での役割の調整を行う必要性が生じていた[33]。

日本医師会

　日本医師会は，1977年に「訪問看護制度は医師法違反」と反対を表明し，1978年には「訪問看護は病院機能を低下させる」という厚生大臣宛の勧告

33）　日本看護協会編，前掲第4巻，116頁。

書を出していた[34]。

　このように日本医師会は訪問看護については反対の姿勢であったが，1983年の老人診療報酬による「退院患者継続看護・指導料」については新設することを認めている。この点数は訪問看護活動そのものであるが，なぜ日本医師会は了解したのであろうか。その理由について，中医協の委員であった副会長のインタビューでの発言をみると，「1か月を超える入院患者が退院後家庭において療養を続ける場合，現に寝たきり状態にあるもの，又はこれに準ずる状態にあるものに対して設定したものです。（中略）先ず医師の診察が前提条件になることは勿論です。実際の看護・指導は，その医療機関の保健婦又は看護婦を訪問させて行うことになります。これはあくまでも指導でありますから，医師の往診や，患者の処置等はこれには含まれません」[35]と説明している。要するに訪問看護というイメージではなく，退院後の患者に3か月間のみ看護師が医師の監督下で訪問し指導をするという内容であったので，日本医師会は受け入れたと推察される。

　一方，地域の医療現場では訪問看護の必要性を認識する医師もおり[36]，医師の監督下であれば，看護師が訪問看護を行うことについては反対していない[37]。ただし，常に，医師がトップでその下にコ・メディカルが動くということを強調している。医師会は在宅医療を推進する立場として，訪問看護を医師の補助的な活動として認め，また医療機関の収入につながるものであるので，これを活用するというスタンスに変わってきたのではないかと思われる。

　他方，1985年から開催されていた厚生省健康政策局の看護制度検討会報告書が1987年にまとめられ，これに対して日本医師会は「訪問看護は，地域の主治医と密接な連携を保って実施されることが最も肝要であり，地域医療の一環として実施されて初めて効果が上がるという点を強調すべきであ

---

34)　大熊由紀子，前掲，98頁。
35)　『日医ニュース』第514号，1983年2月5日。
36)　『日医ニュース』第683号，1990年2月20日。
37)　この時期の『日医ニュース』をみる限り，会長発言においても容認する姿勢が感じられる。

る」[38]と見解を表明しており,日本医師会がこの時点では訪問看護を前向きに捉えていることがわかる。

2 訪問看護制度創設の政策過程

1) 政策課題の設定
国民医療総合対策本部の中間報告

1987年頃は,前述したように医療機関が実施する訪問看護は診療報酬改定ごとに大幅な点数の引き上げを行い,訪問回数制限の緩和や対象者を拡大してきたが,その実施割合は全病院の1割以下にとどまっていた。また,市町村では老人保健法の訪問指導が始まって5年が経過したが,十分に機能していないという課題が明らかになってきた時期であった。その上,看護師のグループが「在宅看護研究センター」をつくって有料の訪問看護を始める動きや[39],作家の重兼芳子,遠藤周作や日野原重明などが世話人となって「ホームナーシング(在宅看護)支援互助会」を立ち上げる[40]などの著名人の動きもみられた。既存の訪問看護では不十分であることが,多くの人々から指摘されるようになったのである。このような訪問看護に対する問題や新たな動きについては,厚生省でも十分に認識されていたものと思われる。

この課題を議論したのは,厚生省の国民医療総合対策本部であった。この組織は事務次官を本部長とし,本格的な高齢社会を目前に控え,これからの医療を根本的に見直さなければならないとの考えから全省を挙げて設置したもので,当時の担当者は,「これまでの短期的な医療費適正化対策でなく,21世紀の本格的な高齢化社会に耐えうる医療システムを目指す「構造対策」に重点が置かれている」[41]と大局的な視野で検討を行ったと述べている。そして6か月間に32回という頻回な会議が省内で持たれた上でまとめられたのが,国民医療総合対策本部中間報告(以下「中間報告」という)である。

---

38) 『日医ニュース』第616号,1987年5月5日。
39) 村松静子『在宅看護への道』医学書院,1998年,84頁。
40) 読売新聞,1988年1月29日。
41) 荻島國男『病中閑話』荻島國男遺稿集刊行会,1993年,158頁。

この中間報告は総論と各論に分かれており，各論では①老人医療の今後の在り方，②長期入院の是正，③大学病院等における医療と研修の見直し，④患者サービスの向上と4つのテーマで記述されている。なお，訪問看護に関連する記載は，①の老人医療の今後の在り方に書かれているので，その部分を以下に抜粋する。

(2) 在宅ケアの充実
　（訪問看護の拡充）
　・在宅における療養を支援するため，病院や診療所が訪問看護を専門に行う看護婦に患者の訪問看護を委託し，病院や診療所の主治医との連携の下で継続的な訪問看護サービスが提供できるような方策を検討する。
　　　　　　　（中略）
(3) 地域ケアのシステム化
　（地域ケア体制の確立）
　・ねたきりにならないための予防や退院したねたきり老人等が継続して訪問看護や保健婦による訪問指導，老人ホームにおけるケア，在宅の介護サービスなどがうけられるよう施設サービスと在宅サービスとの連携のとれた総合的な地域ケア体制の整備を進める。
　・地域の診療所が病院から退院した患者の在宅療養上の指導などが行える体制づくりを進める。
　（訪問看護・介護モデル事業の実施）
　・老人や家族のニーズに応じた在宅療養を推進するためには，訪問看護等の医療サービスとあわせて在宅介護等の福祉サービスが必要不可欠である。このような観点から，総合的な地域ケア推進のためのモデル事業を実施する。

　このように中間報告では，訪問看護の拡充について在宅ケアを充実する中に位置づけており，地域ケアシステムの体制の中で進めるという方向性が示されている。また，訪問看護が十分に提供されていないという問題を解決す

るために，既存制度の枠でその改善策を考えたのではなく，21世紀の高齢社会の在宅ケアのあり方という大きな枠組みの中で構想し，訪問看護を見直し，制度化の必要性を打ち出していることが重要なポイントであったと思われる。また，中間報告で示された地域ケアシステムの考え方は，介護保険制度の原型と言える内容である。

このような厚生省の動きについて関係団体はどのような認識を持ち，また，どのような対応をとったのであろうか。

日本医師会の対応

日本医師会は，中間報告が出された1987年6月26日に，この中間報告に対する厳しい批判を短い文章ではあるが意見として表明している[42]。その指摘した点は，現行医療保険制度のみにとらわれ，学術の進歩を吸収する医療原資の確保という認識を欠いていること，医療システムの量より質を重視するととなえながら積極的に医療の知識開発を推進する姿勢が見られない，ということを問題としている。

その後，中間報告の各論すべてに対する日本医師会の詳細な意見をまとめ，これを公表している。このような日本医師会の強烈な反応は，医療の本質にかかる見直し案を，関係団体との相談や意見交換もなく勝手に厚生省内部で議論をして，これを世の中に公表したことが背景にあったのではないかと思われる。また，医師会系の自民党議員である宮崎秀樹議員と大浜方栄議員も中間報告に対して同様の対応を示し，自民党の医療基本問題調査会（小渕恵三会長）において，厚生省がまとめた中間報告について集中的な議論を行っている[43]。

中間報告に対する反論は激しかったが，訪問看護に関する部分について日本医師会の意見をみると，「独立した看護婦が在宅ケアに従事することについては異論はないが，この場合，必ず主治医の指示にもとづき，十分な連絡のもとに行うものでなければならない。ただし，この看護婦業務を現行老人診療報酬点数表のなかで評価することは適当でないと考える」[44]としており，

---

42) 『日医ニュース』第620号，1987年7月5日。
43) 『日医ニュース』第625号，1987年9月20日。
44) 『日医ニュース』第627号に「意見」の全文が掲載されている。

中間報告で書かれた新たな訪問看護の提供体制の検討や，モデル事業の実施については賛同している姿勢がうかがえる。

 日本看護協会の対応

　日本看護協会は厚生省のこのような動きについて，「市町村からの訪問指導も，病院からの訪問看護も，その広まり方の速度は期待よりも遅いという印象を一般に持たれている。しかし，医療費が再び増加傾向を示しており，一般病院の在院日数の短縮化を図る必要から，訪問看護組織の拡大は急務となっている。1987年当初に厚生省内に設置された国民医療総合対策本部は，同年6月に中間報告を出し，在宅ケアシステム強化の必要性を指摘し，また，訪問看護組織の著しい遅れがあると述べた。それを受けた形で，1988年度の厚生省予算に，訪問看護モデル事業を行うために2億円の予算が計上された」[45]と中間報告の経緯を説明し，訪問看護モデル事業に予算がついたことを積極的に受け止めている。

　ここで，日本看護協会長の1988年総会挨拶をみてみると[46]，訪問看護のモデル事業が始まったことに触れ，専門職能団体として当然取り組まねばならない事業と考えていること，また厚生省は看護協会が看護職の教育を担当することを希望していると述べ，やや受け身ではあるが訪問看護の研修に取り組む姿勢を示している。そして1989年の総会では，日本看護協会は都道府県支部が行う訪問看護教育事業に補助金を出すこと，1990年には支部に訪問看護教育専任者の設置助成金の提案をすることが述べられており，訪問看護師の教育研修に力を入れている。

　この時代には訪問看護固有の団体が存在していないことから，この2つの団体の動きをみてきたが，訪問看護制度の創設に関しては，厚生省が主導的な役割を担い，日本医師会は中間報告の医療の見直しには反論したものの，訪問看護については受け止める姿勢を示し，日本看護協会は訪問看護が制度化される動きを歓迎して，特に研修に対して協力する姿勢を見せていたのである。

---

45)　日本看護協会編『日本看護協会史』第4巻，日本看護協会出版会，1989年，120頁。
46)　日本看護協会『日本看護協会総会要綱』1988年度〜1990年度。

訪問看護のモデル事業の実施

中間報告が出された後,日本医師会や自民党の医療基本問題調査会からのリアクションはあったが,「訪問看護等在宅ケア総合推進モデル事業」(以下「訪問看護モデル事業」という)については,予定どおり1988年度予算に3億円が確保され,全国11か所の市町村で2年間の予定で事業を開始している。

このモデル事業について厚生省の担当者は,在宅ケアサービスの全国的な展開を図る上での試金石ともいうべき重要な意味を持つものであると述べ,また,この事業に関係する局は老人保健部,健康政策局,社会局の3局であるが,大臣官房も含めた横断的な支援体制をとる予定であり,厚生省全体で支援することを強調している[47]。

訪問看護モデル事業の全体像は図4-4のとおりである。事業の内容は,1990年度に示された訪問看護等在宅ケア総合推進事業実施要綱[48]によると,実施主体は市町村とし,事業内容は,①訪問看護,在宅福祉サービス,保健サービスを総合的に実施する,②事業全体の連絡,調整は高齢者サービス調整チームが行い,調整チームに訪問看護のあり方等について検討を行う専門委員会を設ける,③都道府県はこの事業に対し指導・支援を行う,④医療保険各法に基づく保健施設活動の一環として各保険者なども協力しうるような体制づくりを推進するとしている。

この事業は1988年度から11か所の市町村で行われたが,1990年度からは6か所が追加されている。この中には,町村会会長の滋賀県野州町や,日本医師会副会長の出身地である東京都渋谷区が含まれている。このことは日本医師会幹部の訪問看護に対する理解を深めることにつながっている[49]。

訪問看護モデル事業に従事する看護師等の研修は,事業を指定された市町村がある都道府県看護協会が「訪問看護婦養成講習会」(120時間)を実施し,

---

47) 唐澤剛「訪問看護と在宅ケア」『公衆衛生情報』第18巻第1号,日本公衆衛生協会,1998年,4頁。
48) 厚生省大臣官房老人保健福祉部監修『老人保健法関係法通知集(平成3年版)』1991年,第一法規。
49) 『日医ニュース』第706号(1991年2月5日)に日本医師会副会長と2人の常任理事,そして厚生省健康政策局長,老人保健福祉部長の座談会の様子を掲載している。

図4-4 訪問看護等在宅ケア総合推進モデル事業の体系図

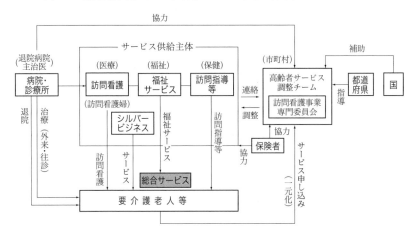

出典：日本看護協会訪問看護開発室編『訪問看護の推進のために』

訪問看護に従事する予定の看護師237名が受講している。また，厚生省の実施状況調査によると，1か月の平均訪問回数は3.9回で，訪問看護の開始にあたっては医師の指示を必要とし，指示の間隔は6月に1回，随時，1か月に1回などとさまざまであった。また主治医への報告は1か月に1回または訪問時毎回という状況で，その方法は郵送と電話連絡であった[50]。

このような訪問看護モデル事業は3年間行われ，市町村と地域医師会や都道府県看護協会などの関係団体が良好な関係の下で事業が進められ，そしてその実施状況がさまざまな形で公表されたことから，地域で訪問看護を実践するイメージを多くの関係者が持つことができるようになった。このことは，その後に行われた老人保健法改正の議論において，訪問看護制度の賛同者が多く存在していたことにつながっていったと思われる。

2）老人保健法改正による訪問看護制度の創設

訪問看護モデル事業は1990年度までの3年間行われたが，これがどのよ

---

[50] 佐藤美穂子「訪問看護制度の変遷」『看護研究』第35巻第1号，医学書院，2002年，3頁。

うな経過で老人保健法改正の議論，すなわち政策案につながっていったのであろうか。

老人保健法改正の経緯
■法改正の必要性

まずは老人保健法改正前の老人保健審議会の動きをみておきたい。老人保健法は1986年に第1回改正を行っており，この時の改正法附則第14条に，1990年度に老人保健法を見直すことが書かれていた。厚生省はこの見直しに向けて老人保健審議会の議論を進めていたが，1989年12月に中間意見が具申されたものの，費用負担の問題について合意が得られず，法改正は1991年度に持ち越された。しかし，老人保健法の見直しは法律の附則に書かれていたために，厚生省は是が非でも法改正を行わなければならない立場にあった。

老人保健法改正の議論が進まない中で，介護対策検討会の報告が出され，また1990年には高齢者保健福祉推進十か年戦略が策定され，老人福祉法の改正が行われている。このように福祉制度は，高齢社会に向けた制度が着々と整備されていたのである。

この時期，もう一点，老人保健法改正を行わなければならない背景として，老人人口が増加し介護のニーズが増え，これによって老人医療費が増大していたという問題がある（図4-5）。この増加する老人医療費をいかに公平に負担していくかといった課題を解決する必要に迫られていたのである[51]。

■改正案の取りまとめ

厚生省は1990年，医療費の負担増を盛り込む老人保健法の改正を行うためには「風鈴」[52]が必要という判断から[53]，訪問看護制度の創設を考え，医師会との調整を行っている。この時，日本医師会の副会長であった村瀬敏郎は，老人保健課長の訪問看護制度の提案について「なかなかいいじゃないか」と

---

51) 福井和夫「老人保健法改正の趣旨とその内容」『医療』91，メヂカルフレンド社，1991年，28頁．
52) 「風鈴」とはアピールする政策のことで，行政機関内部で使われている用語．
53) ビジョン21委員会「VISION21 看護の社会的可能性を探る」『看護』52巻12号，日本看護協会出版会，2000年，84頁．

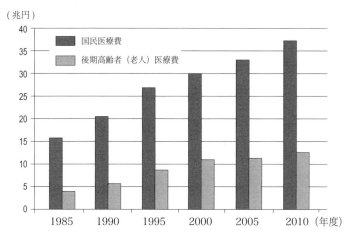

図 4-5 医療費の動向

出典：厚生労働省「医療費の動向」

いう意外な返事をしたと『物語介護保険』に記述されている。そして同年8月には，村瀬副会長と老人保健課長が連れだって欧州へ訪問看護の実態も含めた視察に行っていることも書かれている[54]。

一方，老人保健審議会の議論をより掘り下げるために同審議会の下に学識経験者を構成メンバーとする老人保健制度研究会を設置し，その報告が1990年11月16日にまとめられ，それを受けて老人保健審議会は法改正に向けた議論を再開している。このような時期に，日本経済団体連合会（日経連），日本労働組合総連合（連合），健康保険組合連合会（健保連）の3団体が公費負担の拡大や一部負担の定額制による引き上げを求める共同宣言をまとめている。

一方，政治の動きであるが，同年12月12日に開かれた自民党医療基本問題調査会正副会長会議において，厚生省は現時点での老人保健法改正の考え方を説明している。この中で介護体制の充実として訪問看護療養費制度の導入が明記された資料が提出されている。その後，自民党は12月14日に社会

---

54) 大熊由紀子，前掲，97 頁。

部会等合同会議を開催し、老人保健法改正について厚生省の考え方を了承している[55]。

■ 老人保健審議会での最終調整

老人保健審議会は、与党の了解が得られた後の 12 月 17 日に開催され、起草委員が作成した意見書のたたき台をもとに議論が行われた。この時は公費負担の拡充のあり方と医療費等にスライドした一部負担の引き上げについて議論が行われている。同月 20 日には意見書の最終取りまとめに入り、用語を修正した後、翌日には老人保健審議会の意見具申が津島厚生大臣に提出された。

この意見具申には、①老人保健分野においても介護等に関する施策を重点的に進めること、②老人医療のうち介護的要素の大きい分野に着目して、重点的に公費負担の拡充を行うべきこと、③一部負担については、現行の定額負担制を維持しながら、必要な受診を抑制しない程度の負担の増加を図り、あわせて一定水準の実質負担が維持されるような見直しの仕組みを検討すること、④拠出金負担増が過重な被用者保険の保険者に対する負担の緩和を図る助成策を検討すべきことが提言されている。なお、意見具申には訪問看護制度について直接触れられていないが、①の老人保健分野における介護の充実として、在宅医療の推進、在宅ケアの充実など看護・介護の施策を充実する方向性が示されており、ここに訪問看護制度の主旨が含まれていた[56]。

意見具申が出された約 1 か月後の 1991 年 1 月 23 日の老人保健審議会で、「老人保健制度の改正案要綱」が諮問され、この中に訪問看護制度の具体的な内容が書かれていた。23 日の審議では、日本医師会の委員から「老人訪問看護機関」という名称は訪問看護の実施施設との誤解を与えるおそれがあること、また、看護師等の確保に配慮すべきとの意見が出され、1 月 29 日にはこの意見を取り入れて答申が行われている。

老人保健審議会での審議の中で、訪問看護制度の具体的な内容が突然 1 月 23 日の諮問書に書かれていたということは唐突にみえるが、前述したように、

---

55) 『週刊社会保障』No.1619、1991 年、14 頁。
56) 佐藤進「老人保健法一部改正法と今後の課題」『ジュリスト』No.992、有斐閣、991 年、54 頁。

1990年には厚生省は日本医師会に対して訪問看護の制度化について打診しており、訪問看護モデル事業も医師会は了承していたことから、水面下では着々と準備が進められていたことになる。意見具申から諮問までの1か月間は、厚生省において予算編成や法案作成の作業が鋭意進められていたと思われるが、その詳細な動きについて明らかにする文献は見当たらないため、訪問看護制度について関係者との間でどのような議論があったのかは不明である。

■国会の審議経過

老人保健法改正案は、老人保健審議会および社会保障制度審議会の答申を経て、2月12日に「老人保健法等の一部を改正する法律案」として第120回通常国会に提出された。

国会審議の経過であるが、老人保健法一部改正案は4月11日に衆議院本会議で趣旨説明が行われ、その後社会労働委員会で3回の質疑が行われたが、会期が延長されなかったために継続審議となっている。その後、8月5日から開会された第121回臨時国会で再度審議が行われ、衆議院厚生委員会で3回の質疑の後、一部を修正して9月11日の衆議院本会議で採決が行われ、翌日には参議院に送られている。参議院厚生委員会では5回の質疑が行われ、9月25日に参議院本会議で採決が行われ、一部負担とスライド制、公費負担などの一部修正を行った上で、老人保健法改正案は成立した[57]。

なお、訪問看護制度に関する審議内容については後述している。

訪問看護制度の概要

老人保健法改正の趣旨は、「老人の保健、医療および福祉にわたる総合的な施策の一環として老人について適切な看護および介護に係るサービスを提供するため、老人保健制度において老人訪問看護療養費制度を創設するとともに、老人保健制度の長期的な安定を図るため、老人保健施設療養費等に係る公費負担の割合を引き上げ、一部負担金の額の改定を行う等の措置を講ずること」と法律案要綱に書かれており、訪問看護制度の創設を前面に出し、

---

[57] 老人保健法改正の経過は、厚生省老人保健福祉部企画官の福井和夫が『週刊社会保障』No.1637、1991年と山崎泰彦「老人保健法改正と今後の課題」『社会保険旬報』No.1743、1991年を参考にした。

図4-6 訪問看護制度の仕組み

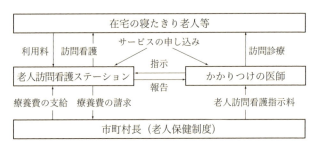

出典:『老人保健制度解説』ぎょうせい，1994年

本来の改正目的であった公費負担割合や一部負担金については，後段で触れるなど，訪問看護制度は法改正のまさに「風鈴」となっている。

訪問看護制度の仕組みは図4-6のとおりで，訪問看護を行う訪問看護ステーションと，かかりつけの医師は別の組織であること，療養費の取り扱いは市町村長となっていることがこの制度の特徴である。

訪問看護の定義は，前節で述べたとおり，法第6条に「疾病，負傷等により，寝たきりの状態等にある老人（主治の医師が必要と認めた者に限る）に対し，その者の家庭において看護婦等が行う療養上の世話または必要な診療の補助（保健医療機関等，特定承認保険医療機関等または老人保健施設により行われるものを除く）を行う事業をいうものとすること」と書かれている。ここにすでに「医師が必要と認めた」という用語が挿入されており，また訪問看護で行われる「看護」は，保助看法第5条の看護師の定義を引いている。

ここで抑えておきたいことは，老人保健法で創設した訪問看護制度とは，医療費を支払う仕組みを「療養費制度」としていることである。この療養費制度について簡単に説明すると，一般の療養費制度は，サービスを受けた者が一旦は療養費をサービス提供者に支払い，後日，この療養費を保険者から戻してもらうという償還制度をとっており，「現金給付」と言われているものであるが，訪問看護療養費制度は，市町村長（保険者）が老人に代わってサービスを提供した訪問看護事業者に，利用料以外の療養費を支払う仕組みとしている。このような制度とした理由は，寝たきり老人が訪問看護にかか

る費用を一旦全額支払うことは負担が大きいため，医療機関に患者が支払うのと同じような方法をとったのである。

このような仕組みの導入によって，医療機関以外で訪問看護が行える制度が創設されたのである。こうした新たな仕組みを考案することが，政策を進める上で非常に重要であった。

<u>国会における訪問看護制度に関する審議</u>

次に国会においてどのような議論があったのかについてみていきたい。老人保健法改正案は，前述したとおり衆議院の社会労働委員会（第121臨時国会からは厚生委員会）で参考人質疑も含めて6回の審議が行われ，また，参議院厚生委員会では5回の審議が行われている。衆参の委員会では毎回訪問看護制度に関する質疑が行われたが，主な議論は，看護師の確保対策，営利企業の参入，医師の指示や連携，既存の保健福祉サービスとの連携，利用料や訪問看護の費用に関することであった。

また，訪問看護制度の提供体制の議論ではないが，訪問看護療養費の公費負担割合を30％から50％に引き上げることや，本人が支払う利用料は外来時の一部負担金と同水準となるよう配慮することについて5野党による修正案が提出され，衆議院で修正し参議院に送られている[58]。

国会における審議について，第1節および第3節と関連する「営利企業の参入」と「医師の指示」についてどのような議論があったのか，ここで詳細にみておきたい。

■営利企業の参入

厚生省は営利企業の参入を想定して法案を作成しており，医療機関や老人保健施設のような禁止規定を設けていない。このため，与野党を問わず，営利企業の参入を禁止，または慎重にすべきという意見が出されている。そして参議院厚生委員会において附帯決議に「営利法人を老人訪問看護の事業主体とすることについては，事業の性格，事業運営の実情，普及状況等に照らし当面慎重に対応すること」と書かれ，当面ではあるが営利企業の参入を阻止している。

---

58) 佐藤進，前掲，58頁。

■医師の指示

医師の指示について議論があったのは参議院厚生委員会がほとんどで、また、医師の資格をもつ与野党の議員からの質問が大部分であった。議員からは訪問看護は医師の診療後にその指示に基づいて行われるべきという意見が多く[59]、また、医師の指示は個別指示か包括的指示か、医療過誤が起きた場合の責任の所在についても質疑が行われた[60]。そして、第1節と重複するが、堂本議員からは、訪問看護の開始にあたって医師の指示が必要となれば、往診をしなくなっている現状から訪問看護を受けられない者が出るのではないか、また、看護師は独自の判断で看護ができるよう法律を変えるべきという意見が出されている[61]。

医師の指示についてこのような質疑が行われたが、法律案の修正は行われていない。

3) 関係団体の動き

老人保健法の改正による訪問看護制度の創設について、関係団体はどのような動きを取ったのであろうか。

日本看護協会の動き

日本看護協会の動きを総会の会長挨拶からみてみると、国会で法案審議が行われている最中の1991年5月の総会では「看護の新分野として、各県支部が事業として運営する場合の問題点などを十分に検討し、職能団体として特色を発揮することも必要ではないかと考えます」と述べ、訪問看護ステーション設置の検討を提案している。そして1992年には「老人保健法の改正で老人訪問看護制度が新設され、看護が独立した事業として社会的に認知された意義は大きいと思います」と高く評価し、看護協会としてもこの制度は推進したい事業であること、「訪問看護協会（仮称）」の設置も必要と考えることなど非常に積極的な姿勢に変わってきている[62]。

---

59) 『衆議院厚生委員会議録』第3号，1991年9月4日。
60) 同上。
61) 『参議院厚生委員会議録』第4号，1991年9月17日。
62) 日本看護協会『日本看護協会総会要綱』1991年度～1993年度。

また，日本看護協会は，老人保健法改正案が成立した直後の1991年秋に，訪問看護制度に関する要望を厚生省に提出しており，その中に，訪問看護制度が創設されたことは誠に意義があり，看護協会は従来から潜在看護師の発掘と同時に訪問看護師の養成や研修会，国民に対する相談など種々の取り組みを行っており，訪問看護制度創設により，一層積極的に訪問看護に取り組めるものと期待していると記述され[63]，人員基準や運営基準の策定に向けて9項目の要望を掲げている。具体的には，運営が可能な療養費の額とすること，衛生材料等を別途請求できるようにすること，人員は24時間対応を原則とした基準とすること，看護職の管理者を置くこと，地域ケアシステムの一機関として位置づけること，第三者機関による評価を行うこと，訪問看護師の研修に補助すること，潜在看護師を把握する事業の促進に配慮することなどを盛り込んだ要望書を提出している。そして，1992年には訪問看護ステーション開設資金貸付制度を設けるとともに，訪問看護協会（仮称）の設立に向けて検討を開始している。

<u>日本医師会の動き</u>
　一方，日本医師会は老人保健審議会に委員を参画させており，老人保健法改正には審議会を通して関わってきている。審議会の委員であった理事は，訪問看護制度を高く評価し，「法改正のうち特に注目したいのは，老人訪問看護制度である。（中略）今回の改正で医療機関以外のところに所属する者でも，保険医の指示があれば保険給付がなされることになった。（中略）革命的な変革と思う」[64]と述べ，また，地域医療を進める上で訪問看護制度は重要であり，医師の指示がはっきりしていて，それに基づいて訪問看護を行うのであれば，積極的に推進すべき方策の一つと考えているとインタビューで答えている[65]。そして，訪問看護ステーションの人員基準と運営基準が出された段階で，日本医師会の方針が示され，医師会や医師会病院は訪問看護ステーションの開設者となることが会員の便宜のためにも望まれることであ

---

63) 『社会保険旬報』No.1743，1991年11月1日．
64) 『日医ニュース』第723号，1991年10月20日．
65) 吉田清彦「インタビュー：スライドは診療報酬改定時に」『医療91』第7巻第4号，メヂカルフレンド社，1991年，59頁．

り，地区医師会はステーション設立のための援助を行い，会員が利用しやすいステーションを確保することが必要であり，大至急に取り組むことが望ましい[66]としている。

このように，日本看護協会，日本医師会ともに積極的に訪問看護ステーションを設立していく姿勢を明確に示している。

第3節　規制緩和による制度の変更

老人保健法が施行され，訪問看護活動は関係団体の積極的な協力の下に開始されたが，いくつかの課題を残していた。その一つは，当分の間は民間企業の参入は行わない仕組みとしていたことである。これに対して訪問看護制度施行の2年後に発足した総理府行政改革委員会は，規制緩和すべき分野の一つとして訪問看護制度を取り上げ，民間企業の参入を推し進めている。また，医師の指示書の有効期間や医療材料等の請求についても，規制緩和の観点から議論され，制度が変更されている。

この規制緩和の動きは，これまでにない早いスピードで議論が進められ制度が変更されていることから，看護政策として注目すべきであると考え，ここで一連の規制緩和の動きを取り上げておきたい。

1　民間企業の参入

1）行政改革委員会で訪問看護を取り上げる

民間企業参入禁止の通知発出

訪問看護は医療サービスであり，民間企業が経営を行うことは適当ではないという考え方は根強かったため，前述したように1991年の老人保健法一部改正の国会審議では，営利事業者を禁止する規定がないことを複数の議員から質問され，附帯決議に当面慎重に対応することが明記された。そして法

---

66)『日医ニュース』第725号，1991年11月20日。

施行前の 1992 年 3 月に，厚生省は老人保健福祉部長通知を出し，営利を目的とする法人については，当分の間，認定の対象としないことを明らかにしている。

また，1994 年 6 月に健康保険法等の改正により，すべての年齢の患者を対象とした訪問看護制度が創設されたが，営利企業については保険局長通知によって「株式会社等の営利を目的とする法人については，当分の間，認定の対象とはならないものであること」とされ，参入が阻止されていた。

行政改革委員会が訪問看護を取り上げた背景

1992 年に医療機関以外の事業者がサービスを行える訪問看護制度ができたが，参入規制もあり，初期の計画どおりに訪問看護ステーションの数は増加しなかった。

一方，高齢化が進行し老人の社会的入院が問題となっていたが，在宅ケアの体制整備が進まないため高齢者の入院費用の増加傾向が続き，医療財源の赤字問題が続いていた。

訪問看護ステーションの設置が進まない背景には，訪問看護とはどのようなサービスなのかという理解が，市民，医師，看護師共になかなか進まなかったことや，地域医師会が参入規制を行っていることがあげられていた。また，訪問看護ステーションにはサービスの対価として療養費が支払われていたが，料金の設定が低かったこと，また利用者が一定数以上集まらないと経営が困難であったことなどからも，訪問看護ステーション数は増加していかなかった。

そして非営利の実施主体のみで事業所数を急速に増加させることは困難と考えられ，規制緩和の観点から民間企業の参入を進めるため，規制緩和小員会で議論が始まったのである。

行政改革委員会規制緩和小員会の位置づけ

行政改革委員会は，総理府（現内閣府の一部）のもとに法律によって設置された委員会で，総理大臣に意見を述べること，そして行政機関に対して勧告を行うこともできるとした強力な組織である。

このような性格を持つ委員会であることから，行政機関に対して強い意見を述べることが可能であった。このため，行政機関は行政改革委員会でまと

められた意見に沿って対応することを迫られ，関係団体を説得する方向で調整を行っている。なお，行政改革委員会に設置された規制緩和小委員会のメンバーは，下記のような有識者で構成されていた。

　　田中直毅（経済評論家）
　　大宅映子（ジャーナリスト）
　　大田弘子（大阪大学経済学部客員助教授）
　　鈴木良男（旭リサーチセンター代表取締役社長）
　　中西真彦（ベンカン代表取締役社長）
　　野口敞也（日本労働組合総連合会総合政策局長）
　　エマニュエル・プラット（LVMH モエヘネシー・ルイヴィトン・ジャポン代表取締役社長）
　　牧野昭次郎（ポリファイブロン・テクノロジーズ・インク副社長）
　　宮内義彦（オリックス代表取締役社長）
　　三輪芳郎（東京大学経済学部教授）
　　吉永みち子（作家）

2）規制緩和小委員会による議論

公開ディスカッション

1994年12月に行政改革委員会が発足し，翌年4月には行政改革委員会の下部組織として規制緩和小委員会が設置され，同年7月に「規制緩和に関する論点公開」が公表された。この論点の中に「営利法人の医療機関経営」「指定訪問看護事業への指定」が挙げられている[67]。そして，規制緩和小委員会では同年10月に関係団体（ニュービジネス協議会，日本医師会，日本看護協会）および厚生省を交えた公開ディスカッションを行っている。

この審議概要によると，日本医師会は，訪問看護事業については公益的なサービスであり医療保険制度で行われるものなので，営利企業の参入は軽々に賛成できないとしており，また日本看護協会は，訪問看護制度が出来たば

67）行政改革委員会事務局監修『光り輝く国をめざして』（財）行政管理研究センター，1996年，263頁。

かりであるので，営利法人の参入は時期尚早であると反論している。そして厚生省は，国会での議論を踏まえ，訪問看護事業は慎重な対応が必要であるとの意見を述べている。

　これに対し規制緩和小委員会の参与から，医療は国家資格を持った医師や看護師が行うもので，また報酬も一律に決められている中で，営利法人が参入することで生命や健康が侵されるということに納得できない，良いサービス，安いサービスを国民は望んでおり，どのようなシステムなら実現できるかを考えるべきで，医療法人でも算盤勘定をしているのではないか，また，訪問看護は2020年をめがけて整備されればよいということではなく，現在寝たきり老人を抱えて困っている家族がたくさんいるという問題を早期に解決すべきであるという意見が述べられている[68]。

規制緩和推進第1次意見の提示

　このような公開ディスカッションを踏まえ，1995年12月に規制緩和推進に関する意見（第1次）が提出された。その中で「在宅ケア等の看護・介護については，供給面で遅れており，早急な体制の整備が求められる」とした考え方が示された。そして企業による指定訪問看護事業への参入については，企業経営による訪問看護サービスがすでに提供されている現実があり，大幅に増大する需要に対応することが急務であることから，企業の指定訪問看護事業の参入に向けて，早期に検討を進めるべきであるとの意見が書かれている[69]。

規制緩和推進計画に盛り込む

　1996年2月22日に行われた規制緩和小委員会の審議概要によると，企業の指定訪問看護事業への参入についてはスケジュールを明確にし，3月末の規制緩和推進計画の改定に盛り込むべしという意見が出されている。そして同年3月に閣議決定された規制緩和推進計画改定では，「老人保健福祉審議会における新たな高齢者介護システムに関する検討状況を踏まえ，企業の指定訪問看護事業への参入に向けて，早期に検討を進める」[70]とされた。

68）行政改革委員会事務局監修，前掲，486頁。
69）同上，69頁。
70）行政改革委員会事務局監修『創意で造る新たな日本』（財）行政管理研究センタ

早期に検討を進めることが計画に明記されたことで，訪問看護事業への民間企業の参入は結論が出され，あとはいつの時点で参入を認めるかということに規制緩和小委員会の関心は移っていった。
　民間企業参入の次の動きがあったのは 1996 年 12 月 16 日で，規制緩和の推進に関する意見（第 2 次）が以下のようにまとめられている。

　　医療・福祉については，サービスの供給構造を民間活力の導入も含めて効率的で競争的なものに是正していく必要がある。
　　補助金や規制を通じて，行政と業界の関係がきわめて不透明なものとなっており，これを背景にさまざまな社会問題が生じている。また，競争性や公開性に乏しい市場であり，顧客志向も弱いという供給構造を生んでいる。行政の透明化を図り，民営化を促進することにより，競争的な市場を形成していくことが肝要である。
　　企業の指定訪問看護事業への参入及び広告規制の緩和については，改定計画において，本年度以降とされており，早急に実施を図るべきである[71]。

　第 2 次意見では早急に実施を図るべきという表現に変わってきていることに注目すべきであろう。

<u>民間企業参入を決定</u>
　1997 年 3 月に規制緩和推進計画の再改定が行われ，同年 12 月 12 日の行政改革委員会最終意見の中に，企業の指定訪問看護事業への参入に関して以下のように書かれている。

　　第 1 次意見においては，介護保険の趣旨である利用者のサービスに対する自由な選択と民間活力の導入をより実効あるものとするため，訪問看護事業について，社会福祉法人や医療法人等の公共的主体に限定されている現行の制度を見直し，「企業の指定訪問看護事業への参入に向け

　　一，1997 年，412 頁。
71)　同上，68 頁。

て，早期に検討を進めるべきである」との見解が示されている。これを踏まえて，再改定計画においては，介護保険法案成立後，審議会への諮問等所要の手続きを経て，出来る限り早期に実現することとされた。今後の実施に向けた検討に当たっては，業務の簡素化のため，主治医から受けるべきこととされている訪問看護指示書の各月の発行について，期間の弾力化（延長）を図るとともに，民間企業に対して特別な参入条件等を認めるべきではない[72]。

ここに医師の指示書の各月の発行について書かれているが，これについては後述する。

この最終意見を踏まえ，1998年3月28日の閣議決定で「介護保険制度に関する検討状況を踏まえ，企業の指定訪問看護事業への参入を認める」との政府見解が示され，訪問看護事業の民間企業参入が決定した。

<u>医師会推薦状の廃止</u>

一方，1996年7月25日と10月17日に行われた規制緩和小委員会の論点公開では，それまで論点として挙げられたことのなかったものだが，突然，「訪問看護ステーションに係る医師会の推薦状」のことが書かれていた[73]。その内容は，訪問看護ステーションの開設（指定申請）にあたって，それまで都道府県医師会の推薦状を求めていた都道府県があったが，申請の書類として必要ないものであることを厚生省は通知で明確にされたいというものであった。医師会の推薦状については，訪問看護事業を解説した本に，指定申請に必要な書類の例として書かれており，一部の都道府県では医師会の推薦状を必要としていた。この参入規制について規制緩和小委員会は，医師会が訪問看護ステーションの開設に反対する事例が実態としてあったことを受けて，委員会で取り上げたものと推察される。このような指摘を受け，厚生省は通知によって推薦状が不要である旨の周知を図っている。

---

72) 総務庁編集『規制緩和白書（平成10年版）』大蔵省印刷局，1998年，230頁。
73) 同上，293頁。

3）関係団体の民間企業参入に対する姿勢

　規制緩和小委員会の動きに対して，団体はどのように対応していたのであろうか。

　日本医師会は，規制緩和小委員会から医療機関の経営についても企業が参入すべきという意見が出されており，これについては死守するつもりであった。しかし，訪問看護については制度創設時にすでに医療機関以外の者が事業を行うことを認めており，また介護保険制度創設の議論が始まっていたことから，訪問看護の企業経営については医療機関の企業参入のように頑なに反対するつもりはなかったものと推察される。

　日本看護協会は良質な訪問看護を提供するという観点，そして看護協会立の訪問看護ステーションを増やしたいということもあり，民間企業の参入について反対していた。一方で，会社を設立して訪問看護を行っている看護師の活動が社会的に注目されていることもあって，絶対反対という姿勢ではなく，時期尚早というスタンスを取っていた。

　このように，医師会，看護協会ともに，訪問看護事業への民間企業の参入に対しては強固な反対姿勢を貫いていない。

　そして，2000年4月から施行された介護保険制度の事業者には，民間企業の参入が決まっていたことも，訪問看護事業の民間企業参入に影響を与えていたと考えられる。

2　医師の指示書等の規制緩和

1）医師の指示書の有効期間
<u>指示書有効期間の問題</u>

　訪問看護は保助看法に基づく業務であり医療であることから，医師の指示書が必要であることは制度として仕組まれており，また，指示書を出す間隔は月1回とされていた。この1か月間という考え方は医療の慣習的な決まりごとに近いものであった。すなわち，医師が診察を行い患者に必要な診療行為が続けられる期間は1か月ということがルールとされ，これを超えると患

者の病状が変化することもありうるという考え方で「1か月間」という制限が設けられていた。処方箋で投薬ができる期間や医療処置を継続して実施できる期間も1か月を原則としてきたので，訪問看護についても医師の指示書の有効期間は1か月間ということが当然のことと考えられていたのである。

しかし，訪問看護活動が開始されると，寝たきり老人に対する訪問看護の内容は療養上の世話に関することがほとんどで，指示書に書かれる医師の指示内容は「全身状態の把握」「家族指導」といった包括的な指示で，またこの指示内容が数か月間続くことが現実であった[74]。その上，医師は指示書を期間内に書かないことも多く，訪問看護ステーションでは医師の指示書が交付されて1か月間に行われた訪問看護のみが請求できることから，医師の指示書を期間内に受理することは運営上必要なことであった。そのため，訪問看護師が指示書を受け取りに医療機関へ出向いたり，また訪問看護ステーションが指示書の用紙を作成し，返信用封筒を付けて主治医に毎月送付するということを行う訪問看護ステーションも出てきていた。このような状況から，訪問看護ステーションの管理者は医師の指示書は本当に毎月必要なのかということに疑問を持ち，訪問看護事業者で組織する全国訪問看護事業協会や日本訪問看護振興財団は，厚生省に対して指示書の期間を延ばすよう要望書を出していた。

しかし，訪問看護関係団体からの度重なる要望にもかかわらず，厚生省では，指示書は毎月必要であるという考え方を変更しなかった。このような基本的な決まり事を変更することは，訪問看護のみならず他の医療分野にも波及するため，考え方を変更しなかったのである。

規制緩和小委員会の動き

民間企業参入の検討を進めていた1997年12月に，規制緩和小委員会の参与から，医師の指示書の期間の弾力化が必要であるという意見が突然提出されている。そして民間企業参入の最終意見の中には，「主治医から受けるべきこととされている訪問看護指示書の各月の発行について，期間の弾力化（延長）を図る」べきことが盛り込まれることになった。

---

74)（社）全国訪問看護事業協会『訪問看護における診療の補助のあり方に関する研究報告書』（社）全国訪問看護事業協会，1998年，32頁。

このような小委員会の動きについて、どのような背景から参与が医師の指示書の期間について関心を持ち、このような方針を示したのかについては詳細な記述はなく、明らかとなっていない。

厚生省による調整

厚生省は、行政改革委員会の最終意見に医師の指示書の期間の弾力化を図ると記載されたため、日本医師会と調整の場を持っている。そして、1998年4月の診療報酬改定時に訪問看護の指示書の有効期間を2か月まで認めることが中医協において了承され、指示書の有効期間を規定していた局長通知にそのことが明記された[75]。

2) 医療材料等[76] の別途評価

医療材料等の負担に関する問題

訪問看護ステーションが医療材料を使用した場合、その請求ができないという問題は、訪問看護が開始された頃からの問題であった。

訪問看護関係団体は診療報酬改定時に医療材料等の対価を医療費で賄ってほしいという要望を出していたが、改善される見通しはなかった。このため、日本訪問看護振興財団は、1997年度の老人保健事業推進費等補助金を受けて、「在宅療養に必要な衛生材料・機材等の取り扱いに関する研究」を行い、この結果を報告書としてまとめ、問題点を明らかにしている。その内容をみると、訪問看護には消毒剤や衛生材料、処置用具などが多く使われているが、これらの看護器材費用は主治医の所属する医療機関が保険点数を請求できる仕組みであるため、訪問看護ステーションは請求できないこと、しかし現実に医師はこれらの看護器材を十分に提供しないため、患者の自己負担となっていたり、訪問看護ステーションが独自に購入していることが報告されている[77]。

---

75) 厚生省老人保健課監修『訪問看護業務の手引』社会保険研究所、1998年、245頁。
76) ここでいう「医療材料等」とは、カテーテルなどの医療材料とガーゼなどの衛生材料を言っている。
77) (財)日本訪問看護振興財団『在宅療養に必要な衛生材料・機材等の取り扱いに関する研究』(財)日本訪問看護振興財団、1998年、11頁。

この報告書は、『読売新聞』に「患者の3割、器具自己負担」という見出しで取り上げられ、また、日本訪問看護振興財団はこの調査研究報告書に基づき、処置費加算や、衛生材料、医療機器加算を訪問看護ステーションにも認めることを厚生省に要望している。

規制緩和委員会の動き
　規制緩和委員会では、1998年6月に在宅医療に係る規制・手続きの見直しとして、「訪問看護婦が持参する器具や衛生品等については、医師の指示書又は処方箋がない場合は患者の自己負担となるが、在宅療養者の負担の軽減の観点から、これらのものについて老人保健制度又は健康保険の給付の対象とする途を開くべきではないか」という新たな論点が取り上げられている。
　その後検討が行われ、同年12月18日に規制緩和委員会から「規制緩和についての第1次見解」が行政改革推進本部に提出され、この中に医療材料について以下のように書かれている。

　　訪問看護において使用される器材や衛生材料についての診療報酬点数は主治医の行う医療行為に含めて評価されているため、訪問看護は医師の指示に従って行われているが、訪問看護婦が必要に迫られて膀胱留置カテーテル等の特定保険医療材料や滅菌ガーゼ等の衛生材料を自ら調達し、患者に提供する場合に、実態上、患者の自己負担が生じる場合がある。このため、速やかにその実態を調査した上で、例えば、訪問看護の中で使用される特定の衛生材料について、患者の自己負担が生じることなく必要十分な量が提供されるよう、費用の請求の仕組みの見直し等の改善措置を早急に検討すべきである[78]。

　これを基に、1999年3月30日に「規制緩和推進3カ年計画（改定）」が閣議決定され、この中に在宅医療に係る規制・手続きの見直しとして、「訪問看護の中で使用される特定の衛生材料について、患者の自己負担が生じることなく必要十分な量が提供されるよう、例えば費用の請求の仕組みの見直し

---

[78]　行政改革推進本部『規制緩和委員会の「規制緩和についての第1次見解」の取り扱いについて』1998年12月18日。

など所要の措置を早急に検討する」と書かれ，計画では1999年度には検討，2000年度早期に結論を出すことが示された[79]。

訪問看護費用に包括

医療材料等の問題が規制緩和推進計画に盛り込まれたことから，厚生省は対応せざるを得なくなり，2000年4月に行われた介護報酬の設定，そして診療報酬改定の中で解決を図っている。具体的には，実態調査において訪問看護で必要となる衛生材料の費用を調べ，その平均的な額を訪問看護費に加えることで，患者に必要な衛生材料は訪問看護ステーションが調達し提供する仕組みとした。

しかし，衛生材料以外の価格の高い医療材料については，医師が請求する在宅療養指導管理料に包括されて支払われる仕組みとしていることから，これに関しては医療機関が請求して患者に提供する仕組みが残され，医療材料については改善が図られなかった。そして，調達システムは，薬局が医療材料を購入し，必要に応じて医師の指示内容に沿って，薬局が患者に提供するという方法が検討されている。

行政改革委員会の規制緩和小委員会は，1995年から1999年の間に，訪問看護ステーションの増加を促進するための民間企業の参入，医師の指示書の有効期限の延長，医療材料等の請求を取り上げ，議論の結果，これらの課題は解決する方向に進んだ。この規制緩和小委員会の動きがあった時期の政治，行政，団体の関係は，これまでの医療制度を議論するアクター関係とは異なった様相があり，その意味で今後の看護政策を検討する上で，示唆を与えてくれる事例であったと思われる。

第4節　政治，行政，団体の関係と政策展開

訪問看護制度の創設に係る政策過程と，その後の規制緩和委員会を中心とした当該制度の動向をみてきたが，本節では，訪問看護の制度化がどのよう

---

79)　閣議決定「規制緩和推進3カ年計画（改定）」1999年3月30日，資料。

な意図で進められ，また，関係する団体はどのような対応をとったのか，そして政策決定の場面ではどのような調整が行われたのかについて明らかにしたい。

そこで，第2節の内容について，アクター，政策コミュニティ，政策段階の観点から政策過程を分析する。

1　政治，行政，団体の影響力関係

まず，アクターを特定しておこう。主なアクターは，老人保健法改正案の審議を行った国会（衆・参厚生委員会），老人保健審議会を運営し訪問看護制度創設を企画した厚生省，看護職の全国団体で訪問看護実施者の代表的立場にある日本看護協会，在宅医療を担う立場の日本医師会である。それに加えて，制度化に伴って必要となる財政負担を行う立場の医療保険者，また，労働者の立場からの労働組合であった。なお，老人保健法改正の争点となった公費負担の割合や一部負担の見直しに関係したアクターについては，本節には含めていない。

1）厚生省の役割

最初に訪問看護制度の政策過程において，厚生省がどのような役割を果たしていたのかについて抑えておきたい。

<u>政策の企画</u>

厚生省は急速に進む高齢者対策としてさまざまな政策を展開しなければならない状況に置かれており，保健，福祉対策は順次進められていたが，医療については十分な対策を取ることができないまま，老人の「社会的入院」などの問題から老人医療費の増加傾向が続いていた。このような中で，国民医療総合対策本部が厚生事務次官の発案で設置され，ここで有識者の意見やデータを分析しつつ，医療対策の議論が進められた。その中で，診療報酬による医療機関の訪問看護や市町村の保健事業としての訪問指導では十分ではないとの認識が深まり，在宅医療を進める切り札は，訪問看護を推進することであるという考えに至っている。このように政策課題の選定は，多くの関係

者の意見や統計データを踏まえて，厚生省内で特定されたものであった。

　政策課題は明確になってもその解決策が見出せなければ次の段階には至らないものであるが，厚生省は訪問看護の量的拡大を図るためには，医療機関以外の実施主体でも訪問看護事業が行える仕組みが必要と考え，その方策を思案した結果，新たに療養費制度による訪問看護を考案している。そしてこの制度を想定した総合的なサービス提供システムの一環として，訪問看護モデル事業の仕組みを考え，補助金を確保して実証的な事業を展開している。

　このように，厚生省は政策を進めるための手段は何が効果的であるかを考え，幅広く検討し，療養費制度を考案し，それを実施するモデル事業を行い，制度の枠組みを着実につくっていった。まさに，政策を主導し推進する役割をとっている。

法制化の手続き・調整

　次に，政策を進めるための調整を行っている。厚生省は訪問看護制度を法制化する手続きとして，法改正を議論する老人保健審議会において了承を得る必要があった。老人保健審議会では訪問看護の必要性について議論が行われていたが，訪問看護制度の審議が行われたのは1991年1月23日の老人保健法改正案要綱の諮問が行われた日のみであった。おそらくこの制度について，審議会委員には事前に説明が行われていたと思われるが，1月29日には老人保健法改正案の答申が行われている。このような短期間での審議のやり方は，1986年の第1回老人保健法改正においても同様であり，諮問案に突然，老人保健施設の創設が盛り込まれ，この時は激しく意見が対立したようであるが[80]，第2回の改正においても厚生省の老人保健審議会の運営は同様の進め方であった。

　もう一つの手続きとして，国会に法案を提出する場合は，事前に与党の了承を得る必要がある。これについては，老人保健審議会の意見具申がまとまる前の1990年12月12日と14日に自民党の調査会や社会部会で，厚生省は現段階の改正案として説明し了承を得ている。この時に自民党に提出された

---

80) 高橋秀行「医療政策の形成をめぐる政治家・官僚・圧力団体」『明治大学大学院紀要　第25集』1988年，38頁。ここでは，1986年の老健法改正の政治過程を事例として取り上げている。

厚生省の資料には、在宅医療の推進として「訪問看護療養費制度の導入等」が明記されており、入手できた資料を見る限り、老人保健審議会での審議よりも前に与党に説明をして手続きを進めていた。

　時系列で追ってみると、厚生省は、訪問看護制度の創設の準備が整った段階で自民党に初めて訪問看護制度を説明し、そこでの了承を踏まえて老人保健審議会の意見具申の取りまとめを行い、予算編成で財務当局の協力を得た後、翌年の審議会で改正案の諮問、答申を行うなど、法案提出の手続きを着々と進めており、まさに牽引役をなしていた。なお、老人保健法改正の重要事項であった公費負担割合や一部負担の見直しについては、このようなスムーズな調整ではなかったが、本節では分析の対象としていない。

国会審議における説明

　老人保健法改正案は政府提案であるので、制度決定段階である国会の場では厚生省は法案の考え方や内容を説明し、主に野党議員からの質問に対して答弁を行っている。訪問看護制度について、衆議院の厚生委員会委員長代行であった自民党の野呂昭彦議員が法案成立後のインタビューで「与野党とも訪問看護については早急に実施する方向で一致していた。この制度には法案審議のときからすでにいろいろと反応があり、医師会や看護協会以外にもボランティアなど一般の人たちも深い関心を示していた。今回の改正の中でも画期的なものであり、医療関係者が総力を結集して大きな進展をみせることを期待している」[81]と述べているように、与野党が基本的に賛成した内容であったために円滑な審議が行われている。しかし、事業者に民間企業が参入することに対しては与野党から慎重な意見が出され、参議院の付帯決議でこのことが盛り込まれている。

団体の調整

　関係する団体との調整であるが、政策課題の選定、政策案の提案、調整のすべての段階で団体の調整が行われていたものと思われる。

　訪問看護制度に反対する可能性のあった日本医師会に対しては、医師会が最も危惧していた「医師の指示の下に訪問看護が行われること」を明確にす

---

81)『社会保険旬報』No.1743、1991年、23頁。

る必要があり，その意図を法律の訪問看護の定義に明記することで医師会の了解を得ている。また，老人保健福祉部長はインタビュー[82]で開業医について触れ，訪問看護制度は開業医の往診の復活を狙っており，訪問看護の指示料が開業医に支払われるのでかかりつけ医を推進する医師会の方針にも合致していると説明しており，医師会に対してメリットのある制度であることを強調している。

　一方，日本看護協会に対しては，看護協会が主張していた「医師の指示は療養上の世話には及ばない」ということについて，医師の指示書にその考え方を取り入れた様式を示すことによって看護協会の了解を得ており，医師会対看護協会の対立が起きないような調整を行っている。また，訪問看護に従事する看護職の研修については，都道府県看護協会に研修事業を委託するなど協力体制の下で政策を推進している。

2）関係団体の対応

日本看護協会の動き

　日本看護協会は，訪問看護制度の創設についてどのような対応をとったのであろうか。

　日本看護協会は前述したように，訪問看護制度の議論が始まる前から，訪問看護に対する組織的な動きを行っている。すなわち，診療報酬の訪問看護料新設の要望，訪問看護に関する実態調査，普及を図るための活動などを行い，1985年には「訪問看護開発室」を協会本部の組織として設置するなど活発な動きをみせている。そして，1988年に厚生省が提案をした訪問看護モデル事業については，その指定を受けた市町村がある都道府県看護協会に対して種々の支援を行っている。

　しかし，このような訪問看護制度に対して推進活動を行う一方で，既存の制度である市町村の保健事業として行われていた訪問指導との関係では，調整に苦慮していた。このような内部調整の困難さは訪問看護制度の創設以前から問題となっており，訪問指導という既存事業を守りそれを拡大すべきと

82）『社会保険旬報』No.1719，1991年，17頁。

いう意見と，新たな訪問看護制度を進めるべきという両者の意見が対立していた。また，訪問看護の中心は看護師であるが訪問指導は保健師であったことも，調整を困難にしていた。

このように，法案を検討している段階で調整困難な問題を抱えていたことや，訪問看護に携わる看護師が少数であったことから，日本看護協会は訪問看護に関して，組織の重点目標にまで掲げて運動を展開していない。その後1992年に老人保健法改正によって訪問看護制度が創設されると，「看護が独立した事業として社会的に認知された意義は大きい」と高く評価し，日本看護協会としてもこの制度は推進したい事業であること，また，「訪問看護協会（仮称）」の設置も必要と考えるなど，積極的な姿勢に変わってきている。しかし，この期間においても日本看護協会の重要課題は，准看護師制度の廃止と看護基礎教育の向上を掲げていた。

整理すると，日本看護協会は訪問看護制度創設の前段階では，組織としての優先順位は低く，重点目標に掲げて取り組むという状況ではなかった。このような積極的な推進の姿勢を見せていなかったということは，政策過程に強くコミットしていなかったと考えられ，このことが医師会との関係において，准看護師問題のような対立構造に至らなかったという結果をもたらしたと推察される。

しかし，訪問看護の制度が創設されたことによって，看護が独立した事業として社会的に認知されたことの意義の大きさから，日本看護協会は，独立した訪問看護団体を設立する動きに転じており，医師会とのバランスが考えられて，訪問看護の団体が2つ設立されている。

日本医師会の動き

日本医師会は，1976年頃は訪問看護に対して強い反対を表明していたが，1983年の診療報酬改定において実質的な訪問看護である「退院患者継続看護・指導料」を認め，その後，医療機関において訪問看護の実施機関が全国的に増加したことにより，その活動について反対することが難しい実態がつくられていったと思われる。そして訪問看護は，医師の指示下であれば開業医にとっても有益であること，また医療機関の収入につながることからも，医師の指示の下で看護をすることを常に強調して，その活動を認める方向に

変化している。

　そして，1987年に出された看護制度検討会報告書においても，地域医療の一貫として行われる訪問看護を前向きにとらえており，また，同年6月に出された国民医療総合対策本部の中間報告に対しても，訪問看護を進めることについては異論がないと明言している。その後に行われた訪問看護モデル事業に地域医師会は積極的に参画しており，それに加え，1991年度のモデル事業には日本医師会副会長であった村瀬敏郎が所属する渋谷区がこの事業を引き受けるなど，消極的賛成から積極的な動きに変化している。

　老人保健法改正案の検討を行っていた老人保健審議会の委員であった医師会の理事は，訪問看護制度を高く評価し，訪問看護の推進者となっている。そして法案が成立し，事業所としての基準が示された段階の1991年11月には，地域医師会に対して訪問看護ステーションの設立に取り組むよう指示を出すなど，訪問看護事業へ参入する姿勢を強化している。

　このように日本医師会の訪問看護に対する姿勢は明らかに変化しており，看護政策であっても，医師会員にとって利益につながる政策である場合は自ら取り組む姿勢に変化するということである。

日本看護協会と日本医師会が協調

　日本看護協会は，訪問看護制度の創設に対して，組織を挙げた運動は行わず，主導する厚生省の動きを見守り，都道府県看護協会が実施する訪問看護の教育・研修を支援するという間接的な対応を取っており，一方の日本医師会は，訪問看護の活動に次第に賛成し，制度化された時点では積極的に取り組む姿勢をみせている。このように看護協会と医師会が，政策形成過程において対立構造にはならなかったということが，この事例の特徴である。

　また，訪問看護モデル事業は全国17か所の市町村で実施されたが，この事業は都道府県看護協会と地域医師会を巻き込んで実施する仕組みとなっていたことも，看護協会と医師会の理念的な対立に至らなかった理由と考える。特に日本医師会副会長が所属する地域でモデル事業が実施されたことは効果的であったと思われる。

医療保険者のスタンス

医療保険者である健保連は[83]，老人保健法改正に対して老人医療費の公費負担割合を3割から5割に引き上げることを主張しており，また，負担割合の拡充を主張する以上，一部負担についても上げる必要があるというスタンスであった。訪問看護制度の創設については，老人医療費の増大を抑えるためにも老人の社会的入院を減少させることが必要であり，訪問看護はその有効な手段であることから，創設に期待していることを健保連副会長がインタビューで答えている。また，国会の参考人質疑[84]において，在宅対策は最も遅れている分野であることを指摘し，訪問看護制度の創設については是非伸ばしてほしい制度であり，在宅看護体制の充実に期待したいと述べていることから，アクターとして制度創設に寄与していたと考えられる。

労働団体の意見

一方，労働者の立場から連合の生活福祉局長は，国会での参考人質疑[85]やインタビュー[86]で，訪問看護制度の創設については賛成であるが，看護師，保健師のマンパワー確保が必要で，制度として機能するような対応をすべきであるという考えを述べており，また，訪問看護については公費負担割合を拡充すべきという立場であった。おそらく，訪問看護は病院などの看護労働とは異なり，夜勤がないことや潜在看護師を主な従事者として想定している仕組みであったことから，労働問題が発生することはあまり予測せず，反対する動きをとっていないものと思われる。

要約すると，訪問看護制度の政策過程に関係した労働団体は，訪問看護制度については賛成を表明しており，また，看護職の確保ができるかということについては危惧しているものの，潜在看護師の活用という政策案であることから，反対する状況には至らなかったものと推察される。

---

83) 『医療91』第7巻4号，1991年，57頁で，健保連副会長がインタビューに答えている。
84) 『衆議院社会労働委員会議録』第12号，1991年4月23日。
85) 同上。
86) 『週刊社会保障』No.1637, 1991年，28頁。

2　政策コミュニティとその機能

　訪問看護制度の政策過程では，どのような政策コミュニティがあり，それぞれがどのように機能していたのであろうか。
　この政策過程においても，看護職と医師のそれぞれの専門家政策コミュニティは存在していた。看護職の専門家政策コミュニティのメンバーは，看護系議員，厚生省の看護技官，そして日本看護協会であったが，日本看護協会は前述したように協会内部の事情もあって，政策へのコミットは消極的なものであった。また，厚生省では訪問看護制度を担当した部署は老人保健福祉部老人保健課であったが，ここには看護技官は配置されておらず，健康政策局看護課が看護制度の側面から関与していた。このため，看護の政策コミュニティには情報が入りにくかったこともあって，脇役的な存在であったと思われる。そして，訪問看護制度において看護職の専門家政策コミュニティは，訪問看護の質を確保するための研修事業を推進する役割を担い，また，潜在看護師の確保を進めるために都道府県ナースバンクの機能を強化するという役割も担っていた。
　一方，医師の専門家政策コミュニティについてみると，老人保健福祉部の老人保健課長は医系技官であることから，日本医師会との調整は老人保健課がその役割を果たしており，医師会系の議員も含めた専門家政策コミュニティは必要に応じて機能していたと思われる。このような体制で政策を進めていたことから，医師会の主張する医師の指示を全面的に取り入れた訪問看護制度が創られたと考えられる。
　しかし，いずれにしても訪問看護制度の政策過程において，この2つの専門家政策コミュニティは，准看護師問題と比較すると大きな影響を及ぼしていなかったと思われる。

3　訪問看護制度の政策展開

　ここでは訪問看護制度創設までの政策過程について，政策段階を追って分

析する。すなわち，新たな訪問看護制度を創るという政策課題は，どのようなことを契機として選定されたのか，また，訪問看護制度という新たな枠組みとなった政策案はどのような経過で提案され法案として形づくられたのか，そして，どのような政治情勢のもとで法案が審議され，政策決定につながっていったのであろうか。アクター関係の分析と重複する部分はあるが，松下圭一の政策過程模型を活用して政策展開をみていきたい。

1）政策争点の選択と課題の設定

　訪問看護制度ができる以前の看護職による訪問活動は，医療機関に受診している患者の自宅を訪問する形態と，市町村が保健事業として行っていた寝たきり老人等への訪問指導があったが，この2つの活動では十分でないため，新たな仕組みが必要であるという政策課題の選定にはいくつかのきっかけがあったと考えられる。

　第一に，高齢者や寝たきり老人の増加，老人医療費の推移やその分析に加え，訪問看護の実績に関するデータである。医療機関からの訪問看護の実施状況であるが，9割が訪問看護を行っていない現状があり，そして，この数値は訪問看護に対する診療報酬を引き上げても実施する医療機関が微増であったことから，医療機関の訪問看護には限界があると判断された。要するに，将来的に，この仕組みでは量的にカバーできないということである。

　また，全国の市町村が公的サービスとして実施している訪問指導は，普及率は非常に高かったが，訪問指導であって看護ではないこと，1人の老人に対する訪問の回数は年間3〜4回という実態から，社会的入院を減らすためには有効な活動ではないと判断された。

　第二に，このようなデータに加えて，訪問看護に従事する看護師が不足しているという実態もあった。医療機関に就業している看護師は不足がちであったが，一方で，看護師の免許を持ちながら家庭に入っている，いわゆる潜在看護師は約30万人もいることが推計されていた。これらの看護職の活用について，政策企画者は考慮している。

　第三には，看護師グループによる自主的な訪問看護活動がマスコミに取り上げられ，また遠藤周作という著名人が協力者になるなど，社会的な動きが

あったことにも政策企画者は注目し，その活動方法を新たな政策モデルとして捉えたのではないかと推察される。

2）目的・目標の設定

政策の目的は，安定した高齢社会の形成ということで，そのために課題となっている高齢者の問題を一つずつ改善していくことが必要であった。今回の法改正においては，訪問看護制度の創設を一つの目標としていたが，ここで政策目的について抑えをしておきたい。

老人医療費の高騰は社会的な問題で，その背景には寝たきり老人等の長期入院問題があり，これの解決が必要であることは，関係者の間では共通した認識となっていた。そのための手段として考えられたことは，地域で寝たきり老人が生活できる環境を整えることが必要であり，そのためには在宅医療そして介護の支援が必要であり，その仕組みを地域でつくることが最も重要な政策であると考えられた。それを実現するためには，その要になる訪問看護を充実強化する必要があることから，訪問看護制度を創設することを政策目標としたと考えられる。

3）政策案の形成

政策案の形成には2つの段階があったとみるべきであろう。1つは，国民医療総合対策本部の中間報告で訪問看護制度の創設を提案した段階，そして2つ目が老人保健法改正案に盛り込む段階の政策案である。

訪問看護を普及するためには体制整備をすべきであるという考え方は，多くの関係者が考えていたことであったが，その仕組みをいかに開発できるかという「手法の開発」が重要なポイントであり，現実的に機能する療養費制度を考案できたことが政策案の形成につながっている。

そして中間報告が出された後に訪問看護モデル事業を3年間実施したことは，次の場面である法律案に盛り込む段階の決定に寄与している。すなわち，3年間という長い期間，全国17か所の市町村で実際の活動が行われ，効果的であるという報告がされたこと，そのことが訪問看護制度の普及につなが

り,「バンドワゴン効果」[87]を生み,医療関係者以外の団体や国会議員の賛同が得られやすい状況になっていった。このことが,政策案の決定につながっていると考えられる。

　そして対立が予測される日本医師会と日本看護協会に対して,訪問看護モデル事業において協力体制をつくり,その上でそれぞれのメリットを強調することにより,団体間の関係を対立ではなく,訪問看護制度を積極的に活用するという姿勢につなげていっている。このようにそれぞれの関係団体に受け入れられ,価値意識も共通化したのである。

　また,訪問看護制度について水野肇は[88],寝たきり老人が70万人いる中で施設に入っている老人は45万人,残りは在宅療養をしているが,本人にとっては望ましくても家族の負担ははかりきれないぐらいに大きいという現状認識をした上で,訪問看護制度は,訪問看護が医師の訪問診療と一体となって在宅医療を支え,在宅で死を迎えることができることや,退院後の老人のQOLが確保できること,そして,看護職にとっても働く意欲はあっても潜在看護師となっている人が働けるという点で,一石二鳥の制度であると評価している。

　このような政策案が形成できた背景には,国民の高齢者対策の関心の高さや,入院ではなく在宅医療を求める根強い心情があったことも大いに影響していたと考える。

4）政策の決定

　国会に提出される法律案は,自民党が与党であったことから,自民党の政務調査会,総務会の事前の審査を経ることになっているが,その前に自民党の部会に説明し,了承を得ることが慣例となっている。老人保健法改正案は,老人保健審議会での諮問,答申の前に自民党の部会で説明が行われ了承されており,これによって法案提出が実質的に決まったと見られている。

---

87) 宮川公男は『政策科学の基礎』（東洋経済新報社, 1994年）の中で,「バンドワゴン効果」について,政策代替案の検討が行われる過程の中で,ある政策提案に賛同者が次々に増えることと説明している。
88) 水野肇「老人訪問看護制度」『総合社会保障』第29巻第6号, 1991年, 60頁。

衆議院は与党が過半数を占めていたが，参議院は半数以下で，参議院の厚生委員会委員長は社会党であったことから，参議院での審議が円滑に進むかどうかが懸念されていた。

　しかし，老人保健法改正案は野党からも「通さない法案」ではなく，政府が修正に応じれば通すべきと考えていたこと，法案には問題点もあるが前進的なものであるという一致した認識を野党が持っていたことから，改正案が成立している。このことは参議院の厚生委員会委員長であった社会党の田淵勲二議員が，法案成立後のインタビューで当時の状況を次のように伝えている[89]。訪問看護制度については，国会でいろいろな議論があったが，最終的には新しい政府の試みとして認めた，看護師確保の問題はあるが，訪問看護制度は看護師の都合の良い時間に働けるので，よい制度ができたと思っていると述べており，社会党としても評価していることがわかる。

　また，衆・参厚生委員会では参考人質疑が行われているが，参考人全員が，訪問看護制度についてはいくつか危惧される点はあるものの，制度としての問題はなく，進めるべき政策であるという意見を述べている。国会審議において，このような参考人の意見も，訪問看護制度の決定に有効であったと考える。

　訪問看護制度の審議は，衆議院では公費負担の割合を3割から5割とするという意見が出され修正されたが，訪問看護制度そのものに関する審議はあまり行われなかった。しかし，参議院では医師の議員も多く，また看護職の議員も委員となっており，訪問看護制度の実効性を問う意見が出されるなど，訪問看護制度の本質的な議論が行われている。しかし，訪問看護制度の仕組みは修正されず，政府提案どおりに可決成立している。

　訪問看護制度の政策過程は約5年間という長期間に及んだものであったが，厚生省が主導的役割を果たして高齢者対策全体のシナリオを描き，老人医療対策の鍵として訪問看護を位置づけ，そして訪問看護モデル事業を通して関係者の理解を深め，国会審議においても与野党議員の賛成を得るという流れをつくっている。制度決定に至った要因は，対立しがちな団体の調整ができ

89）『社会保険旬報』No.1743，1991年，26頁。

たこと，そして政治が動く時期に，十分に練られた政策案が出来上がっていたことが重要なポイントであったと考える。

第5章　看護政策の特徴と推進の課題

　第3章および第4章では，1987年から1999年までの看護政策の事例を取り上げ，その経緯を詳細に記述し，政治，行政，団体等の各アクター間の影響力関係について分析するとともに，政策段階ごとの課題を明らかにしてきた。本章ではこの2つの章のまとめとして，第3章の准看護師制度は政策決定に至らなかった失敗事例，また第4章の訪問看護制度は制度の創設に至った成功事例としてそれぞれの政策過程を比較分析する。
　このことにより，政策決定に至った政治情勢，行政機関の取組み，団体の動きをアクターの影響力関係から考察し，看護政策の特徴を明らかにしている。そして，これまで看護制度の根幹部分の変革は困難であったが，このような政策を進めるための方策を見出し，看護政策を推進していくための課題を考察している。
　なお，比較するにあたっては時系列で事例を捉えたほうがわかりやすいことから，訪問看護制度，准看護師制度の順で記述する。

第1節　看護の政策過程の特徴

　本節では，訪問看護制度と准看護師制度の政策過程について，アクターの影響力関係と政策段階を比較分析する。それにあたり，まずはこの時代の政治，行政，団体の状況について抑えておきたい。

1 アクターの影響力関係

1) 1980〜90年代の政治,行政,団体の状況

訪問看護制度と准看護師制度の事例の主な関係者は,厚生省,日本看護協会,日本医師会が共通する主要アクターであり,訪問看護制度についてはこの3者に加えて国会議員,特に衆・参厚生委員会の議員が関与していた。その他のアクターとしては,訪問看護制度では健保連などの医療保険者,連合などの労働組合が政策決定場面で側面的に関与しており,また,准看護師制度では労働組合が関与し,マスコミの影響が大きかった事例である。

政 治

政治情勢であるが,訪問看護制度の検討が始まった1987年は第3次中曽根内閣と竹下内閣の時代で,その後,宇野,海部,宮沢と自民党長期政権の末期の時期であった。そして,准看護師制度の議論を始めた1994年には連立政権(自民党,日本社会党,新党さきがけ)となり,細川,羽田,村山と内閣総理大臣が短期間に変わった時期で,政治情勢は不安定であった。その後,1996年からは橋本内閣となり,再び自民党が中心の内閣となっている。この間に厚生大臣は表5-1のように9人が就任しており,訪問看護制度の国会審議の時は津島厚生大臣,また准看護師制度の議論が行われていた時期は,菅,小泉厚生大臣の時代であった。

行 政

次に行政の状況であるが,厚生省の組織は,1987年までは老人保健を担当する老人保健部は保健医療局に置かれ,計画課と老人保健課の2課体制であったが,1988年に老人福祉課が加わり保健医療局から大臣官房に移動し,名称も老人保健福祉部となっている。この時期に訪問看護モデル事業が開始されている。そして老人保健法改正の審議が行われた1991年は,老人保健福祉部にシルバーサービス等を担当する老人福祉振興課ができ,翌年には大臣官房から独立して老人保健福祉局となっている。訪問看護制度の検討が行われた時期は,高齢者対策を総合的に行う組織として,局の新設にまで拡大していった時期であった。

表5-1　歴代の厚生大臣・日本看護協会長・日本医師会長

年度	事例	厚生大臣	日本看護協会長	日本医師会長
1987	訪問看護制度	斉藤十朗・藤本孝雄	大森文子	羽田春兎
1988		藤本孝雄・小泉純一郎	有田幸子	
1989		小泉純一郎・戸井田三郎		
1990		津島雄二・下条進一郎		
1991		下条進一郎・山下徳夫		
1992		山下徳夫・丹羽雄哉		
1993		丹羽雄哉・大内啓伍		村瀬敏郎
1994		大内啓伍・井出正一		
1995	准看護師制度	井出正一・森井忠良	見藤隆子	
1996		菅　直人・小泉純一郎		
1997		小泉純一郎		坪井栄孝
1998		小泉純一郎・宮下創平		
1999		宮下創平・丹羽雄哉	南　裕子	

　一方，准看護師制度の検討を行った健康政策局は，1987年から1997年までの間は組織の変更は行われていないが，1998年に薬務局の見直しが行われ，それに伴って健康政策局に経済課と研究開発振興課が移動し，また地域保健を担当していた計画課が健康政策局から保健医療局へ移動している。また，看護行政は健康政策局看護課が担当しており，看護課長は看護技官のトップという位置づけであった。健康政策局は医療提供体制等の医療政策を担当していることから，歴史的な法律を多く所管していることが特徴である。
　その後，2001年の省庁再編で厚生省と労働省が統合し厚生労働省となっている。この時の組織改正で，健康政策局は医政局と名称を改め，また介護保険法の施行に伴って老人保健福祉局に介護保険課が新設されている。このように，行政組織としては動きが多い時期であった。
　団　体
　看護政策に関係する団体は主に日本看護協会と日本医師会であったことから，この2つの団体について会長の動向を中心にみていこう。まず日本看護協会の会長についてみると，表5-1のように1987年度は大森文子が会長で

第5章　看護政策の特徴と推進の課題

あったが翌年度から6年間は日赤出身の有田幸子が会長を務め，訪問看護制度を検討した時代は有田会長であった。その後1994年度からは看護教育に長年携わってきた見藤隆子が会長となり，准看護師制度を議論した時期の大部分は見藤会長であった。そして1999年度からは，これまで看護協会の副会長であり看護大学学長でもあった南裕子が会長に就任している。

次に日本医師会の会長であるが，1987年度は羽田春兎会長の2期目で羽田は1992年度まで8年間会長を務めており，訪問看護制度の議論が行われた時期は羽田会長の時代であった。日本医師会は武見会長の後，反武見派の花岡堅而が会長に就任したが1期のみで，その後に会長となったのが羽田である。羽田は「闘う執行部」を打ち出して会長となったが，低成長時代であったため医療費適正化対策に対して守勢を余儀なくされ，厚生省との関係においても「対話と協調」に加えて行政への参加を通して要求していく姿勢を取るようになった時期であった[1]。なお，訪問看護制度が創設された1992年度からは，これまで副会長であった村瀬敏郎が会長に就任している。村瀬は1996年度まで会長を務め，その後は副会長であった坪井栄孝が会長となっている。准看護師制度の検討を行った時期の前半は村瀬会長，後半は坪井会長であった。なお，坪井は2004年度までの4期8年間，会長を務めている。

2）アクターの政策関与

訪問看護制度と准看護師制度の事例は，同じ看護政策でありながら，政策展開の方法や結果がかなり異なっていた。なぜこのような違いがあったのか，またその相違から何が課題であったのかについて，アクターの政策関与の側面から分析する。

ここでは，政策展開の中心となっていた厚生省，日本看護協会，日本医師会の3者について，看護政策の形成や決定の過程で，どのようなスタンスで関与していたのか，相互の影響力関係，組織内部の意思決定過程や団体間の利害調整がどのような場で行われていたのかについてみていきたい。なお，政策決定が行われたのは訪問看護制度の事例のみであったことから，ここで

---

1) 髙橋秀行「日本医師会の政治行動と意思決定」中野実編著『日本型政策決定の変容』東洋経済新報社，1986年，249頁。

は政治について比較分析は行っていない。

厚生省

　厚生省はこの2つの政策を主導しているが，どのような組織の考え方の下で，また組織体制でこれらの政策を遂行したのか，また団体との調整をどのように行ったのかについて比較してみたい。

　まず組織体制であるが，局，課の単位，また，局長，課長のレベルまで下げてその体制をみると，訪問看護制度を企画したのは大臣官房老人保健福祉部で，看護協会や医師会への対応は老人保健課が行い，課長は医系技官である。また，訪問看護モデル事業を担当していたのは同部企画課で，いずれにしても厚生省の中心的な組織に所属し，部全体で老人保健法の改正，訪問看護制度の検討を行っていた。

　一方，准看護師制度の企画は健康政策局であるが，当該局は医療政策の中心的存在で医療法等を所管していることから，看護政策の具体的な企画は看護技官が課長である看護課が行っている。そのため，准看護師制度の検討は局全体で検討する体制ではなく，看護課が中心となっていた。

　このような体制の違いは，行政機関としての政策の位置づけ，要するに重要な政策と考えているかということに依っていると思われる。訪問看護制度そのものはそれほど厚生省として重要な政策ではないが，その本体である老人保健法の改正は，国の財政に直接影響し，また，国民の関心が高い高齢者対策であったこと，そして，厚生省にとって高齢者対策は喫緊の課題と位置づけていたことが政策の優先順位を高くしていた。しかし，准看護師制度の問題は医療界の中での関心事項で，日本看護協会と日本医師会の組織的な課題であったこと，国民の看護サービスを充実する側面では重要な政策であるが，国全体への影響から考えると優先順位はそれほど高くなかったと推察される。

　このような政策を主導する組織体制，そして厚生省としての政策の位置づけの違いが，政策過程のさまざまな場面で影響を与え，その結果，政策決定への成否につながっていたのではないかと考える。

　もう1点注目したいことは，厚生省の団体への対応についてである。
　厚生省の医師会への対応をみると，訪問看護制度においては医師会の反対

が予測されたことから,老人保健課長が医師会の反応を事前に確認し,また意向を確認しながら政策を進めており,その上,老人保健福祉部長自らが訪問看護制度は開業医にメリットがあることを公言するなど[2],かなり気を配った対応をとっている。一方,日本看護協会に対しては,訪問看護制度はそもそも看護界にとってメリットのある政策であるため,あまり接触している様子は見受けられないが,医師の指示の書き方などで反対意見がある場合には即座に対応している。

他方,准看護師制度では医師会の反対は予測されたが,同床異夢であったこともあり,その対応は行わずに検討会という場で医師会を説得する方法をとっている。検討会では実態調査を行い問題点が明確になったが,制度を変更する議論にまで至らず,予測どおりに医師会は組織をあげて反対運動を展開した。その時点になって,医系技官のトップである健康政策局長が,医師会の意向を踏まえた政策展開に変更するという対応をとっている。

このように,厚生省の医師会への対応は,訪問看護制度では先手を打って調整しているが,准看護師制度では反対が表面化した後に対処したというように,まったく異なった動きとなっている。なぜ,このように異なったのであろうか。

違いの1つは,医師会対応の窓口となっていた担当課が,訪問看護では医系技官を課長とする老人保健課,准看護師制度は看護技官を課長とする看護課だったということが影響していると思われる。政策コミュニティには,医系技官,医師会,医師会系の議員という医師を中心とした専門家政策コミュニティと,看護技官,看護協会,看護系議員と看護職を中心とした専門家政策コミュニティがあることは,第3章で述べたとおりであるが,医師会との調整にあたってこの専門家政策コミュニティの存在が影響していたと考えられる。中島が[3],一般に専門職は所属社会と専門職社会という2つの集団に帰属しており,所属社会よりも専門職社会を優先させる傾向があると述べているように,医師系の専門家政策コミュニティに属さない看護課長には,老

---

2) 『社会保険旬報』No.1719,1991年3月11日。
3) 中島明彦「医療供給政策における政策過程の変容」『医療経済研究』9,医療経済研究機構,2001年,34頁。

人保健課長のような対応は困難であったということが推察される。専門家政策コミュニティはこのような機能を持つということである。

日本看護協会

日本看護協会の訪問看護制度に対する組織的な取り組みは，厚生省の検討状況に合わせて都道府県看護協会の活動や訪問看護の教育・研修に対して支援している。そして訪問看護制度創設後は，訪問看護の団体を設立するなど，年々訪問看護に対する組織の対応は強化しているが，重要課題という位置づけにはなっていない。そのような中で，准看護師制度の検討が始まると，看護協会の長年の懸案事項であった准看護師制度の廃止ができるという期待から，厚生省が取り組む政策に組織を挙げて協力している。

このように，訪問看護制度と准看護師制度の看護協会としての対応の違いは，会長が異なっていたという影響はあまり考えられず，日本看護協会が組織として取り組む課題の優先度が影響していたと思われる。これは，会員の大部分が医療機関に勤務する看護職であり，訪問看護に従事する看護職はごくわずかでしかないことも影響していると考えられる。また，訪問看護が議論された時期の老人保健審議会には委員として参画しておらず，また地域で活動する保健師への配慮もあってか，看護協会の取り組みは准看護師制度とはかなり相違があったということである。

日本医師会

2つの事例に対する日本医師会の動きを比較してみると，1976年頃は訪問看護に対して強い反対姿勢を示していたが，訪問看護制度の検討を開始した1987年以降はこれを前向きに捉える姿勢に変わっている。この時期は羽田会長と村瀬会長で，比較的厚生省と協調して医療政策を進めていこうという考え方の会長の時代であった。一方，准看護師制度の検討の時期は，前半は村瀬会長であったが後半は坪井会長となり，厚生省との関係は再び対決姿勢となっている。しかし，厚生省と協調する姿勢であった村瀬会長の時代においても，准看護師養成停止に対しては強い反対姿勢を示しており，坪井会長となってからはより鮮明に准看護師養成存続を表明している。このように，看護政策への医師会の対応は会長の取り組み姿勢の違いだけではないことが推察される。

そこで医師会の看護政策に対する関心はどこにあるのかについて,『日医ニュース』の看護関係の記事の取り上げ方を見てみると,『日医ニュース』に看護の関係記事が載る場合は, ほとんどが准看護師制度に関することであった。地域医師会が准看護師養成を行っている事情もあって, 厚生省が准看護師養成停止をめざした政策が進められたことに反論する記事は,『日医ニュース』のトップ記事として複数回掲載されており, 会長の所信表明においても准看護師制度について言及する記事が何度も載せられている。しかし訪問看護制度については, この制度が検討されていた時期でも, これを主題として取り上げた日医ニュースは見当たらず, 担当理事から訪問看護制度を評価する意見が掲載される程度で, 医師会の関心は高くなかったことがうかがえる。

　このように, 日本看護協会, 日本医師会ともに, 組織としての重要課題に対する政策には強い姿勢で臨み, 両者ともに関心が薄い政策には, 穏やかな対応をとることがわかる。今回の事例をみると, 准看護師制度の検討については両団体ともに組織を挙げて政策決定過程に関与し, 訪問看護制度の検討では, 厚生省が主導する政策に歩調を合わせて協力するという対応をとっていたのである。

2　政策段階における比較

　訪問看護制度と准看護師制度の政策展開がどのように行われたのかについては, 第3章第4節および第4章第4節において, 松下の政策過程模型を用いて政策段階ごとにみてきたが, ここではキングダンの「政策の窓」モデル[4]を活用して2事例の政策過程を比較分析していきたい。

---

4)　John W. Kingdon. Agendas, Alternatives, and Public Policies 2nd Ed. Addison-Wesley Educational Publishers, 1995, p.165. なお, キングダンの「政策の窓」モデルについては, 大嶽秀夫の『政策過程』東京大学出版会, 1990年および宮川公男『政策科学の基礎』東洋経済新報社, 1994年を参考とした。また, このモデルを使って介護保険制度創設の事例分析をしている衛藤幹子の「連立政権における日本型福祉の転回」『レヴァイアサン増刊号』, 1998年も参考とした。

分析にキングダンのモデルを用いた理由は，キングダンは政策過程を3つの流れ（①政策課題の設定，②政策代替案の形成，③政治）に分け，それぞれの流れが発生した要因を明らかにしており，その要因が，本事例を比較する時の物差しとして使えるのではないかと考えたからである。そして，この3つの流れが合流した時に制度決定に至るという考え方，キングダンはこれを「政策の窓が開く」と表現しているが，このような政策過程を動態的に捉えて説明することは，実際の政策展開に近いものと考えられるからである。

　なお，2つの事例で比較できる政策段階は，①政策課題の設定と②政策代替案の形成までであるが，③の政治については，訪問看護制度の事例のみを用いて考察している。

1）政策課題の設定

　政策課題を設定していく過程では，どのようなことが影響しているのであろうか。キングダンは[5]，政策課題を設定していくプロセスについて多くの要因が関与しており，それがどのようなきっかけで，政策課題として認識されていくのかについて詳細な分析を行っている。それによると，大きく分けて3つの要因をあげており，1つには，統計データなどの指標や調査・研究の結果，2つには，災害や事故などの出来事，また個人的な体験も影響していること，3つめには，既存の政府プログラムのフィードバックがあるとしている。

訪問看護制度の事例

　これら3つの要因を踏まえて，訪問看護制度の事例をみてみたい。

　課題設定の背景としては，高齢者対策の充実が求められる中で老人医療費が増加し続けており，老人の長期入院（社会的入院）が問題となっていた。これを改善するためには在宅医療をいかに充実するかということが重要な課題となっていた時期で，かかりつけ医の高齢化等で往診する医師が激減しており，在宅医療を開業医のみに頼る制度では限界があると考えられていた。また，入院期間が非常に短い先進諸国の例をみると，訪問看護がきめ細かく

---

[5] John W. Kingdon, 同上，94頁。

行われていることから,訪問看護を普及する必要性が言及されていた。

一方,わが国の現状をみると,医療機関からの訪問看護は看護職不足などから伸び悩み,また市町村の訪問指導は行政サービスで対象者のニーズに十分応えられるものではなかったために,これを改善するためには多様な形態による訪問看護サービスのあり方を検討する必要があった。

これらの状況を前述した3つの要因で整理してみると,政策課題設定のきっかけは医療費やその原因分析のデータ,先進国の調査研究結果,既存の施策である医療機関の訪問看護や訪問指導の実績値のフィードバックであったことがわかる。そして,このような種々の資料は混沌とした状態で集められていたが,政策の議論を重ねる中で,筋書だった明確な課題の設定につながっていったものと思われる。

そして,このような課題を設定する議論と並行して,政策案の検討が行われており,看護師グループによる先駆的な訪問看護の活動が行われていたことや,技術的に実現可能な制度(療養費制度)を考案したことにより,政策課題として「訪問看護制度の創設」が確定したものと思われる。この過程をみると,政策案の検討が行われ,その目途がついて初めて政策課題が設定されたことがわかる。

准看護師制度の事例

准看護師制度の政策課題の設定をみると,キングダンが要因で示したように,看護職員の需給見通しが策定され,これによると看護師過剰の時代が来ることが想定されたことから,これまで看護行政として長年の懸案であった准看護師問題を解決する時期がきたとみなされ,政策課題の設定が行われている。そして,英国ですでに准看護師養成停止が実施されていたことも,先行事例として参考にしている。それに加えて,日本看護協会の長期間に及ぶ要望や請願があったことも,政策課題を決める重要な要素であったと思われる。また,この当時の出来事として,マスコミが准看護師問題をキャンペーンとして取り上げていたことも,課題設定に影響があったと考えられる。このように要因がそろった時期に,政策課題は設定されている。

しかし,この問題を取り上げた当初は,健康政策局の主要な政策として准看護師問題に取り組む状況ではなかったことから,少子・高齢社会看護問題

検討会終了後はこの問題を継続して検討する姿勢がみられなかった。その後，国会で准看護師問題が取り上げられたことにより，局の政策課題として浮上し，本格的な准看護師問題の検討が始まっている。このような政治の動きも政策課題の設定に影響を及ぼしていた。

准看護師制度は長期間の懸案事項であり，制度の見直し（廃止）が解決方策と考えられていたので，政策課題設定の時期は訪問看護のような混沌とした状態ではなかったと思われる。すなわち，政策担当者の間では，この政策の問題点は周知のこととして理解されており，制度の廃止という明確な目的のもと，具体的な目標として准看護師養成を停止することを共通認識していたということである。この事例の課題設定として重要な点は，課題を設定する時期の判断であったと思われる。一般的に政策課題は，さまざまな情勢の制約や影響を受けて課題が浮上したり取り下げられたりするものであるが，准看護師問題はこのような過程を十分に経ていない事例であったと推察される。

政策課題の設定過程で，強力な反対勢力が存在する場合などは，決してアジェンダにはならないことをキングダンは指摘しており，准看護師制度の事例は，課題設定の段階で医師会が強い反対を表明していれば，政策課題とはなり得なかったであろう。同床異夢の中で政策課題として准看護師問題が検討会の場で議論されたが，その後，政策案の検討が行われたものの政策決定に至らなかったのは，課題設定の段階でこのような齟齬が生じていたためと思われる。

2) 政策案の形成

政策案の検討から提案に至った過程について，2つの事例を比較して，政策案を形成するためには何が重要な事項であるのか，どのような方法が適当なのかについて考えてみたい。

キングダンは，政策プロセスの第二の流れが政策代替案で，その案ができてくる過程を「原始スープ」[6]になぞらえて説明している。政策に関するさ

---

[6] 同上，116頁。「原始スープ」とは，生命が生まれる前の分子の浮遊状態を言っている。

まざまなアイディアは，アイディア間の衝突や結合，新たな要素との再結合などによって変化し，その中でいくつかのアイディアが取り上げられていくとその生成過程を説明し，このような過程で生き残るアイディアの条件を3つ上げている[7]。1つは，技術的フィージビリティ（実現可能性），2つめは，政策コミュニティのメンバーの価値意識との整合性，3つめは，政策提案が直面するであろう「制約」としている。この3つの条件について，2つの事例を比較分析してみよう。

実現可能性

訪問看護制度の事例は，医療機関以外でも医療費による訪問看護が提供できる仕組みとして，厚生省の中でさまざまな検討が行われている。在宅医療においても病院の付添看護のような療養費による仕組みが考えられないか，一旦は全額負担するような現行の療養費制度ではなく，一部負担のみを支払う仕組みは考えられないだろうかと厚生省は悩んでおり，この段階が原始スープの状態で，その中から新たな療養費制度の仕掛けが考案されている。要するに高齢者が訪問看護料を一旦は全額支払い，後に償還される制度では利用する高齢者が少ないと予測して考え出された仕組みである。まさに，政策案として実現可能性を追求していたのである。

そして，訪問看護モデル事業を地域レベルの看護協会と医師会が加わった中で実施し，新たな仕組みとして本当にうまく地域の中で機能するかということを実証し，問題点を探り，また制度化する上で必要なデータの収集を行っている。この訪問看護モデル事業を3年間行い，公表することによって，政策案の賛同者が次々に増える，いわゆる「バンドワゴン効果」がみられている。そして価値意識が異なることが多い関係団体においても，協働することによって目標が共有されていった。

一方，准看護師制度の事例は，制度の廃止は困難であるが，准看護師養成停止であれば実現するのではないか，実際に英国では准看護師の養成停止を進めていることからも，可能性があると考えられていた。そして看護職員需給の将来推計を示し，看護職が不足するような事態には陥らないことを事務

---

7) 同上，131頁。

局は検討会で説明している。しかし，准看護師養成を停止した後の具体的な案については，明確に提示していない。キングダンは，実現可能性とは細部まで技術的検討がされ，実施の可能性が確認されていることとしており，このような観点から考えると，准看護師養成停止という目標に対する政策案は実現可能な案であったのか，技術的な検討が十分にされた結果であったのかについては疑問が残る。

<u>価値意識の整合性</u>

次に政策コミュニティメンバーの価値意識の整合性であるが，訪問看護制度の事例の価値意識とは，入院による医療だけではなく，在宅における医療を推進することに価値を見出すかということであろう。国民の多くが自宅で死を迎えたいと考えていることからも，在宅医療を推進する方向性は，看護職および医師の専門家政策コミュニティの間で一致していたものと思われ，イデオロギーの対立は起きていない。

一方，准看護師制度は，制度を廃止し，資格制度を一本化するということについて政策コミュニティメンバー間の価値意識が一致しておらず，その結果，看護職側は賛成，医師側は反対という状況であった。キングダンは，価値意識の整合性を欠く政策提案は真剣にとりあげられず，生き残りうる可能性が低いと述べているが，まさにそのとおりとなっている。

看護政策においては，前述したように政策コミュニティは医師と看護職の専門家政策コミュニティに分かれており，両者の価値意識の整合性がとれる政策案を生成することは，かなり困難であることが予測されるが，重要な条件であることを念頭において「原始スープ」の段階で時間をかけて政策案を議論し，考案することの必要性が示唆された。

<u>財政的制約と国民の承認</u>

最後の条件である「制約」についてであるが，訪問看護制度は予算の確保を必要とする政策ではなく医療費で対応するものであるため，医療保険者の了解が必要となる。医療費の側面から考えると，在宅医療は入院医療と比較すると安価であり，それゆえ医療費を抑制する効果があるといわれている政策であるので，訪問看護制度の創設は医療保険者の了解が得られやすいことが予測された。また，前述したように国民は入院よりも在宅を望んでいるの

で，一般大衆の承認は得やすいと判断ができ，このような状況から国会議員の支持も得られやすいと考えられた。

　他方，准看護師制度については，准看護師養成を停止し看護師養成に切り替えていくことになるため，経費は増加することが予測された。看護学校養成所には補助金が出されていることから，財政当局の了解を取る必要があり，困難も予測された。一方，国民からみると，看護の質が向上する政策であるので，一般大衆の承認は得られやすく，事実，マスコミは足並みをそろえて准看護師養成停止を支持していた。しかし，国会議員については，医師会系の議員やその族議員からは，日本医師会が反対している准看護師制度の廃止につながる制度改正には賛同が得られる可能性はかなり少ないと推察され，政策案を形成する過程でこの流れが止まる可能性の高い事例であったと言えよう。

3　看護政策の特徴

　訪問看護制度および准看護師制度の政策過程について，アクターの影響力関係と政策段階の2つの観点から比較し，その相違点を明らかにしてきたが，これらの分析を基に，看護政策の特徴は何かということを整理しておきたい。

1）アクターの影響力関係
アクターが限定的

　政策過程におけるアクターの影響力関係の比較から言えることは，政策に深く関与していたアクターは2事例ともにかなり限定されており，役割も固定的であったということである。すなわち，厚生省，日本看護協会，日本医師会の3者の関係の中で看護政策が検討され，それぞれの役割をみると，行政機関は政策の立案と関係団体の調整，団体は職能としての利益を追求するというパターンであった。このような限られたアクターで，しかも専門家政策コミュニティが中心となって政策を推進する形態は，医療政策の特徴でもあると思われる。他の類似する政策のアクターと比較してみると，例えば，医療保険政策では，医療提供者の団体が複数であることに加え，医療保険者

や医療の受け手の代表などが加わって議論を進めている。近年の看護政策では多様なアクターが参加して議論が行われているが，政策に深く関与するアクターは限定的であることが多い。

　団体の力量および価値観の違い

　看護政策はアクターが限定されていることに加え，これに関わる2つの職能団体は，社会的位置づけや政治力などを比較すると，その力量には大きな差がある。また，医療という領域内の分配政策であり，その上，団体の価値意識が理念重視と実益重視など，政策目標に対する考え方も異なっていることがある。看護政策は，このようなアンバランスなアクターの力関係の中で検討されているということ，そして，政策の性格上，利害が対立しやすく，団体間の調整は非常に難しく，合意形成が困難であるということが特徴といえよう。

　専門家政策コミュニティが中心

　看護政策に関わる政策コミュニティの中には，看護職と医師の専門家政策コミュニティが存在し，それぞれが複雑な動きをしながら政策展開に関与しているということも注目すべきことである。特に准看護師制度の検討では，4つの検討会が行われたが，その初期には看護職の専門家政策コミュニティが活躍し，後半では医師の専門家政策コミュニティが活発な動きをみせていた。そして，専門家政策コミュニティの中での関係性が親密であるか，また疎遠であるかによって，政策を進める方向性が変化している。このような職能ごとの専門家政策コミュニティが存在し，その中での関係性が政策に影響を与えているということも看護政策の特徴であろう。

　医療政策に関わる政策コミュニティについて言及している論文は少ないが，その中で医療計画の政策過程を分析した中島は[8]，「政策形成・実施過程で専門家からなる政策コミュニティが推進機能を果たすのは，専門技術領域の政策過程の一般的特性であろう。部外者には政策内容が専門的なため政策過程に参加するのに限界があるからである」と医療政策において専門家政策コミュニティが存在する意味を考察しているが，その上で，課題として，重要な

8）中島明彦，前掲，34頁。

政策が少数の専門家によって決定される危険性を指摘しており，看護政策においても同様の課題があると考える。

また，このことは，政策を主導している行政においてもそれぞれの専門家政策コミュニティに加わっていることを考えると，中立的な立場で政策が推進できているのかといった課題もあると思われる。

2) 政策段階における特徴

2事例を比較できる政策段階は，政策課題の設定と，政策案の形成の2段階であったことから，各段階における看護政策の特徴をみていきたい。

<u>政策課題設定の準備状況</u>

政策課題の設定であるが，訪問看護制度および准看護師制度の問題点の明確化や改善すべき方向性については，種々のデータや長期間の議論が下敷きとなっていたことから，そのことを政策課題として取り上げることについて認識の隔たりはあまりなかったと思われる。しかし，その課題をどのような時期に，またどのような準備段階を踏んで課題設定に至ったのかという点については異なっていた。その違いをみてみると，訪問看護では実現可能な政策案の検討が行われ，目途がついた段階で政策課題を浮上させていたが，准看護師制度では，看護職員の需給見通しから過剰となるという判断をきっかけとして，くすぶり続けていた准看護師問題を政策課題として取り上げたという状況であった。また，この議論の場は，訪問看護制度は厚生省の国民医療総合対策本部が中心となっていたが，一方，准看護師制度では看護職の専門家政策コミュニティが中心であったということも大きな相違であった。

<u>実現可能な政策案を見出せるか</u>

次に，どのような過程を経て政策案が形成されていったのかについてみてみたい。ここで政策案の提案までの過程を振り返ってみると，訪問看護制度では，政策案の提案までに幅広く情報を集め，十分な議論を行い，さまざまな手立てを考え出し，それを訪問看護モデル事業を通して着実に成案を形づくるなど，かなりの時間と労力をかけている。

一方，准看護師制度では，政策課題を提示し，政策案の目標（准看護師養成制度の廃止）は早期に示しているが，政策案の形成に至る過程は検討会で

の議論を中心としており，検討会で実態調査を行い問題点を明らかにし，政策案を提示するといった方法であった。このため，実現可能性について詰めた議論が十分行われていない。

このように政策案の形成までの過程でどのような準備をするのか，どのような議論を経て成案としていくか，2つの団体の妥協点を見出すような政策案か，実現可能な案なのかなど「政策案形成の段階」で大きな相違が見られ，この段階が看護政策を推進する上で重要な鍵であったと考える。

国民にメリットのある政策

本節では，政策案の形成までを比較分析しているが，ここで，政策段階の「制度決定」についても触れておきたい。政策決定に至った事例は訪問看護制度のみであるが，この事例から制度決定における看護政策の特徴を抑えておきたい。

制度の決定は，国会における審議を経て決定されるが，それ以前に，政策案を国会に提出できるかについては，事前に与党の部会で了承が得られるかにかかっている。政治の流れに影響を与えている要素についてキングダンは[9]，1つは国民のムードであり，2つめは組織化された政治的な力であるとしている。老人保健法の改正は国民に負担を強いる側面があることから，ムードづくりとして国民にメリットのある政策を前面に出すために，訪問看護制度の創設は「風鈴」として使われている。また，高齢者の問題は政府全体の課題であることを与野党の政治家が共通認識しており，改正案は関係者が合意できるギリギリの案であることから，政治力を発揮し制度決定につながっている。

ここで，なぜ，訪問看護制度は「風鈴」になったのかについて考えてみると，その理由は，看護政策の多くは，国民に対してメリットはあるがデメリットが少ないという特徴があるということであろう。要するに，看護サービスが十分に提供されるという政策に対して反対する国民は少ないということである。唯一，政治的な議論になるとすれば，看護サービスの向上に伴って財源が必要となる場合で，看護職は約150万人と規模が大きいことから財政

---

9) John W. Kingdon，前掲，145頁．

負担は大きく、このような課題がある場合には、政治の流れに乗ることは難しく、制度決定に至る可能性が低い政策となるであろう。

第2節　看護政策推進の課題

訪問看護制度および准看護師制度の政策過程の比較分析をとおして看護政策の特徴を明らかにしてきたが、これを踏まえ、本節では制度決定につながる政策を推進するための課題について考えてみたい。

1　政策の規模

政策過程は、始動、立案、決定、執行、評価というサイクルで動いている。政策の企画はこれを想定して進められていくものであるが、2つの事例を振り返ってみると、訪問看護制度は「決定」に至ったが、准看護師制度は「立案」の途中で当初の目標としていた政策は停止している。このような結果となった2つの事例から言えることは、訪問看護制度は老人保健法改正という大きな制度改正の中で政策を展開したが、准看護師制度は准看護師問題に限定した政策であったという政策の規模が違っていたことがあげられる。この違いが政策過程に大きな影響を及ぼし、制度決定の成否につながっていったのではないだろうか。

それでは政策の規模の違いは、政策過程にどのような影響を与えていたのであろうか。2つの事例から考えてみると、1つは、政策コミュニティにおけるアクターが異なったこと、2つには、政策を主導していた厚生省の組織体制の違い、3つめには、社会への影響（インパクト）の相違が政策過程に影響を与えていたと考えられる。この3点について具体的にみていきたい。

1）アクターについて

アクターの違いをみてみると、准看護師制度のアクターは行政と2つの団体であったが、訪問看護制度ではこれらに加え、経済界、医療保険者、市町

村などの医療関係者以外のアクターが含まれた中で議論が行われたということである。このことは政策過程にどのような影響を与えたのかであるが，前述したように看護政策に関わる主な3者のアクターは，限定的でしかも団体の力や価値意識が異なるという特徴があり，このため政策コミュニティの中での議論は特に規制政策では行き詰まりやすい傾向がある。一方，多くの領域のアクターが存在する政策コミュニティでは，団体間の力関係が複雑となり，また価値観も多様化することから，限られた専門家集団の議論よりも，偏りのないより公正な議論が展開されたのではないかということである。

この例として，第4章第3節で記述している行政改革委員会規制改革小委員会がアクターとして加わった政策過程についてここで触れておきたい。

総理府が設置した行政改革委員会の下に置かれた規制改革小委員会は，訪問看護制度は創設されたが訪問看護ステーション数が伸びないという点に着目して，民間企業の参入や運用上問題となっていた医師の指示書の期間の延長などを進めたもので，これまでの医療提供者間の議論では想定できない展開となり，早期に制度が変更されたという例である。規制改革小委員会は，通常の看護政策のアクターとしては存在していなかった経済学を背景とする有識者や経営者，ジャーナリスト，作家などをメンバーとした委員会で，医療界の議論とはまったく異なる観点から医療制度の問題点を追及している。

このようなこれまでにはない政策推進の過程から言えることは，医療界のアクター関係に大きな影響を与える他分野のアクターが新たに加わったことで，異なる視点から歴史的慣習の強い医療制度を見直すことができたと思われる。

このことから考えられることは，看護政策を議論するアクターの関係を変えるためには，医療分野とは異なる分野からの問題提起など，多様なアクターが加わる中で政策を進めることが重要なのではないかということである。

2）政策企画体制について

次に政策の企画者であった厚生省の体制をみると，訪問看護制度は大臣官房の「部」が政策推進の中心であったが，准看護師制度は「課」を中心とした体制であったということである。

この影響を考えてみると，訪問看護制度においては事務次官を筆頭とした国民医療総合対策本部で政策案が練られ，担当部署は大臣官房に置かれた老人保健福祉部であったことから，訪問看護モデル事業も健康政策局や社会局を巻き込んだ体制で実施できたこと，老人保健法の改正は，厚生省として重要課題であったがゆえに，省として政治家への説明も十分行われたと思われることなど，いずれにしても，組織全体で取り組んだ政策であった。しかし，准看護師制度は，健康政策局長を筆頭に看護課が中心となって2つの団体の調整や，検討会の運営を行うという体制であった。これは政策課題が看護制度に限定されていたため，このような体制であったということである。

政策を推進する力は，必ずしも老人保健法改正のような体制でなければならないとは考えないが，一般的に行政機関という組織は，体制に左右されると言われており，このことからも，政策を企画し推進していくための組織体制の規模が，制度決定の成否に大きな影響を与えていたと思われる。

3）社会への影響について

政策の社会への影響（インパクト）について考えてみると，老人保健法改正は高齢者対策をいかに推進するか，老人医療費の高騰をいかに抑えられるかという，政府全体の重要課題であった。最も切迫していたのは財政負担の問題であったが，この問題を解決するためには老人保健法の改正が必要であった。この時代の高齢化率は12.6％（1991年）であったが，30年後には25％を超えることが予測されており，国民にとっても高齢者対策は重大な関心事であった。このような時期に高齢者対策に資する訪問看護制度創設という政策は，社会の要請に合致していた政策でインパクトがあったと言えよう。

一方，准看護師の養成を停止し，将来は廃止するという制度の改正については，国民の関心はそれほど高くなく，また，医療界の中での看護職と医師の問題であるという認識が一般的で，社会への影響は少なかったと推察される。

このことが，政策過程にどのような影響を及ぼしていたかであるが，社会への影響が大きい重要な政策であれば，そのことを議論する政策コミュニティにおいて合意形成をするために最大限の努力が図られるが，その政策が推

進されなくても社会への影響が小さいと考えられる政策は，社会全体の関心が低いことから，関係者が対立した場合に，妥協し歩み寄る努力は働きにくくなるのではないかと思われる。実際に，老人保健法改正の議論においても，合意形成は容易ではなく，1990年度に法改正を予定していたが老人保健審議会の意見がまとまらず，延期を余儀なくされている。そこで，審議会での合意形成を進めるために，有識者による老人保健制度研究会を設置して報告書をまとめ，老人保健審議会の議論を進め合意形成に至っている。このような動きを起こしてまでも政策を推進したということである。

4) 看護政策の特性を活かす

看護制度は医療制度の一部と捉えられるなど，政策としての規模は小さいものである。このような政策であるがゆえに，前節で述べたような限られたアクターによる専門家政策コミュニティの中での議論が中心となり，専門家間で対立構造となると，その政策が行き詰まるということが起きて制度決定には至らず，必要な看護制度が変革されないという結果になっている。

このような状況を変えていくためには，老人保健法改正のような社会の要請が強い政策または大きな制度の枠組みの中に看護政策を位置づけ，全体の政策目的を一にしながら，必要な看護制度の改正を進めていくことが必要なのではないかと考える。看護政策は「風鈴」になりやすい政策であること，そして看護職約150万人に影響が出るという政策であるので，その特性を十分に活かして，大きな制度の枠組みの中で政策を進めていくことが重要であると考える。

2　政策案の熟成

訪問看護制度と准看護師制度の政策過程におけるもう1つの相違点は，政策案の形成であった。政策過程において，政策案の形成は最も重要な部分であるので，この点について考えてみたい。

2つの事例の政策案を比較する上で留意しなければならないことは，准看護師制度は政策の方向性が「制度廃止」ということであり，一方，訪問看護

制度は「制度創設」という方向性がまったく異なる政策であったということである。このため，同様の議論の過程を経て政策案が形成されることは考えにくい。そこで准看護師制度と類似の制度を探してみると，付添看護制度の廃止が1994年に行われている。この制度は健康保険法の改正によって「廃止」となったもので，その政策過程と比較することが妥当と考えたが，付添看護制度廃止の政策過程の分析が現段階では明らかとなっていないため，ここでは訪問看護制度と准看護師制度との比較で政策案の形成過程について考察したい。

1）多角的議論による政策案の形成

訪問看護制度の政策案とは，医療機関ではないところで看護の提供ができる仕組みを作ることで，しかも医療費という財源を使った仕組みを考えることであった。それが訪問看護療養費制度という政策案である。これを考案したのは，国民医療総合対策本部での議論の中であり，おそらく「原始スープ」のような状況の中で生成されてきたものと思われる。その後，この政策案は訪問看護モデル事業の中で揉まれ，現場関係団体の納得が得られるものとなり，また，政策コミュニティの間でも理解が進んでいった。こういった経過で練られた政策案は，制度決定の場でも議論に耐えうるものになったと思われる。

一方，准看護師制度の政策案はどのような内容であったのだろうか。若干わかりにくいので順を追って考えていくと，目的は看護師資格の一本化，すなわち准看護師制度の廃止，目標は准看護師養成停止であり，そこに持って行くための手段は実態調査による准看護師問題の明確化，そして准看護師養成停止後の対応策は，准看護師養成所を看護師養成所または他の施設に転換することを考えており，その転換にかかる経費については予算化する予定であった。このことから考えると，具体的な政策案は「准看護師養成所の転換」ということになろう。この政策案は検討会で示されておらず，准看護師養成停止に対して強い反対が起き，具体的な政策案を議論するところにまでは至っていない。この政策案は，検討会終了後に厚生省が全国会議などで示したものであるが，どのような過程を経て創られたのかについては明らかでなく，

訪問看護制度のような熟成した案ではなかったものと思われる。

2）専門家政策コミュニティの分断

　なぜ，准看護師制度は合意できない政策案となっていたのかについて考えてみると，政策案を形成する過程に問題があったのではないかと推察される。1つには，准看護師制度の問題は1963年の医療制度調査会においてすでに指摘されていたもので，その後も厚生省が主催する検討会で数回にわたり議論してきた経緯があり，取り組まれるべき方向性が明確であった。このため，実現可能な政策案を練るという状態を経ないで，また，団体が納得できる実現性のある政策案を明確に示さないまま，目標である養成停止の合意形成を推し進めようとしたのではないかということである。

　2つめは，看護職の専門家政策コミュニティが，准看護師制度見直しの議論の中心であったため，准看護師養成を実際に行っている地域医師会とのコミュニケーションが不十分だったのではないかということである。そのため，准看護師養成停止後，既存の養成所に対する代替案が現場のニーズを取り入れたものとなっておらず，政策を進める上で納得できる案とはなっていなかったと思われる。

　看護政策の特徴として，政策コミュニティに中に看護職と医師の専門家政策コミュニティがあり，この2つの専門家政策コミュニティが分断されている中で政策の議論が行われていたことが，政策案の形成に影響を与えていたと考えられる。

3）実現可能な政策案へのステップ

　そもそも政策形成過程は，どのようなステップで行われるべきなのであろうか。政策過程における政策コミュニティの動きや行動様式などは，これまで多くの政治学，行政学の研究者が明らかにしてきていることである。これらを参考に准看護師制度の事例を振り返ってみると，看護制度には歴史的な経緯があり，その課題が明確であることが多いので，検討会を開催するなどの解決に向けた動きをとる傾向がある。しかし，具体的な政策案を練るためには，すでに明らかにされている政策形成過程を丁寧に踏んで，公益性を考

慮しつつ，関係者の価値基準の調整などを行っていく必要があると考える。

　災害や事件対応のような緊急性を要する政策はこのようなステップを踏むことが難しいが，看護政策は緊急性が高い課題が少ないことから，前述したような政策企画体制をつくり，政策案を熟成することが必要であると考える。

　また，看護政策は看護を提供している医療機関や教育機関に直接影響のある政策であることが多いので，訪問看護制度の事例のような実践的なモデル事業を通して，政策案を練っていくことを政策形成過程に取り入れることが特に重要であると考える。西尾勝が，「政策作成者はまず政策案を示し，相手方の反応を打診して政策案を修正していく」[10]と述べているように，このようなステップを踏むことによって，実現可能性が高い政策案になっていくと考える。

　今後の政策推進の課題を整理すると，アクターの多様化，政策企画体制の規模，そして社会への影響を考慮するという観点から，看護制度に限定した政策とするのではなく，大きな枠組みの中で看護政策を進めていくことがポイントであったと考える。また，政策案を熟成させるためには，政策形成過程のステップを丁寧に踏んで，多角的議論によって実現可能性が高い政策案を創ることが必要不可欠であると考える。そして，看護は実践に直結する政策であるので，政策案をつくる過程では，モデル事業など現場を巻き込んで政策案を創ることが重要な鍵であることが示唆された。

---

10)　西尾勝『行政学の基礎概念』東京大学出版会，1990年，173頁。

第6章　看護制度の課題と今後の方向性

　第5章では，看護政策の推進方策について考えてきたが，そもそも看護制度はどのような課題を解決すべきなのであろうか。看護制度の課題を明らかにするために，第1章では制度の歴史的分析を行い，また，第2章で資格制度の構造的分析，そして第3章および第4章で准看護師制度と訪問看護制度の政策過程の実証的分析を行ってきた。しかし，各章の記述が詳細となり論点も多岐に及んだことから，看護制度の課題が見えにくくなったのではないかと思われる。

　そこで本章では，各章で言及した看護制度の課題を整理し，その課題について問題の本質を抑えた上で，変革する方向性について考察する。

第1節　看護制度の課題

　第1章から第4章を通して明らかとなった課題は，以下の4点に整理される。第一に保助看法の業務法に当たる規定が1948年以降ほとんど改正されておらず，現代の医療に合致していない部分があること，第二に1951年に創られた准看護師制度は資格の二重構造という制度上の問題が指摘されているにもかかわらずこれが改善できていないこと，第三に看護政策を展開する上で常にネックとなっている看護職不足を解消できないこと，そして第四に保助看法は看護の専門職化，すなわち専門性・自律性を高めていける制度となっているかという点である。そこでこれらの課題について問題の所在を明らかにし，現行法と関連づけて考えてみたい。

1 業務法[1]と現代医療の乖離

　第1章で看護職の資格制度の歴史的変遷を明治時代からみてきたが，この資格法で大きな変革があったのは1948年の保助看法制定と1951年の准看護師制度を創設した改正である。その後の改正は第1章の表1-2のとおりである。これを見ると法改正は23回行われているが，他の法律や制度の変更によるものが多く，資格制度そのものの改正は，男性を看護職と位置づけたことや看護婦から看護師への名称変更，再教育の規定，そして保健師と助産師の教育期間の延長などがある。

　これまでの保助看法改正は消極的で，制度の根幹に関わる改正は一度も行われていないとの指摘があるが，まさに業務法に当たる第5条や第37条1項は改正されていない。

　これらの条文は，戦後の壊滅的な状況にあった医療機関を立て直す時期に書かれ，また医療機関に働く医療職は医師，薬剤師，看護師のみという医療体制であった。このため，医療提供者の資格法では医師と看護師の業務を定義し，その関係を明記する内容が書かれ，そして医師と看護師は同一の医療機関で働いていることを前提として医師の指示が規定されていた。また，看護業務についてはGHQが主宰した審議会で新たに看護が定義づけられたが，いずれにせよこの時代の看護の実態を反映した規定となっている。

　その後，看護業務に関する疑義については，行政解釈を通知で示すことで対応してきたことは第2章で述べたとおりであるが，実態は医療現場に任されていたため，医療機関によって看護業務にかなりの格差が生じていた。

　また，昭和20年代には想定されていなかった医療状況の大きな変化が起きており，条文の解釈では対応できないという指摘がされている。その1つは超高齢社会を目前に推進されている在宅医療という医療形態で，保助看法ができた時代には想定されていなかったものである。また，2つめとして

---

1) ここで言う「業務法」とは，第2章の資格制度の構造で触れているが，資格者の業務内容および範囲を規定している条文のことである。

は，第2章で取り上げた医療の専門分化が進み，多くの医療関係職種が創られ，多職種が協働して医療を提供するという医療体制（チーム医療）も想定されていなかったものである。

そこで，業務法の制定時には予測していなかった在宅医療と多職種による医療提供体制における看護制度の課題について考えてみたい。

1）業務法の課題
在宅医療における訪問看護制度の課題

在宅医療は，超高齢社会を見据えると今後も更に充実させていかなければならない医療体制と考えられており，近年の介護保険法改正において地域包括ケアシステム[2]を構築する方向性が示されている。その在宅医療の重要な柱の1つが訪問看護とされており，訪問看護制度は1991年の老人保健法改正によって創設されたが，その当時からいくつかの問題が指摘されていた。

訪問看護制度の問題点については第4章第1節で詳述しているが，保助看法と関連する問題を再確認すると，訪問看護制度は保助看法を前提としていることから医師の指示に基づき看護を行う制度となっているが，実態は形骸化しているのではないかという問題である。近年，医療機器を装着する医療依存度の高い患者や高齢者の在宅での見取りが増加し，看護業務の中の診療の補助に関する業務が増加している。このため，医師の指示書に関する訪問看護の問題点がより鮮明になってきている。具体的には，訪問看護は居宅で療養者の状態変化に対応して臨機応変に看護を行うことが求められているにもかかわらず，医師の指示書に基づいて看護を実施するという仕組みとなっていることから生ずる，訪問看護の実態と制度との乖離である。

訪問看護制度について平林勝政は[3]，保助看法第37条は病院内における看護を前提としており，訪問看護のように医師の指示を直ちに受けることができない状況では看護職の判断で医行為を実施せざるを得ないことが多くなる，

---

[2] 「地域包括ケアシステム」とは，医療，介護，住まい，予防，生活支援サービスが身近な地域で包括的に提供される仕組みである。
[3] 平林勝政『看護制度に関する研究』平成12年厚生労働省医療技術評価総合研究事業，2001年。

このような新たな事態に対して専門看護師制度の確立や教育課程を充実することが必要であり、保助看法第37条も、これに対応しうるような形に改正されなければならないと、現行制度の課題を2001年に指摘している。

一方、制度としての課題から若干外れるが、川原礼子は訪問看護師における尿閉の判断と医行為の実態調査から[4]、診療の補助について判断できるレベルに達するためには看護教育が不十分であると、教育の問題を指摘している。これは、医業は医師が行う行為で医師が判断するという理解であるため、看護師として判断すべき内容が十分に教育されてきていないという問題である。看護業務の曖昧さがある中で、どこまで看護教育で教えるべきかという教育内容が問われていることに注視すべきであろう。

次に、1948年当時に想定されていなかった、多職種が協働する医療提供体制における業務法の課題について考えてみたい。

チーム医療・関係職種連携における看護の課題

保助看法の制定以降、新たに12種の医療関係職種および2種の社会福祉関係職種が創設され国家資格となっているが、これらの職種の業務は看護職と重複する部分があるにもかかわらず、保助看法の業務法が見直されてこなかったことによる課題である。すなわち、多職種が協働する医療提供体制において、看護師の役割が不明確になっているのではないかということである。

もう一つの課題は、医師と各職種の関係を「指示」という用語で規定しているが、このような関係性はチーム医療を推進する上で適切なのかという点である。これは資格制度体系のあり方の議論につながることであるので、ここでは看護の課題に絞って考えてみたい。

■ 看護師の新たな役割について

チーム医療において看護師の役割は明確かという点であるが、これまでに看護師の新たな役割についていくつか提言がされている。具体的には、2002年から厚生労働省で行われた「新たな看護のあり方に関する検討会報告書」では[5]、看護師の役割について、患者の生活の質の向上をめざした「療養生

---

4) 川原礼子他「訪問看護場面の尿閉に対する医行為の実態およびその認識」『看護実践の科学』第37巻第2号、2012年、35頁。
5) 厚生労働省『新たな看護のあり方に関する検討会報告書』2003年3月。

活支援」の専門家であり，的確な看護判断に基づいて適切な看護技術を提供することが求められていると書かれている。また，強化することが期待される看護師の役割は，看護の専門的判断を伴った医療行為への関わり方と患者や家族に対する教育的役割であるとの指摘もある[6]。

その後，2011年から行われた「チーム医療の推進に関する検討会」では，看護師は「チーム医療のキーパーソン」として期待されており，その役割拡大の方向は，自律的に判断できる機会や実施しうる行為の範囲を拡大することであると報告書に明記されている。実際に多くの医療関係職種と協働で活動を行っている現場の看護師は[7]，看護師は単にケアを実施する人から，ケアを実践しつつケアの全体を考え，ケアが継続し各職種の力を発揮できるようコーディネートする役割が求められていると述べている。

一方，訪問看護に限って看護師に求められる役割をみてみると，在宅療養者に起こりうるリスクを想定して予防策を講ずることや，身体的アセスメント，家族等に対する教育・指導，医行為の実施，緊急時の対応や支援体制の確保など，幅広い活動を行うことが必要とされている[8]。また，このような役割を果たすためには，看護師が独自に判断できる能力，患者の状況に応じて対処できる能力など高いスキルを確保するとともに，医師との指示関係もプロトコールに基づくなど訪問看護の機能を十分に発揮できるような制度的な対応が求められているとしている。

これまで述べられている看護師の新たな役割を整理すると，(i) 看護師の判断に基づき看護（医行為を含む）を実践する，(ii) 予防や治療の理解のための教育・指導的役割，(iii) 多職種の調整や支援体制の確保の3点にまとめられる。このうちの (i) と (ii) は看護師の専門性を活かしたものであるが，

---

[6] 星和美「保健師助産師看護師法と新たな看護」古村節男他編『医事法の方法と課題』信山社出版，2004年，543頁。

[7] 北村愛子「チーム医療のありかたと看護師に期待される役割」『看護展望』第36巻第1号，2011年，21頁。

[8] 川村佐和子『医療依存度の高い在宅療養者に対する医療的ケアの実態調査および安全性確保に向けた支援関係職種間の効果的な連携の推進に関する検討』厚生労働科学研究費補助金，2010年，108頁。

(iii)については他の職種も実施しうるものであるという指摘もされている[9]。

■チーム医療における看護師の役割の明確化

医療機関におけるチーム医療や在宅での関係職種連携によるケアが一般的な医療提供体制となる中で、関係職種間の協働や連携のあり方、そしてその中での看護師の役割が近年、学会などで改めて議論されている。また、チームによる医療を円滑に実施するためには、それぞれの関係職種の基礎教育の段階から教育内容を変えていく議論も始まっている。

一方、看護師の業務独占とされている療養上の世話については、第2章第4節で触れたように、看護師と類似の業務を行う介護福祉士とは働く場が異なることから業務の整理はされなかったが、小玉香津子は[10]、介護福祉士の創設によって看護師の専門性が問われていること、そして看護師は健康に資する生活行動援助を行う役割があることを明確に述べている。その後、在宅や福祉施設において医療ニーズのある高齢者等が増加しており、また、看護師配置の高い医療機関においても看護補助者の配置が診療報酬で評価されるなど、ケアの分野において看護師と介護福祉士が協働する場が増えつつある。そして2011年には社会福祉士及び介護福祉士法が改正され、看護師の業務とされている診療の補助の一部を解除し、研修終了後の介護福祉士は喀痰の吸引などの医療的ケアの実施が認められるなど、介護福祉士の業務も変化してきている。この動きに関して島崎謙治は[11]、医療的ケアが医療行為だから医療職以外の者に行わせないとすることではなく、どのような条件が満たされれば介護職員等が安全に医療的ケアを行えるのか、専門家としての知恵を出すことが必要であると述べているが、このような議論に加えて、医業とされる医療的ケアの位置づけについて、看護業務の視点から考え方を整理し、また介護職員と看護師の役割を明確にしていくことが重要であると考える。その上で、保助看法の業務の規定を多職種との整合性を図りつつ見直す

---

9) 中山洋子「専門職の"自律"とチームアプローチ」『看護白書』平成12年版、日本看護協会出版会、2000年、80頁。
10) 小玉香津子他「看護と介護」『看護』第39巻第5号、日本看護協会出版会、1987年、20頁。
11) 島崎謙治『日本の医療 制度と政策』東京大学出版会、2011年、339頁。

ことが必要であると考える。

2　看護師資格の二重構造

　看護師資格の二重構造については第3章第1節でその問題点を詳述してきたが，このことは解決が困難な看護制度の根深い問題である。これまで，准看護師制度の問題点は多くの関係者から指摘されているが，現状では関係団体間の議論が膠着状態にあることから，改善の糸口が見えていない。そのため，ここでは二重構造となっている原因を掘り下げておきたい。

1）准看護師制度の問題点

　看護師の資格制度が二重構造となっている問題について繰り返しになるが再確認しておくと，看護師は高卒後3年以上の看護教育を受けて国家試験に合格したものであるが，准看護師は中卒後2年の教育を受け都道府県知事の試験に合格したもので，資格制度が異なっているにもかかわらず，業務独占とされている看護業務は看護師・准看護師ともに実施できるという制度に問題がある。

　この二重構造から派生している問題について概略すると，現場で働く准看護師からみた問題は，仕事は看護師と同様に責任が重いものであるが差別的な待遇にあること，また，社会学的視点からは，資格制度が違うのであれば，職種間の業務や役割分担関係が法的に明らかにされた上で現場もそれに即した業務分野に基づく協業がされてしかるべきであるが，そうなっていない矛盾が准看護師問題の根本である。そして，看護職の社会的評価が低い背景には，給料などの待遇面の問題，業務遂行における自立性の低さ，教育制度が持つ矛盾があり，全体として高い職業威信が得られていないと，二重構造による問題を指摘している。

　また，准看護師養成における問題は，准看護婦問題調査検討会が行った実態調査で明らかとなったが，医療機関の勤務を養成所入学の原則としていること，准看生徒が行っている業務には「血圧測定，導尿，採血，注射」などが含まれており，保助看法に抵触する業務も行っていること，また，夜勤や

当直も行っており，お礼奉公の実態も明確になっている。

2）二重構造となる原因

看護師の資格制度が二重構造となっている原点を探っていくと，保助看法の創設時に甲種看護婦と乙種看護婦を創ったことに行き着く。この時の経緯は第1章第2節で記述しているが，要するに教育レベルを上げた専門性の高い看護師資格者のみでは，すべての看護業務を担うことは困難であり「量の問題」が起きるため，甲種・乙種の2種類の看護師を創ったということである。この段階では業務に違いがあったので，二重構造ではなく二層構造であった。しかし，乙種看護婦には業務制限があったこと，そして戦後の医療施設の増加予測から看護職不足が想定され，これに対応するために乙種看護婦に代えて業務制限がなく，また医師会でも養成が可能な准看護師制度が創設されたのである。

それでは，看護師という資格制度は，なぜ，質を高めようとすると量の問題が起きるのか，要するに業務量が多く大勢の看護師が必要となるのであろうか。

看護業務の量が非常に多くなっている要因を考えてみると，1つには保助看法が規定する看護師の業務範囲が曖昧で広いこと，2点目はその業務が独占されていること，そして3点目には看護需要が増大し続けていることである。すなわち，業務の定義が概念的な表現となっており，また専門分化によって創られた医療関係職種の業務も看護師が行える規定となっているため，非常に広範囲な業務を行う職種となっている。そしてこのような広範囲にわたる看護業務が業務独占とされており，看護資格者以外の者が業務を行うことを禁止している。このような規定から，看護師は医療を提供する上で多くの人材が必要な職種となっているのである。

その上，戦後に医療機関を増加させてきた施策や，医療の高度化，患者ニーズの多様化，そして高齢化によってケアを必要とする国民が増加するという社会的な要素も，看護需要の増大に大きく影響している。

また，直接的な要因ではないが，看護師の配置については，医療法に入院患者3人に対して看護師または准看護師が1人以上配置されていることとい

う最低基準があり，また診療報酬においては看護師の配置が厚くなるにしたがって高い点数が設定されており，看護師の確保は医療機関の経営に影響を与える重要な要素となっている。

整理すると，看護師資格が二重構造となる原因は業務量が多いことに起因しており，これを改善していくためには，ここで整理した3つの要因に対してどのように対処するかが論点となる。1つ目の要因である業務範囲や規定の曖昧さについては，後述する「チーム医療における専門職化の推進」で論じているが，2点目の業務独占については医療資格制度の存在意義そのものであり，また，3点目の需要の増大は，高齢化というわが国の社会構造の問題であることから，需要の増大を抑制することは現時点では考えにくい。

現状では看護師の必要数は常に増加傾向にあり，看護職不足が続く中では，資格制度の二重構造を解消することは困難な状況であると言えよう。これを変えていくためには，看護職の確保対策を実効性の高い政策として充実していくことが求められている。そこで，本書ではあまり触れてこなかったが，次に看護師の量的確保に関する課題について考えてみたい。

3　看護師の量的確保

看護政策は，大きく分けると資質の向上と量的確保という2つの政策がある。これらは車の両輪のように関連しており，量の確保ができていない状況では質の向上は困難であるが，一方で，質の向上が進んでいないと魅力がなくなり，量の確保も困難となるという関係がある。

看護師の量の確保に関しては，制度創設以来の課題であり取り組まれてきた政策であることから，これまでの対策を中心に抑えておきたい。

1）看護師が不足する構造[12]

看護政策のうち，特に質を向上させる政策を進める上で常にネックとなっていることが，看護職不足問題が起きるのではないかという懸念である。こ

---

[12]「看護職不足」とは，需要に対して供給が不足している状態を言っている。

れまでに看護職不足が社会問題となったことは複数回あり，急激な病床数の増加や労働時間の短縮，夜勤体制の改善，診療報酬の配置基準の引き上げなどがきっかけとなって看護職不足問題が起きている[13]。このような問題がたびたび発生したことから，厚生労働省では看護職員確保対策としてさまざまな施策を実施しているが，看護師が充足したという状況になったことはこれまでに一度もないという，ある意味で特殊な職業である。

　看護師という職業は，なぜ需要に対して供給が不足する状態が起きやすいのであろうか。まず需要の側面からみると，わが国は人口に対する看護師数は先進国と比較すると遜色のない数値であるが，病床数が多過ぎることから看護職不足が起きているという指摘がある。そして，この問題を解決するためには，病床数を減らし福祉施設や在宅へ移行する政策を推進すべきであるという提言がされている[14]。

　この他に看護師の需要を喚起している要因には，前述したように高齢化，疾病構造の変化，医療の高度化，患者ニーズの多様化などがあると言われており，また，看護師の業務範囲が広く，業務独占となっているという看護制度そのものも需要を増やす要因として内在している。

　一方，供給面の問題としては，看護師の免許を所有しているにもかかわらず，看護師として働いていない潜在看護師は約55万人いると推計されており[15]，このことも看護職不足を引き起こしている問題として指摘されている。看護師が離職する背景には，妊娠・出産・育児・介護のほか，労働環境の厳しさ，処遇の問題，職場の人間関係，思うような看護ができず達成感がないなどが上げられており[16]，毎年約5万人の看護師が養成されているが，需要

13）　看護問題研究会編『知っておきたい看護婦確保対策の基礎知識'93』ぎょうせい，1993年，1頁。

14）　権丈善一『再分配政策の政治経済学』慶應義塾大学出版会，2001年，274頁，および下野恵子・大津廣子『看護師の熟練形成』名古屋大学出版会，2010年，60頁。

15）　2002年末の厚生労働省の推計である。なお，同志社大学技術・企業・国際競争力研究センター（ITEC），2008年5月による2010年末の推計では約63万人とされている。

16）　厚生労働省『看護師等の「雇用の質」の向上に関する省内プロジェクトチーム報告書』2011年5月17日，4頁。

に供給が追いつかず看護職不足が常態化している。

　このような需要および供給の問題は，概観するとそれぞれ関連性があると思われる。すなわち，先進国と比べて病床数が多く看護師の配置が薄い状態であるために業務が繁忙化し，労働環境の厳しさから仕事の継続が困難となって潜在化するという流れ，また看護師の業務範囲が広く配置が薄いことから専門性を発揮した看護が思うようにできず，またキャリアパスも整備されていない就労環境から離職するという流れも見えてくる。

　このように看護師が不足する要因はかなり明確になっているが，需要を抑制する政策の実現はかなり困難であるため，これまでは供給を増加させる施策を中心に展開してきている。そこで，看護人確法制定以降の看護職員確保対策をみていきたい。

2）看護師の量的確保策

　まずは，厚生労働省がこれまで講じてきた看護職員確保対策であるが，確保対策には4つの柱があり，①養成力の確保，②離職防止，③再就業促進，④就労環境の改善である。これらの対策は予算事業が主であるが，対策の基盤として1992年に制定された看護人確法や，5年ごとに看護職員需給見通しを策定し目標値を掲げて看護職員数を増加させている施策がある。

　具体的な確保対策の事業内容をみてみると，養成力の確保として看護師等養成所の施設設備や運営に対する補助，離職防止対策として病院内の保育所の運営補助や新人看護職員研修経費，再就業促進としてナースセンター事業（ナースバンク，潜在看護師講習会など）の補助，そして就労環境改善事業などがある[17]。このような対策の他に，看護職員のみを対象としたものではないが，育児・介護休業法の活用による離職の防止や，労働施策を活用した就労環境の改善，そしてキャリア支援が進められており，より複合的な対策が展開されるようになってきている[18]。

---

[17] 看護職員確保対策事業は年度によって若干異なっていることから，2012年度の事業等実施要綱を参考としている。

[18] 厚生労働省『看護師等の「雇用の質」の向上に関する省内プロジェクトチーム報告書』，前掲，13頁。

このような確保対策の強化により，看護師数は第3章第1節に示したとおり増加の一途を辿っており，先進国並みの量を確保しているが，いまだに看護需要の増大に追いつかない状況である[19]。

　そして，近い将来の超高齢化や医療の高度化により，看護師数は更に必要となることが予測され，社会保障・税一体改革において2025年には約200万人が必要になると推計されている。今後のわが国の少子化を考えると，より効果的な確保対策が必要となっており，このため，2013年12月に成立した「持続可能な社会保障制度の確立を図るための改革の推進に関する法律」において医療従事者の確保および勤務環境の改善が掲げられ，新たな看護職員確保策が示されている。具体的には，離職者情報のナースセンターへの届出を努力義務化し，ナースセンターがきめ細かな復職支援が行える体制とすること，そして離職防止や医療安全の確保を図るため，国における指針の策定，計画的に勤務環境改善を行う仕組みの創設，都道府県における医療機関への総合的な支援体制（医療勤務環境改善センターの設置）などの施策が示され，これらの提言の下に2014年6月に成立した「地域における医療及び介護の総合的な確保を推進するための関係法律の整備等に関する法律」において医療法や看護人確法の一部改正が行われている。

　看護師の量的確保に関する政策は，今後も需要，供給，それぞれの側面から制度的に対応すべきであると考えるが，本書では看護職不足に関する政策課題を個別事例として取り上げていないため，課題の整理に留め，今後，稿を改めて考察したい。

4　専門性・自律性の課題

　看護職は一般的に専門職と言われており，多くの看護師も自らを専門職と認識していると思われる。しかし，第2章第2節で述べたように，看護師はセミプロフェッションで専門職をめざしている職業と位置づけられている。

---

[19]　井部俊子，中西睦子監修『看護管理学習テキスト　看護制度・政策論』日本看護協会出版会，2013年，109頁。

その理由は制度的に自律性が制約されており，また専門性についても大学が増加し，研究が進んでいるものの未完成であることが指摘されている。一方，チーム医療が行われている現代の医療においては，医療関係者の役割が変わりつつあることに着目して看護師の専門性・自律性に言及した論文も見られるが[20]，いずれにしても専門職としての専門性・自律性を高めていくという課題は残されている。

そこで，看護制度において，専門性・自律性に関してどのような課題があるのかについて，保助看法の規定と関連づけて考えてみたい。

なお，ここで言う「専門性」とは職業としての専門性を指しており，看護の専門性とは何かという看護の機能としての専門性に言及しているのではないことをお断りしておく。

1) 保助看法における専門性・自律性の課題

専門性の課題

職業としての専門性に関する制度的な枠組みの要素には，第一に専門とする領域が明確であること，第二には専門的な知識や技術が科学や高度の学識に裏づけられ体系化されていること，第三にその知識や技術を習得するための教育・訓練は高等教育機関（大学レベル以上）で行われ，教育の期間も長期間であるとされている。この3点について，保助看法ではどのように規定しているのであろうか。

第一の看護師の専門とする領域，すなわち業務法で規定されている業務の範囲であるが，第2章第3節で述べたように業務の規定が概念的に書かれているので，その範囲は曖昧で不明瞭である。具体的には，看護師が行う業務内容は，療養上の世話と診療の補助という2語で表現されているが，療養上の世話という用語は広範囲に解釈できること，また，診療の補助は，一般的に医師の判断で医師の指示があれば実施できることから，非常に広範囲のそして領域が不明確な業務を行う職業となっており，専門職の前提である領域

---

20) 久米龍子他「看護師の専門性に関する一考察」『豊橋創造大学紀要』第16号，2012年，85頁。三井さよ「看護職の専門職化と対患者関係」『保健医療社会学論集』第10号，日本保健医療社会学会，1999年，72頁。

の明確化が不十分で,専門性を高める上でネックとなっている。

第二の,看護の専門的知識や技術は科学や高度な学識に裏づけられているかという点については,大学や大学院が年々増加し,学会における研究活動も進んでいることから,整いつつあると思われる。なお,この点については保助看法の規定による制限がないので,関係者の努力で専門的知識・技術を高めていくことのできる部分である。

第三の,専門的な知識・技術を習得するための教育・訓練については,保助看法の規定では大学または短期大学または養成所で3年以上学ぶこととされている。専門職の要素と照らし合わせてみると,高等教育機関(大学)に限定されていないこと,また高等教育機関の教育はわが国では4年間であるが3年間と短いため,専門性の高い職業人を養成する教育の仕組みとしては十分とは言えない制度となっている。

それでは次に,専門性を高めることと深い関係性[21]がある自律性についてみていこう。

自律性の課題

看護職の自律性に関連する保助看法の規定をみてみると,繰り返しになるが看護業務のうち診療の補助については医業であることから,医師の指示を必要としており,指示に基づいて業務を行うという枠組みとなっている。このことが,個人としての自律性[22]が認められていない職業といわれる所以となっている。一方,療養上の世話には医師の指示は必要とされておらず,看護師としての自律性が制度的に担保されている業務である。しかし,看護現場では療養上の世話についても医師の指示を前提として看護が行われていることが多いという報告もあり,すべての看護業務を医師の指示の下で行う業務形態となっている点においては,職業として自律性を欠いていると言わざ

---

21) 専門性と自律性の内的関連性について,天野正子は「看護婦の労働と意識」『社会学評論』第22巻第3号,日本社会学会編,1972年,47頁で言及している。
22) 天野正子「専門職化をめぐる看護婦・看護学生の意識構造」『看護研究 第5巻1号』1972年,183頁。「自律性」とは,「上司や雇用者から専門的判断および措置において指図をうけない職業上の自主性」(個人としての自律性)と「免許・養成・就業など広範な自己規制力をもち,サービスの維持改善に責任をもって自治組織としての職業団体の結成」(集団としての自律性)を意味する。

るを得ないであろう。

　看護師の自律性を考える時、自律的に行えることが担保されている療養上の世話にまで医師の指示を求めることが一般的であったり慣習となっているのはなぜであろうか。その理由を探ってみると、看護サービスを提供する制度の問題、そして看護師としての専門性のレベル、医師と共に働くという医療現場の特殊性が浮かび上がってくる。

　まず1点目の看護サービスを提供する制度の問題であるが、訪問看護制度では医師の指示は診療の補助に限らず、療養上の世話についても指示書に記載することになっていること、また、診療報酬制度では、個別の看護サービスの算定要件として、看護師が行う指導において医師の指示が前提とされている[23]。このような規定となっている理由は、診療の補助と療養上の世話を明確に区分できないためとされており、医師のコントロール下で医療サービスは提供されるべきという考え方が基本にあると思われる。

　2点目であるが、前述したように職業としての専門性のレベルが十分に高くないということである。看護系の大学、大学院が増加し看護学の研究は進みつつあるが、他の学問分野と比較すると研究の歴史は浅く、看護実践に対する科学的理論は探求の途上であることから、看護判断に基づいて看護を行う職業としては十分に確立していない状況である。

　3点目は、看護を行う場に医師という専門職（フルプロフェッション）が併存しているという特殊な職場環境があり、そのことが看護職の自律性の確立を困難にしているということである[24]。このような環境は、セミプロフェッションと位置づけられている教師とは大きく異なっており、看護師はフルプロフェッションである医師との関係性の中で業務が展開されるという特殊な環境にあるため、医師の指示の下にすべての看護業務が行われる傾向になりがちな職業であるということである。

　このような状況の結果と考えてよいかはわからないが、田尾が専門職としての態度について職種間の比較研究を行っており[25]、看護職は専門性につい

---

23) 社会保険研究所『看護関連施設基準・食事療養等の実際』、2012年、726頁。
24) 天野正子「看護婦の労働と意識」、前掲、33頁。
25) 田尾雅夫『ヒューマン・サービスの組織』法律文化社、1997年、88頁。なお、

てはやや高いが，責任の自律性が他の職種の中で最下位となっており，また，裁量の自律性でも低い傾向を示した。そして意思決定については，実行過程から疎外され，責任の観念が曖昧になるなど，自律性において課題が大きいことが明らかであると指摘している。

また，法的枠組みでの自律性とは若干が異なるが，看護師の自律的能力の育成に関する研究によると[26]，外来看護師が最も自律的な能力が低く，手術室やICUの看護師はその能力が高いという結果が示されており，これは職場環境によるものと考察している。要するに医師に従属的な環境で看護師が業務を行っているか，緊急時の判断を求められる環境かの違いによって，看護師の自律的能力の育成に影響を及ぼしているということである。

保助看法は専門職化をめざせる制度となっているかという視点から考察してきたが，結論として，専門職の重要な要素である専門性は高まりつつあるが，自律性には問題が多く，今後，看護制度を変革する視点として，その根底となる専門性・自律性をいかに確保するかが重要な課題と言えよう。

なお，准看護師制度は専門職化を進める上では大きな障碍であるが，この問題については第3章で触れていることからここでは割愛する。

これまでは日本の看護資格制度の専門性・自律性に関する課題をみてきたが，次に諸外国の状況について抑えておきたい。

2) 諸外国の看護資格制度における専門性・自律性

看護師（RN）

第2章第3節で欧米4か国の看護制度を比較してきたが，ここでは専門性・自律性の要件に絞ってみていきたい。まず，看護師（RN）の資格制度における専門性の要素であるが，看護師の業務範囲は，業務を法律で規定しているフランスでは具体的な業務範囲を明記しており，米国では役割を具体

比較した職種は，弁護士，看護師，准看護師，放射線技師，臨床・衛生検査技師，栄養士，理学療法士，作業療法士，按摩・鍼・マッサージ，歯科衛生士，歯科技工士，施設の指導員・寮母である。

[26] 菊池昭江，原田唯司「看護専門職における自律性に関する研究」『看護研究』第39巻第4号，医学書院，1997年，32頁。

的に記述している。また業務の規定がない英国では職能団体が看護師の業務範囲を指針等で示しており，いずれにしても，業務範囲の規定はわが国と比較すると明確になっていると思われる。

一方，教育・訓練の機関についてみると，大学教育としている国は英国のみで，フランスは看護専門学校，また，米国は日本と同様で大学または看護専門学校の両者で教育を行っている。そして教育の期間は，英国の大学は3年間で，米国の看護専門学校の中には2年間としているところもあり，専門性を確保する上で必要な高度な知識・技術を教育する体制は不十分である。

次に自律性についてみてみると，診療の補助に関する業務には，米国やフランスは日本と同様に医師の指示の下に行うことが規定されている。また，療養上の世話については，看護師の独自の業務とされ，医師の指示を受けていないことから自律性が確保されているが，業務全体の自律性には課題があると言えよう。

専門看護師

専門看護師制度の専門性についてみると，領域は専門領域に分化して業務内容や範囲が明確にされている。また，その知識や技術が科学的で体系化されているかどうかは確認できないが，それを習得するための教育・訓練は米国では大学院レベルとされていることから，専門性が確保されていると考えられる。しかし，フランス，英国では専門看護師の教育は研修という形で行われており，専門性のレベルにおいては，フルプロフェッションと比較すると低く位置づけられている。

次に自律性についてみると，第2章の表2-2のように，米国の専門看護師はほとんどの業務を医師の指示に基づいて実施するのではなく，プロトコールや契約書に基づき専門看護師の判断で実施するとされており，英国の処方看護師も自らが処方することになっている。このことは看護師（RN）とは明らかに異なっており，専門看護師は自律性が確保されている職業になっていると言えるであろう。このように，欧米4か国の「専門看護師」の資格制度をみると，看護師とは異なり，特に米国の専門看護師は専門性・自律性ともに専門職としての要件を概ね満たす資格制度となっている。

それでは日本の職能団体による専門看護師等の制度は，専門性・自律性の

観点からみるとどのようになっているのであろうか。

3) 日本の専門看護師制度における専門性・自律性

日本の専門看護師制度の枠組みは、米国と類似した制度となっていることは前述したとおりであるが、法的な規定は看護師と同様であり、専門性・自律性には一定の枠がある。

専門性については、専門看護師の業務範囲は分野ごとに領域を明確にした上で、教育内容を明確にし、その教育・訓練はすべて大学院で行っているため、専門性は高いと考えられる。また、認定看護師は、専門看護師と比較すると業務の範囲はより狭いが明確となっており、一方、教育体制は研修機関で9か月間という短い教育となっていることから、認定看護師は専門看護師よりも専門性において若干低いレベルと考えられる。

一方、自律性についてみると看護師と同様、専門看護師も診療の補助については医師の指示の下で行うこととなっており、専門職の要件としては不十分であると言えよう。

日本の専門看護師制度は公的な制度ではないが、専門性を高め、専門領域についてより高度な教育・訓練を実施しているので、専門職化をめざす仕組みとしては第一歩であると考えられる。

第2節　看護制度変革の方向性

看護制度の4つの課題について考察してきたが、これらの課題は保助看法の根幹部分と関連が深く、それを解決することは容易なことではないと思われる。資格制度の根幹部分を変革する動きとして、第3章で准看護師制度の政策過程を分析したが、そこから得られたことは、課題を解決すべき方向性は明確でも、目標に到達するための政策過程において、政策案の熟成、そして政治環境が整わない限りは制度の改正にはつながらないということであった。このことを念頭に置いて、本節では制度を変革する上で議論が必要な論点について整理し、課題解決の方向性を考察する。

1 業務法見直しの方向性

　業務法の規定と現代医療が乖離している問題，すなわち在宅医療とチーム医療における課題であるが，法律が現状と乖離していれば，これを改正して現代に合致した法律とすることが通常考えられよう。しかし，保助看法は医療資格制度全体との関連性が強く，資格制度体系の見直しにも議論が及ぶ可能性があることや，医療関係団体の力関係に大きな差があることも影響して制度の変革は行われていない。そこで，これまでの保助看法改正の提言を踏まえ，業務法を見直す上での方向性を考えてみたい。

1) 看護師の新たな役割の明確化
これまでの提言
　看護師の業務が「療養上の世話」と「診療の補助」と規定されているために，医療現場で行われている看護との乖離があるという課題を解決するためには，まずはどのような表現に変えていくかという議論が必要である。そしてその表現を看護界が納得し，また医療関係者や国民が了解できるものとする必要がある。

　看護師の業務の定義に関するこれまでの提言をみてみると，保助看法創設に携わった金子が，50年を経た2000年に保助看法の改正を示唆している[27]。それによると，第1条の目的を国民に対する看護の使命や目的を謳うこと，第5条の診療の補助は，看護師の役割に合わせて「補助」から「協力」とすること，そして制度矛盾である准看護師制度を廃止することが改正すべき事項として挙げられている。また，厚生労働省研究事業の「看護制度に関する研究」で平林は[28]，看護師の業務の規定に関して①対象者を健康人も含めた「人」とする，②看護と介護の関係を考えると「療養上の世話」の概念は不適切で根本的に考え直す，③看護が専門職化するとき診療の「補助」という

---

[27] 金子光「看護制度の光と影」『看護白書』平成12年版，前掲，12頁。
[28] 平林勝政「保健師助産師看護師法の改正に向けての論点整理」『看護制度に関する研究』平成12年度厚生労働省医療技術評価総合研究事業，2001年，107頁。

概念も不適切,④専門看護師制度ができ一定の医行為を看護師の裁量に委ねる場合は第37条もそれに対応できる形に改正すべきと指摘している。

他には,「世話」は一般的な用語であることから,専門職の業務であれば「療養看護」といった用語が妥当ではないか[29]、また看護業務の大部分を占めると考えられる「診療の補助」の「補助」という用語は専門職の業務とは言えず,「プロトコール」であれば専門性を有する表現となる[30]、という指摘もなされている。

このような提言を踏まえて,看護業務の規定を見直す論点として,看護業務の定義とチーム医療における医師との関係について整理しておきたい。

看護師の業務の定義

看護業務の定義は法第5条に規定されているが,現在行われている看護師の業務をイメージするにはどのような表現にすべきなのであろうか。少なくとも,現行法のような,実施する業務そのものの表現から,看護師とは何をする職業なのかについて国民にわかるような表現とすることが必要ではないだろうか。すなわち,看護の目的や看護師の役割について,法律で明確に表現するということである。第2章第4節で触れているように,1965年以降に創られた医療関係職種の資格制度の業務の定義には,対象,目的,業務内容が文章で明確に書かれているので,このような表現も参考とするべきではないかと考える。

その理由は,国民からみて業務の区別がつきにくい介護福祉士の業務とどのような違いがあるのかを明確にする必要があること,また,チーム医療を実践する多職種が看護師の役割を認識し,業務を相互に理解することが重要と考えるためである。そして資格法で役割を明確に謳うことで,国民の看護に対する理解も深まり,看護の活用につながっていくと思われる。

業務内容の表現について

看護師の役割規定を書く場合であっても,業務内容をどのように表現するかは大きな課題である。看護師の本質的な活動は最も目に見えにくいもので

---

29) 菅野耕毅『看護事故判例の理論』信山社,2002年,162頁。
30) 見藤隆子「保健婦助産婦看護師法の50年」『看護』第50巻第13号,日本看護協会出版会,1998年,46頁。

あると言われることからも[31]，業務内容の表現には十分な議論が必要であろう。

　例えば，看護業務の要素を分析し，また，看護理論で使われている看護の概念と照らし合わせて，看護師が行っている業務を整理しなおすことや，これまでに指摘された看護師の役割や機能をどのような用語で表現することが適当かなど，幅広い検討が必要であろう。そして，診療の補助については，看護師の役割が療養者支援の専門家であるということを考えると，積極的に看護業務として捉えなおすことも必要であろう。

　このような議論と並行して行うべきことは，「看護とは何か」「看護の目的は何か」を常に考え，わが国の将来の看護を見据えてこれにふさわしい用語を開発することである。そして最も重要なことは，内向きの議論ではなく，看護を利用する国民に対してメッセージとなるような表現とすることだと考える。どのような用語とするかの検討は，各分野の専門家による議論が深められることを期待したい。

2) プロトコールの活用と看護業務

　医師との関係で表面化している問題は，訪問看護制度において医師の指示書が必要とされている仕組みである。また，チーム医療を円滑に行うためには医師と医療関係職種はどのような関係であることが望ましいのかという論点もある。前述したように看護業務の定義が変更されれば，医師との関係の規定も変わる可能性があると思われるが，ここでは現行制度における課題についていくつか提案されているので，それを中心に見ていきたい。

　訪問看護では在宅医療という新たな医療体制において，医師とどのような関係性を保つことが必要であるのかについて，これまでいくつかの研究が積み上げられてきている[32]。その研究結果をみていくと，現行制度の医師の指

---

31)　スザンヌ・ゴードン，勝原裕美子他訳『Life Support』日本看護協会出版会，1998年，18頁。

32)　草刈淳子『在宅ケアにおける医師の指示と訪問看護婦の業務範囲と法的責任』科学研究費補助金基盤研究，1998年および竹中浩治『訪問看護における診療の補助のあり方に関する研究報告書』厚生省老人保健事業推進費等補助金，1998年などが

示書では指示の内容が不十分な例もあり，指示書を出す医師も訪問看護師の力量がわからずに指示書を出している例があるなど，この仕組みでは医師と看護師相互に情報が不足していることが明確となっている。このような状況を改善する方策として，訪問看護の先進国で開発されている標準プロトコールやガイドラインが有効と考え，わが国でも 2000 年に在宅医療処置管理看護プロトコールについて 14 の項目を開発している。その後，在宅ケアは関係職種のチームで行う体制となったことから，2009 年には関係職種連携のプロトコールの研究が行われている[33]。

また，厚生労働省のチーム医療の推進に関する検討会では，報告書に包括的指示を積極的に活用することが提言されており，チーム医療推進会議が取りまとめた研修制度（案）の中には，医師の指示の下，プロトコールによって特定の医行為が実施されることが明記されている。そして 2014 年 6 月に改正された保助看法では，第 37 条に 2 項から 4 項が新設され，特定行為を手順書によって行う看護師は特定行為研修を受けなければならないと規定されている。

このような動きは，チーム医療という医療関係職種がそれぞれの専門性を活かしその能力を最大限に発揮して医療を行うためには，各職種の自律性を尊重すること，また治療のプロセスを共有して各職種の業務が見える関係で医療を行っていく方策の必要性が示唆されている。

一方，現行制度では医師と医療関係職種との関係を現わす用語が「指示」となっているが，今後は医療現場の実態に合致した用語を研究することや，職種間の関係を行程表で現わすプロトコールが提案されていることから，このような方向で業務法の見直しを進めていくことが必要であると考える。

ある。
33) 川村佐和子，前掲，157 頁。

2 准看護師制度に関する論点整理

　准看護師制度に関する検討は，長期間行われてきたが解決には至らず，制度の廃止か存続かという二者択一の議論となっている。そしてこの問題に関係する団体が対立する状態が続いているため，関係者の間では自由な議論が行われなくなり，タブー視されるような状況となっている。

　このため，本節では准看護師制度見直しの議論に資するために，これまでの政策案を抑えた上で，実現可能な案を検討するための論点整理をしておきたい。

1）これまでの政策案

　准看護師制度は，資格制度の二重構造という矛盾があり，その解消を図るべきだということは，1963年の医療制度調査会で指摘されて以降検討されていることである。制度の矛盾を解消するという意味で政策目標は明確であるが，これまで選択肢として考えられてきた案は，准看護師制度を廃止する案，異なる制度に変更する案（資格の二層化）の2案であった。また，制度の矛盾は解消しないが問題を低減する政策として，現在実施されている准看護師から看護師への移行促進策がある。この3つの政策案について，それぞれの論点を整理しておこう。

　第一の廃止案であるが，准看護師制度は戦後の看護職不足に対応するために一時的に創られた制度であるのでそれを廃止する，または養成を停止して結果として制度を廃止するというものであった。しかし制度の存続を主張する医師会と対立し，この議論は廃止か否かの「二者択一」となり，議論が硬直化している。

　また，制度が創られるきっかけとなった看護職不足は解消されておらず，現在も確保策を強化する動きがあること，そして，准看護師制度を廃止した場合，これまで准看護師が行っていた業務を誰が担うのかという医療関係者が納得できる新たな看護体制を提案する必要があると思われるが，この点については検討が進んでいない。

第二の制度変更案であるが，これは看護業務を区分して資格制度を二層化するという案で，この案の具体的な内容もこれまであまり議論されていない。この業務分担による二層化は第3章で触れたように諸外国で採られている方法で，これらの国では准看護師と看護師との業務範囲は明確に区分されており，実際の看護現場では若干の重複は見られるものの，資格制度としては区別されている。これまで日本では，看護師と准看護師の業務を区分することは困難であると考えられてきたが，准看護師の比率が下がってきていることを考えると検討の余地があるのではないかと思われる。しかし，看護職が多層化することや業務を分化することを容認するかという議論は残されている。

　第三の移行促進案であるが，これはこれまで進めてきた現実的な政策で，看護師になるための2年課程教育の間口を広げて，准看護師からは看護師への移行を促進するという政策である。実際に通信制の導入などにより，准看護師から看護師になる者が増加し，看護師の割合が増えていることを考えると成果はあがっているが，制度の根本的な矛盾である二重構造は解消されていない。この政策は制度の矛盾を抱えつつ，制度による問題を最小限にしていくという考え方であったが，准看護師の養成は働きながら資格を取得できることから，看護師教育の一つのステップとして捉える議論も出てきている。そのため，移行促進案については，看護教育のあり方や体系にまで議論を深める必要があると考える。

　准看護師制度を見直す方向性はおそらくこの3案であろうが，これまで議論の俎上に載っていた廃止案および変更案は，いずれも政策目標を現わしたもので，そこに行き着くための具体的で実現可能性のある方策（手段）の議論はほとんど行われていない。このような議論は，キングダンの言う原始スープ状態をつくることで，この中でさまざまな案が浮上したり消え去ったりして，その中で生き残った案が実現可能な政策案になっていくと言われている。

　そこで，次に実現可能な政策案の議論を進めるに上で考慮すべき論点を整理しておきたい。

2) 実現可能な政策案の検討

准看護師制度見直し後の看護体制と業務分担

これまでの准看護師制度の検討において，准看護師制度見直し後の看護体制についてはほとんど議論されていないことは前述したとおりである。その理由は，制度の廃止か存続かによって，その後の看護体制の考え方に違いがあるため，両論併記の状態ではその先にある看護体制の検討ができない状況であったと思われる。しかし，いずれの方向に政策を進めるにしても，望ましい看護体制を明確にしておくことは政策案を議論する上で必要である。

これまでの看護体制に関する提案は，1987年の看護制度検討会報告書に①専門職としての看護を行う者，②医師の直接の指示の下に限り診療の補助を行う者，③助手的な仕事を行う者の三本立てで養成し，名称も異なるという制度案が示されているが[34]，その後の検討会では看護体制に関する議論は行われていない。一方，第3章第3節で触れているが，准看護師制度の存続を主張する日本医師会は，看護体制について看護師，准看護師，看護補助者の三層構造とし，准看護師を高卒とし介護福祉士との互換性を持たせることを1997年に提案している。

これらの案は前述した第二の制度変更案に該当するが，第一の廃止案の看護体制については看護師が看護業務のすべてを担うと考えていたためか，検討した資料は見当たらない。今後，実現可能な案としていくために，すべての医療機関が看護師のみの体制になることを想定して具体的な議論を進めることが必要である。

また，前述したように，多くの医療関係職種によるチーム医療の体制が進みつつあり，研修を受けた介護福祉士が喀痰の吸引などの診療の補助ができるようになったこと，そして急性期病院においても看護補助者が診療報酬上評価され，補助者の雇用が進むなど，看護提供体制は大きく変化してきている。このような医療体制を前提として，准看護師制度をどのように考えるか，看護提供体制全体の中でどのように位置づけるかについて改めて議論する必

---

[34] 厚生省健康政策局看護課監修『看護制度検討会報告書』，前掲，41頁。

要があると思われる。将来めざすべき看護体制のイメージを描き，政策目標を関係者と共有することが，政策を進める準備段階として重要なことである。

次に，資格制度による違いを明確にする場合に検討が必要なことは，業務分担をどのように考えるかと言うことである。第3章で述べたように，多くの国では看護師と准看護師の業務範囲を明確に区分しており，看護体制も多層化している。この背景には，看護業務が療養生活という多くの要素を含む人々の生活を支援するという業務であるため，その範囲が非常に広い職業となっているという面がある。准看護師制度の議論においては，このような幅広い業務を誰が担うかといった業務分担をする方向で制度の見直しを行うことが重要な視点であると考える。

この場合，看護体制の多層化をどのように考えるかという議論に一定の結論を見出すことが必要となり，後述する専門看護師制度の議論につながっていくものと考える。

看護資格制度の信頼性の確保

看護職の教育体系は，第3章の図3-1のように複雑で，その上，看護大学で4年間教育を受けた看護師と，中学校卒業後2年の教育を受けた准看護師が，同じ看護業務を行えるという資格制度となっていることが問題である。

資格制度の意義は第2章で言及しているが，特に医療の資格制度は，国民に対して医療（治療）という特殊な行為を行う者に対して一定の枠をはめて規制するもので，ある意味で国民を守り，医療の安全，安心を確保するためのものである。その資格制度の質を担保しているものは，教育であり，資格試験である。

しかし，看護業務を実施できる資格者の教育や試験に前述したような違いがあることは，資格制度の観点から考えると深刻な問題である。特に近年，看護大学が急増し，2013年には大学の学生数は3年課程の4割弱を占めるまでになったが，これによって看護業務を担う者の教育の格差がより鮮明になり，一定の質を担保する仕組みとしての資格制度の信頼性が揺らぐことにつながっていると思われる。

准看護師制度を考える上で，准看護師問題という表面的な課題の解決策を検討することは重要であるが，その根底にある資格制度としての意義から准

看護師制度のあり方を議論することが必要であると考える。

政策課題の設定の時期

これまでの論点とは若干異なるが，政策課題をどのような時期に設定すべきか，という点である。筆者は実現可能な政策案，すなわち関係者の合意が得られる政策案が見えてきた段階で，准看護師制度の見直しを政策課題として公的な議論のスケジュールに載せていくべきではないかと考えている。また，准看護師制度の検討を開始する際に考えておくべきことは，看護職の充足状況である。高齢化により看護需要が増大すること，少子化によって看護師の養成数を確保することがより困難になることが予測されている。このような量の確保が課題となっている時期に制度を廃止するまたは変更するという議論を行うことは，看護職不足による社会問題が起きるのではないかという不安が想起されるため，慎重に考えるべきであろう。

2014年の国会では，病院の機能分化による病床数の見直しや看護職員の確保策を強化する法改正が行われた。この政策の成果を見守り，看護職の量的確保に不安がなくなった時期に，准看護師制度の検討を開始するなど，政策課題設定の時期の判断が重要であろう。

3　チーム医療における専門職化の推進

看護職の専門職化を考える前提として，看護職はなぜ専門職をめざすのか，すなわち専門性を高め，自律性を確保しようとしているのかということについて考え方を整理しておきたい。筆者は看護職が専門職化していくことは国民に対して質の高い看護が提供できることにつながると考えている。そもそも専門職は公益奉仕を目的とする継続的活動で，科学や高度の学識に支えられた技術を持つ職業とされているが[35]，この科学や高度の学識を持ち続けるためには専門性を高めることが必要で，その原点にはよりよい活動への指向があると考えている。看護はサイエンスでありアートであると定義されているように，科学や高度の学識に支えられた技術を高めることにより，看護職

35）　石村善助『現代のプロフェッション』至誠堂，1977年，26頁。

としての能力を最大限に発揮し，国民により適切な看護が提供できると考えているからである。

さて，本題に戻って，このような看護の専門職化をめざすことは将来の看護制度のあるべき姿であるという前提にたって，第1節で指摘した保助看法における専門性・自律性の課題について考察する。

1) 専門性を高める方向性

看護の専門性を高める上でネックとなっていることは，専門とする領域が不明瞭であること，専門的な知識や技術（科学や学識の裏づけ）の体系化が不十分であること，そして教育・訓練のレベルが高くなく，教育期間が短いことの3点を第1節であげている。これらの課題について議論を進める上で必要となる論点を抑えておきたい。

業務範囲の明確化

看護業務が広範囲であり，専門とする領域が不明瞭であるということに対しては，結論から言うと看護業務の枠を明確にすることが必要であるが，このためには保助看法の看護師の定義などの業務の規定を見直さなければならない。この点については，前述した業務法見直しの方向性で言及しているが，いずれにしても法的に看護業務の範囲を明確にする必要がある。この議論を進めるためには，看護師の専門的な業務とは何かを明確にすることであり，裏返して言えば，介護福祉士や看護補助者の業務との違いを明確にするということである。看護とは何かという本質を考えつつ，他職種が行える業務（代替可能な業務）は何か，看護師にしか行えない業務は何かなど具体的な業務レベルで考える必要がある。

看護業務の分化

看護業務が広範囲であることの対応策として，看護業務を分化するという議論がある。川喜田愛郎は，自然科学の方法が本質的に専門分化の傾向をはらんでいる，また，科学はいつも問題を限定し分担を細分化して進むところに科学研究の特質があると述べているが[36]，看護を発展させる方向として専

---

36) 川喜田愛郎『近代医学の史的基盤 下』岩波書店，1977年，626頁，1210頁。

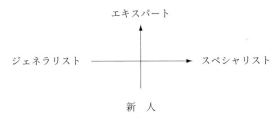

図6-1 専門性を高める方向

門分化は避けて通れないものと思われる。このような専門分化は看護現場ではあまり進んでいないが、このことは資格制度の多層化の議論、すなわち専門看護師制度をどのように考えるかということにつながる。

看護の専門分化に関するこれまでの議論は、米国のCNSやNPが創られ、また日本の医療関係職種が多数創設された1980年代から1990年の時期に活発な議論が展開されている[37]。この時は看護が専門分化することのデメリットを指摘しつつも、その方向性を是認する意見が特に看護教育関係者から述べられており、この議論がその後の日本看護協会が専門看護師、認定看護師制度の創設につながっていると思われる。

このような看護の専門分化の議論や諸外国の動向を踏まえて、将来どのような方向で専門性を高めるか、詰めた議論が必要になる。

専門性を高める方向

専門性を高める上で考えておくべきことは、図6-1のように、看護師全体(エキスパート)なのか、または専門看護師(スペシャリスト)のように一部の看護師の専門性を高めていくことなのか、考え方を整理しておく必要がある。

ここで、冒頭の専門職化の意義に戻って考えてみると、国民に対して質の高い看護を提供するためには、すべての看護師の専門性を高めるべきであろう。しかし、看護師全体の専門性を高めるためには、看護師の資格制度において、看護業務の範囲を明確化し、看護師の教育・訓練のレベルを高めると

---

[37] 田島桂子「看護の専門分化にともなう長所と短所」『教育と医学』第31巻第2号、慶応通信、1983年、159頁、および氏家幸子「スペシャリストとジェネラリスト」『看護』第36巻第3号、1984年、4頁、および吉武香代子「看護の専門分化を求めて」『日本看護研究学会雑誌』第18巻第1号、1995年、21頁。

いう制度の根幹を変更する必要がある。

　このような制度の変革は容易でないことから，専門職化を進める戦略として，専門看護師という一定の枠をはめた資格者に縛って専門性を高め，自律性を確保していくことが，看護の専門職化を進める可能性があるという指摘がなされている[38]。事実，第2章に載せた欧米の国では，この考え方で専門看護師制度を創ってきている。

　これまで看護業務に焦点をあてて考えてきたが，そこから言えることは，看護業務は医師のような専門業務だけを峻別することが難しいという性格から，専門性を高める領域を明確にして専門職化を進めるべきであるということである。今後，医療の専門分化はますます進み，医療関係職種の専門職化も更に進むことを想定すると，医療全体が発展する方向で看護職も専門分化を容認し，専門職化を進めるべきではないかと考える。その際に，国民が求める専門的な看護とは何かを常に問いかけつつ進めることが必要であろう。現実的には，団体が認定する専門看護師制度や2014年の保助看法改正による研修制度の延長線上で議論が進むことになるであろう。

　知識・技術の体系化

　次に看護学としての体系化であるが，数十年前と比較すると非常に速いスピードで進んでいると思われる。それは，看護大学が1989年にはわずか12か所であったが，2013年には218か所に急増しており，また，看護大学院も1996年の8課程から2010年には127課程となるなど[39]，看護教育体制が高度化し，当然研究も進められているので，看護学としての知識体系化は進んでいると考えられる。また，それと連動して看護学系学会数も急増し，2014年の日本看護系協議会の会員となっている学会は41学会に及んでいる。看護学の学術的発展について，野島佐由美は，研究方法が洗練化し多眼的な視点を取り入れた研究が行われている[40]と述べており，看護を研究する基盤

---

38) 天野正子「専門職化をめぐる看護婦・看護学生の意識構造」，前掲，194頁。
39) 文部科学省『大学における看護系人材養成の在り方に関する検討会最終報告書』2011年3月。
40) 野島佐由美「看護学の学術的発展の証としての学会誌」『日本看護科学学会誌』第24巻第4号，2004年。

は十分に出来上がっていると思われる。しかし，研究成果を蓄積し，エビデンスとして集約し，変革を喚起するパワーとして結集するに至っていないとも述べられており，看護の研究成果が実践において，科学的根拠を持ち，高い学識に裏づけられているかという点から考えると，いまだそこには至っていないと考えられる。

看護学を発展させていくことには制度的な規制はないので，専門職化に寄与できる研究方針をもって学際的な研究を進めることが重要であり，このような研究が推進されることが今後の課題である。

教育・訓練の機関と期間

看護教育・訓練については，保助看法の規定では看護師の教育が高卒3年間以上で教育機関は養成所とされているが，専門職化をめざす観点からこれをどのように変革すべきかということが課題である。

単純に専門職としての教育は高等教育機関，すなわち大学で，その教育期間は4年間とするという方向性を示すことはできる。しかし，制度の改革を伴うことなので，実現可能性のある政策案かを考えることが必要である。

これまでの議論を振り返ってみると，日本看護協会は1984年の総会で保健師・助産師・看護師の免許を看護師に一本化し，看護基礎教育は4年制大学とすることを決議したが，2006年の総会で免許の一本化は現状に適さないと判断し，看護師教育を高卒3年間から4年間に引き上げることのみを決議している[41]。その後この方針を掲げて，厚生労働省が開催した検討会で4年制教育とすることを主張したが，検討の結果，教育内容の充実，すなわちカリキュラムを改正して教育を充実する方向となった。その後，看護協会は4年制大学化を進める方針を示して，政治への働きかけを強めている。このような動きを受けて国会では，2009年に議員立法で保助看法改正が行われ，それによって，保健師と助産師の教育期間は6月から1年以上に延長されたが，看護師については第21条第1項に大学を明記するという改正に留まっている。

---

41) 齋藤訓子他「「看護基礎教育4年制大学化」推進にいたる過程と展望」『看護教育』第49巻第10号，医学書院，2008年，908頁。

この背景には，4年間の看護師教育を行っている機関は全体の3割程度であること，また，養成期間を4年間とするためには3年制の養成所は施設の増設を余儀なくされることや，4年間とする場合には大学とするか専門学校かという議論もあり，いずれにしても相当の経費がかかり，財政的な負担も大きいことから実現可能性は低いと判断され，4年制大学化の改正には至っていない。

　この課題について，第2章で取り上げた諸外国の状況をみると，教育機関を大学（カレッジ・学士）とする方向は，英国，オーストラリア，デンマークなどで実際にとられている政策で，大きな流れは看護教育を大学化またはディグリーレベルとする方向である。日本においては，近年，看護大学が急増しており，大学の3分の1が看護学部（看護学科）を設置するような状況になっている。今後，国際的な動向も視野に入れ，専門職化をめざすためにも教育訓練のあり方について議論を進めるべきであろう。

2）自律性を確保する方向性

　自律性を阻害している制度的な要因には，医師の指示の下で業務を実施する規定があることと，それと関連して，指示がなくても実施できるとされている業務について多くの現場では医師の指示を求めている実態があるということである。前者は保助看法の規定によるものであるが，後者は制度の運用および看護職の能力や姿勢に関わるものなので，教育の側面からも考えてみたい。

チーム医療における自律性の確保・促進

　看護師の業務である診療の補助は，医業であるので医師の指示が必要であるとされていることはくり返し述べているが，このことは医制以降の医療の根本的考え方であり，軽々な議論はできないと思われる。しかし，前述したように，チーム医療という多職種が協働する医療現場においては，それぞれの医療関係職種の専門的な能力を活かした活動を行うためのツールとして，プロトコールに基づいて医療を提供する方向性が示されている。

　そして，チーム医療の推進に関する検討会の後に示された医政局長通知に

は[42]、チーム医療推進の基本的考え方として、各医療スタッフの専門性を十分に活用し、質の高い医療を実現するためには、チームとして目的と情報を共有した上で、医師等による包括的指示を活用し、各医療スタッフの専門性に積極的に委ねるとともに、スタッフ間の連携・補完を一層進めることが重要であるという考え方が示されている。

　これは、多職種が協働するチーム医療という医療体制において、これまでの資格制度で規定していた指示から包括的指示を活用することで、医療関係職種が専門性を活かして自律的に活動できる医療提供体制とする動きである。その背景には各専門職の自律性を高めることで、医療としてのパフォーマンスをあげていく狙いがあり、医療費が高騰する中で医療の成果を患者のアウトカムとするなどの動きがあること[43]も関係していると思われる。

　このような動きの中で、看護職は自らの役割を認識し、自律的に看護を提供できる能力を確保し、また実施できる体制となっているのであろうか。チーム医療という各職種が自律的に活動できる環境が整えられつつある中で、看護師は専門性を明確にし自律性を確保することが求められている。

教育・訓練によって自律性を高める

　療養上の世話については医師の指示は不要とされているが、多くの医療現場では医師の指示を求めており、このことが、看護職の業務のすべてを第三者の指示の下で行うようにさせ、職業としての自律性に大きな問題をもたらしていることは、繰り返し述べたとおりである。これを変えていくためにはどのようなことが必要なのであろうか。

　看護職の自律性の確保において問題とされていることは、専門性が十分に高くないことに起因しているが、どのような看護を提供するかという判断をする上で必要な科学的根拠に弱さがあるために、完全専門職である医師に判断を委ねる傾向となっているのである。このような状況を改善していくためには、前述した看護の専門性を高める学術的な努力が必要であるが、一方で研究等により看護判断ができる知見が示されても、看護現場に普及し、看護

---

[42]　平成22年4月30日厚生労働省医政局長通知（医政発0430第1号）。
[43]　小谷野康子「看護専門職の自律性に関する概念の検討と研究の動向」『聖路加看護大学紀要』No.26, 2000年, 51頁。

実践として定着していかなければこれらの知見は活かされない。新たな看護技術を現場に定着させるためには，看護職の基礎能力として看護業務への柔軟な発想ができる看護師を育成し，自律性を獲得しておくことが必要である。

このような能力は，看護基礎教育の中で培われるものもあるが，一方で就業後に業務経験を積み重ねる中で獲得していく能力でもある。これについては，菊池昭江が興味深い研究を行っている[44]。これによると，新人看護職では医療の高度化や看護理論の進歩などの変化に対する適応性とキャリア意識が自律性形成の促進要因であったこと，また経験3年から10年の看護職は，職場の上司や同僚，他の医療職との良好な関係を保っていることや職務満足度が高いことが自律性の形成に影響力を持っていたと報告している。また，看護基礎教育における自律性を育成する研究はいくつかの学会発表で散見されるが，前述した新人看護職の能力から推察すると，看護基礎教育において新たな医療・看護への適応性やキャリア意識を高めた教育を行うことが自律性を育てる上で重要なことと考える。

一方，問題とされている看護職の職場環境が医師と併存していることについては，わが国の医療機関の提供体制そのものであるので，この体制変革はあまり想定できない。しかし，前述したように，チーム医療の中で，包括的指示に基づいて看護を行う体制になれば必然的に自律性が要求されることになる。このような環境変化により，医療現場に完全専門職である医師は存在するものの，自律的能力が養える職場に変化していくものと思われる。

一方，訪問看護では，看護師は医師がいない居宅という場で患者の状態を自ら判断しなければならない状況に置かれている。このような場においては，看護職の自律性は否応なく養われるため，訪問看護の場を活用した看護教育や，訪問看護を看護職のキャリア形成の一つステップとするなど，意識的に看護職の自律的能力を高める方策を考えていくべきであろう。

これまで明らかにしてきたように，看護制度はその根幹を変えるためには

---

[44] 菊池昭江「看護専門職における自律性と職場環境および職務意識との関連」『看護研究』第32巻第2号，医学書院，1999年，10頁．

多くの課題が残されているが，制度変革の方向性は，専門職化を進めること，すなわち，看護の専門性・自律性を高めることが，将来にわたって社会の要請に応えられる看護サービスを提供するために必要であると考える。これを進めるためには，いかに政策展開を図っていくかという第5章で論じてきたことが重要であり，それを推進するための基盤整備を着実に進めることが第一歩であると考える。

終　章　制度変革のために

　本書は，看護制度は公共的なサービスを提供する仕組みとして将来においても社会の要請に応えられる制度となっているのかという問題意識の下に，第 1 章で看護制度の歴史的分析を行い，第 2 章では資格制度の構造分析，そして第 3 章および第 4 章で 2 つの事例の政策過程分析を行い，第 5 章および第 6 章で看護制度と政策推進の課題を考察した。そして，これらの分析を通して看護制度・政策の特徴を明らかにし，今後，変革すべき制度の方向性について言及している。

　このような本書の執筆を進めている間にも，高齢化のピークを見据えて社会保障制度全体の見直しが行われており，2014 年には「地域における医療及び介護の総合的な確保を推進するための関係法律の整備等に関する法律」（以下「医療介護推進法」とする）が成立し，医療・介護制度の将来像を描きながら体制整備が進められている。

　このような動きも踏まえ，終章では，これまで述べてきた看護制度・政策の課題を俯瞰し，今後の展望として，看護制度の課題，看護政策の推進について総括するとともに，政策を推進する上で基盤となる人材育成や看護管理，そして看護研究への期待を述べまとめとしたい。

1　将来の医療提供体制と看護制度

2013 年 8 月にまとめられた社会保障制度改革国民会議報告書[1]（以下「報告書」という）の医療・介護分野の改革の冒頭に，これまでは病院完結型であ

---

1)　社会保障制度改革国民会議『社会保障制度改革国民会議報告書』2013 年 8 月 6 日。

ったが，今後は地域完結型の医療に変えていかなければならないと医療提供体制の変革の方向性を示している。そしてその具体的な施策として，医療機関の機能分化を進めること，チーム医療，地域包括ケアを推進し，医療機関と在宅の連続した医療・介護をめざすとされている。

この報告書に基づき2013年12月に，持続可能な社会保障制度の確立を図るための改革の推進に関する法律が創られ，これに基づく措置として2014年第186回通常国会で医療介護推進法が成立し，この中で医療法，保助看法および看護人確法などの改正が行われている。そこで，この法改正を踏まえて，今後の看護制度・政策の課題について考えていきたい。

なお，本書を執筆した時期は医療法等の施行前であったことから，法改正後の状況については触れていない。

1) チーム医療，地域包括ケアと看護制度

報告書が想定しているチーム医療や地域包括ケアといった多職種が協働する体制における看護制度の課題については第6章で述べているが，それを整理すると，1つには，保助看法制定以降変更されていない看護業務に関連する条文，すなわち，看護師の定義や医師との関係であるが，これを見直すべきではないかということである。そして，見直す方向は，看護の目的を謳い，看護師の役割を明確に定義づけるということである。実際に看護業務を行っている現場では，看護師は法律上の用語を意識せずに日々の看護を提供していると思われるが，看護サービスは制度の枠の中で実践されており，それを現代医療そして将来の医療提供体制において齟齬のないものとしていくことが必要である。医療の提供体制はこれまでも医療法の改正によって幾度か変革されてきているが，看護制度の見直しは一部に留まっており，その意味ではすでに遅きに失しているが，超高齢社会を目前に控え，看護の重要性が高まっている時に，その議論を進めることが必要であろう。

2点目は，チーム医療や地域包括ケアを想定した医療関係職種の規定についてである。多職種のチームによるサービス提供体制に変更するということは，提供者間の関係を見直し，その体制に見合った資格制度体系に変更していかなければ実効性は上がらないと考えている。これまでは医師の指示の下

で各職種が医療を提供するというタテの関係であったが，多職種協働のサービス提供体制は，各職種が対象者の状況を判断し，専門的知識を駆使し自律的にサービスを提供することを前提としたもので，チームというヨコの関係に変えていくことが必要で，各職種間の連携をより強調した資格制度とすることが課題であると考える。このようなチームによる活動を円滑に行うためには，包括的指示を活用し，ツールとしてプロトコールやクリニカルパスを作成した医療提供体制とするなど，サービスを提供する形を変えていくための制度の見直しが必要であろう。

このようなサービス提供体制をイメージした医療関係職種の資格制度を見直す中で，看護師の資格制度を変革していくことが必要である。前述した看護師の定義の変更に加えて，医師との関係を規定している第37条についても見直し，医師と看護師の関係を「指示」のみでなく，包括的指示，相談，協議など，業務内容に応じた表現とする方向で見直すべきであろう。

一方，在宅分野では地域包括ケア体制の中に在宅医療が位置づけられ，それを担う訪問看護師の役割が注目されていることから，訪問看護については上記のように規定を見直すことによって，専門性・自律性をもって看護活動を行うことが可能になると考える。このような活動が担保される資格制度に変革されることで，看護という公共的サービスを担う看護師は，医療機関や地域において，最大限の能力を発揮することができるようになると考える。

2) 地域完結型医療と看護制度

報告書では「地域完結型」という用語を用いて，医療機関と地域の連携，医療と介護の連携を総合的に現わしているが，ある意味では，これまでもその方向で施策が進められてきている。医療機関に地域連携室ができ看護師やケースワーカーが退院患者の在宅ケアを支援する体制，また24時間看護と介護が連携して在宅療養者を支援する体制などは少しずつであるが進んできている。報告書ではこれを医療提供の基調とするという方向性を示しており，どのような地域においても地域完結型の医療・介護を進めていくというメッセージである。

これまでは，医療提供の場として医療機関が発達し，寝たきり高齢者対策

として福祉施設が造られ,そして在宅においては医療,福祉,介護というそれぞれの制度の枠内で在宅ケアが推進されてきたが,これを対象者目線に代えて対象者を主体とした連続性のあるサービス提供体制に変えていくということである。

第2章で述べたように,看護制度はこれまで医療,保健,介護,福祉制度,それぞれの分野で活動できる看護師を育成し,パフォーマンスをあげる努力をしてきたが,その根本となる制度の枠組みが変わっていくということである。

地域完結型の医療提供体制において新たに強化すべき看護師の役割は,医療機関においては,在宅を想定した患者の支援として,外来看護と連携した自立支援に向けた指導の強化,そして医療機関と地域をつなぐ継続看護の充実,地域では医療依存度の高い療養者や在宅で終末期を迎える高齢者の増加が予測されることから,訪問看護の専門的技術を高め,自律的な活動ができる体制とすることが必要であろう。このような看護師の新たな役割が実践できるよう,看護師の役割を明確にした保助看法の業務規定の見直しが必要である。

そしてこのような地域完結型の医療提供体制に合わせた看護師の配置を想定して,看護教育においても,新たな役割を想定した教育内容とすることが求められている。

3) 医療機関の機能分化と看護制度

医療機関の機能分化は,平成初期から取り組まれている医療政策の重要課題であり,診療報酬による政策誘導も行われているが,政府が予測していたような方向にはなっていないため,改めて強調されている。このような機能分化が進められることによって,急性期病床数を一定割合とし,そこには多くの医療従事者を配置して医療のパフォーマンスを上げていくことが求められている。

今後,医療の専門分化がより進むことによって,急性期医療においては専門性の高い看護が求められるであろう。一方で高齢化によって増加が予測される慢性期や療養期の医療・介護においては,看護職の専門性に加え,看護

と介護の協働が必要となり，種々のケア職種が働く中で，看護職は予防的視点を持って医療的ケアに関わっていく役割が求められ，そのような能力を発揮することが期待されるであろう。

　専門分化と専門性については，第6章第2節で述べているが，このような方向性を強化する牽引役として，公的な専門看護師制度を創っていくことが，当面行うべき制度変革であろう。これによって，専門看護師の位置づけが明確となり，専門看護師の量が増加することにより，医療機関の機能分化に合致した看護のパフォーマンスを上げていくことができると考える。

　医療提供体制の見直しは，税と社会保障の一体改革という改革の名称が示すように，経済の低成長時代において費用の増大が予測される社会保障制度をいかに効率的な制度としていくかという視点から，医療・介護制度について制度改革が行われている。このような方向性を踏まえて，国民に対する質の高いケアを提供する視点を重視しつつ，資格制度の変革を考えていきたい。

2　看護政策の推進方策

　将来の医療提供体制を想定して看護資格制度はどのように変革していけばよいのかについて述べてきたが，それを現実のものとするためには，看護政策の特徴を踏まえて政策を推進することである。この点については第5章で詳述しているが，ここでは今後の推進方策としてまとめておきたい。

1）社会保障制度全体の中で看護政策を展開する

　医療資格制度の考え方や体系の見直しについて検討することは，百年以上の歴史を持つ制度であるので，かなりの困難を伴うことが予測される。資格制度の検討については，第3章で准看護師制度の政策過程分析を行ったが，ここから看護政策の特徴と課題がいくつか明確になっている。

　准看護師制度の政策過程を振り返ってみると，資格制度の根幹にあたる部分の見直しはいかに困難であるのか，また，政策過程では何が問題となるのか，その根底にある考え方は何かということについては，かなり明確になった。すなわち，資格制度は既得権を有する者が存在し，団体も政治的団体の

性格を有して資格の社会的承認を得るための活動を行っていること，そのため資格制度を廃止または見直すという政策は非常に困難な政策であるということである。また，議論の過程では，医療という領域内の争いとなり団体間で対立構造となること，団体の価値意識が異なることから調整が難しく，合意形成には至りにくいということである。

　また，成功事例として取り上げた訪問看護制度の政策過程の分析から得られたことは，団体間の対立が起きないよう事前に調整を十分に行っていること，制度創設による職能としてのメリットを強調し，また，政策案の形成過程で，現場におけるモデル事業を行うなど丁寧なステップを踏んでいることである。そして訪問看護制度単独の検討ではなく，老人保健法改正の議論の中で検討したことも制度成立に至った理由であった。

　これらの事例分析から得られたことは，看護制度という医療界に限定した政策のみを議論する政策コミュニティでは合意形成が困難であるため，社会保障制度全体の枠組みの中で議論し，多様なアクターが関与する中で看護政策を展開することが重要であるという結論である。

2）看護政策の議論を活発化する

　看護政策の重要課題を設定する際に，常に議論となることは看護職不足問題に対する懸念である。他の資格制度において質を向上させる制度改正に成功している管理栄養士や薬剤師をみてみると，いずれも政策課題を設定する段階で栄養士や薬剤師の数は過剰な状態であった。看護職はこれまで過剰となったことがないことから，根本的な資格制度の変革が困難であったが，質の向上をめざして看護政策を推進するためには，まず，看護職の量的確保に不安がないという状況を作り出すことが必要である。このため，量的確保策は最優先課題であるが，これを進めつつ本質的な看護の政策課題について，周到な準備を進めておくことが肝要であると考える。

　その準備について政策段階を追って考えると，看護制度の問題を公共政策の課題として設定するためには，政策企画者の多くが社会の問題として認識することが必要である。すなわち，訪問看護の事例のように調査研究や統計データによって問題点を明確化する，また先駆的事例の収集によって政策イ

メージを持つなどの客観的な情報を得ることが必要である。そして実現可能性のある政策案をつくるためには，モデル事業を通して政策案を練り，関係団体の価値意識の共有化を図り，協力体制をつくりだす過程が重要な意味を持つ。このような政策案を創り上げるためには，看護職の専門家政策コミュニティ内の議論だけではなく，幅広い関係者を巻き込んで，多角的・多面的に政策を議論する場をつくることが重要である。要するに，原始スープ状態をつくりだすということである。このような中で看護の政策課題は明確になり，また実現可能な政策案が熟成されると考える。

3）政治の流れをつくる

法律改正を必要とする政策は，国会審議を経て決定される。この政治の流れは，政策決定する上で必要不可欠な過程であるため，ここでその課題を抑えておきたい。

訪問看護制度の事例のように，政策課題の設定や政策案の策定までは行政が主導的な動きをとって進めているが，政治の流れに乗せる上で決定づけていたことは，老人医療費の費用負担について政治的に解決しなければならない状況にあったことである。このため，政治課題としての優先度は高くなり，また，医療保険者等の関係団体の協力が得られたことによって合意形成に至ったものである。

政治の流れは，キングダンによると国民のムードから社会的な運動につながる場合や，利益団体の要望やキャンペーンによる政策決定に近い重要人物への働きかけなど，組織化された政治力のバランスで流れは動くとされている。看護政策に当てはめてみると，団体の働きかけが政治に影響を及ぼして政治の流れが起きることは多々あることと思うが，国民的な動きから政治の流れにつながることの少ない政策分野である。

看護政策は医療政策の一部だとして医療界の中だけでの議論に留めると，前述したように医療界の団体の力関係は非常にアンバランスであるので，看護政策を進めることが難しい状況になることは，これまでの事例をみても予測できることである。その意味では，看護の問題を国民的な関心事とすること，また，医療界以外の団体と協力することによって政治的なバランスが得

られるようにする戦略が必要ではないかと考える。

いずれにしてもこのような政治の流れについては，本書では十分な分析ができなかったが，今後，看護政策以外の政策との比較研究を行うことで，政治に係る政策過程の特徴を明らかにしたいと考えている。

3　看護管理と看護政策

医療機関等で働く看護職にとって，看護制度や政策の話は国会や厚生労働省が関係している遠い世界のことで，看護現場とは関係がないと思われがちであるが，看護政策の出発点は，実は最も身近な看護現場にあることが多い。看護政策は，看護を提供する場で起きているさまざまな問題を解決し，いかにより良い看護を提供していくかという動きで，その意味では，政策の起点は現場にあると言っても過言ではない。

看護サービスは，第2章で述べたように保助看法を中核とした制度の枠組みで実施されていることから，制度に起因する現場の問題を解決するためには，制度を変えることが必要となる。そこで，制度を変革する政策の動きが始まるが，このプロセスに看護現場，特に看護管理者が関わっていくことは，よりよい制度を創る上で重要なことではないかと考えている。

そこで，本書では触れてこなかった観点ではあるが，ここで看護管理と看護政策の関連や看護政策を推進する上で看護管理者が果たす役割について考えてみたい。

1）政策過程と看護管理の関わり

看護制度を変革する過程において，看護管理者にはどのような役割があるのであろうか。政策過程の段階には，政策課題の設定，政策案の立案，国会での政策決定，そして新たな制度の下での看護実践と評価があるが，この過程で看護管理者の関与が重要な場面は，政策課題の設定，政策案づくり，そして新制度の実践の3つであろう。

第一の政策課題の設定であるが，政策課題は看護サービスを実践する場で何が問題なのかが出発点であることが多いので，このような現場の問題に看

護管理者が気づき，何が問題の根底にあるのか，個々の病棟や病院という範囲を超える問題かを考え，看護制度として改善すべき課題であると判断した場合には，それを社会の問題として取り上げ，政策企画者が認識するよう働きかけていく。このような動きが政策課題の設定につながるのである。

ここで記憶に新しい看護政策の例として，第1章第4節で触れた2009年の保助看法改正による新人看護師研修を取り上げてみよう。これは，20～30年前から現場で問題となっていた，新卒看護師が病棟に配置されても一人前の仕事ができず，自信を失って辞めていくことが多いという問題である。この問題は，多数の看護管理者から問題提起されたことから，一部の医療機関の問題ではなく全国的な傾向であることが明確になった。このため，厚生労働省でこの問題を取りあげ，約7年間かけて検討やモデル事業を行い，2009年に保助看法および看護人確法が改正されて，看護職（新人看護師）の研修が努力義務となったのである。

このように，看護現場の問題を明らかにし，政策課題を設定するという場面で，看護管理者は重要な役割を果たしているのである。

第二に政策案の立案であるが，政策課題は明確となってもその解決策が見出せない場合は政策過程には上らない。すなわち，制度を変える動きは始まらないのである。そのため，実現可能な解決策（政策案）を見出すことが大変重要である。政策案の形成過程については第5章で詳述しているが，看護サービスをどのような方向で改善すべきかという提案は，多くは看護が提供されている場からの発想をもとにしている。

前述した新人看護師研修を例にとると，検討会を行っている間にいくつもの先行事例が報告されている。すなわち，新卒看護師に対して適切な研修を実施することによって離職率が低下し，看護師が定着するようになったという看護管理者からの報告である。このような効果的な先進例を踏まえて，厚生労働省では制度を想定した研修モデル事業の予算を獲得し，検討会でその成果を取りまとめている。

このように，政策案の立案は看護政策を企画する者だけでは困難で，具体的な先行事例とその実践による成果が明らかになっていることが重要な鍵になる。したがって，看護現場のリーダーである看護管理者の役割は大きいも

のと考える。

　第三に新制度の実施である。法律の施行前には政省令が定められ，局長通知などが出されて新制度の全体像が明らかになる。新制度の普及は行政機関や各種団体による説明会，機関誌等によって伝えられるが，制度は一律につくられるため，地域や医療機関の特性によって新制度をどのように適用するかについては，看護管理者の主要な役割となろう。

　創られた新制度が活かされるためには，看護管理者が制度の主旨を理解し政策目的の沿った実施体制をいかにつくるか，そして新制度の主旨をいかに現場スタッフに伝えられるかが重要となる。新たな制度が活かされるか否かは，それを実践する場にいる看護職そして看護管理者の力量に依っているのである。

2）看護政策の看護管理への応用

　筆者は，病院の看護部長と管理について話をする機会があるが，その管理のノウハウは看護政策を遂行する時のものと共通していることに気づく。それは，看護という仕事の社会的な位置，サービスの性格，看護組織の文化や価値観などが共通しているためと思われる。そこで，本書の看護政策過程の分析から得られた推進方策は，看護管理にも応用できるのではないかと考え，以下の5点について看護管理と関係づけて整理しておきたい。

　第一は，大きな流れで看護の課題を考えるということである。第4章の訪問看護制度の事例のように，老人保健法改正というわが国にとって重要な高齢者対策を推進する大きな流れの中で，看護政策を進めたということである。ここから学べることは，社会のニーズの沿った政策，例えば地域で求められる医療機関に変革するという組織の方向性に合わせて，看護の活動を考え，提案するという姿勢である。

　第二には，流れをみて，機会を待つということである。政策過程においては，他の部門からの強い反対や予算の制約，前例がないなどさまざまな壁が立ちはだかることも多い。訪問看護の事例でも，老人保健法改正をめざしていたが医療保険者の意見がまとまらず，一旦は議論が息しているが，その後，地道な検討を進めて政策決定にまで至っている。キングダンの政策の窓

モデルが示すように，3つの流れ（課題の設定，政策案，政治）がうまく合流しないと決定には至らないので，流れをよく見てチャンスが来た時に，熟成した政策案を提示し，政策決定に持って行くという戦略的な動きが必要である。

　第三には，妥協点をいかに見出すかである。課題が明確で解決策となる完璧な政策案が考えられたとしても，その政策案がそのまま政策決定に結びつくことは少ない。第3章で述べたように，政策は妥協の産物であり，目標は目的の6割前後となるとみておくべきであると松下が指摘しているように，さまざまな制約の中で，政策案は微調整される。このため，事前に妥協点を考えておくことが重要だということである。

　第四は，専門家政策コミュニティを意識し，それをマネジメントすることである。医療機関には多種の医療関係職種が働いており，第5章で指摘したように，それぞれの職種ごとに政策コミュニティを形成していると考えられる。このような専門家政策コミュニティが存在する中で，いかに政策課題を取り上げ政策コミュニティと調整しながら政策を進めていくかということである。医療機関では看護職は最大人数ではあるが，第3章および第4章で分析しているように，政策コミュニティのメンバーの組織的な位置づけや，政策決定機関への関与などが影響するため，このようなことを意識して看護の政策コミュニティとしての力を高めていくことが肝要であろう。

　第五は，現場の力を活かすことである。第4章の訪問看護の事例では，政策案の立案で既存の制度にはない訪問看護の実践例があったこと，また，モデル事業の実施とその事業の成果を取りまとめて公表したことがバンドワゴン効果をもたらし，政策案の賛同者を増やしていったという現場の動きが政策遂行に大きな影響をもたらしていた。

　このような動きから考えられることは，現場が自由な発想で新たな工夫ができ，また，試行ができる職場環境を看護管理者がつくっていくことが大事ではないかということである。「宝物は現場にある」ということである。看護の改善や体制の変革という政策を遂行する上で，このような現場の力を活用する視点を持つことが求められている。

4　政策推進の基盤整備

　社会保障全体の動きを捉えて看護政策を展開するためには，看護分野の政策企画者の能力を高めることが重要であることは言うまでもないが，政策を動かすためには企画者のみでなく，多くの看護職が社会の仕組みや看護制度を理解し，それを変革することに関心を持つことが課題であると考えている。このような看護職を育成するためには，看護基礎教育，大学院教育，そして研修等において制度・政策を学ぶ機会が確保される必要があり，また，それぞれの職場で国民のニーズに合ったサービスへと変革する姿勢をもって仕事に従事することが政策的思考を涵養する上で必要であろう。このような看護職が育成されていくことによって看護政策が推進されると考えている。

1）政策的思考ができる看護職の育成

　看護基礎教育は，文部科学省と厚生労働省の共同省令である指定規則に基づいて行われているが，その教育には社会保障制度に関する内容は含まれているものの，一部の教育機関を除いて看護制度に対する深い理解や政策的思考を学ぶ教育はほとんど行われていない。筆者は現在，看護教育に携わっているが，看護を学びたいという新鮮な知識欲がある時期に，看護制度の仕組みを知り，政策的な思考ができる看護師を育てることは，非常に重要であると考えている。このような教育が行われることが今後の課題である。

　次に大学院教育についてであるが，大学院修士課程には勤務しながら学んでいる看護職が多くおり，リーダーを育成する機能を果たしていると思われる。大学院の教育内容をみると，専門看護師教育課程[2]（CNSコース）を開設しているところでは，共通科目として看護政策論が教育されている。筆者はいくつかの大学院で看護政策論を教えているが，制度や政策過程を学ぶことにより，院生はどのように制度が変革されるのかを理解し，また社会のシステムの中で看護制度を考える能力を習得している。このような教育が行わ

---

[2]　専門看護師教育課程とは，日本看護系大学協議会が定める専門看護師教育課程基準のことである。

れることにより，看護制度の変革に寄与する人材が着実に育成されていくものと思われる。

　一方，制度の問題を最も身近に感じている現場で働いている看護職の人材育成であるが，看護職を対象とした現任教育には，医療機関が実施している研修会や種々の団体が開催する研修会などがある。この中で看護政策を教育内容として位置づけている研修には，日本看護協会が認定している認定看護管理者研修があるが，研修全体からみると看護政策を教育する研修会は非常にまれである。看護職全体を対象とした研修で政策を学ぶことも必要であるが，看護管理者養成という段階で制度や政策を深く学ぶことは，現場で起きている様々な課題を制度と関連づけて考える看護管理者の政策能力を高めていくことにつながるため，非常に効果的であると考える。

　今後，医療提供体制は地域完結型となっていくことが求められているが，看護職が医療機関と在宅医療の連携，また，医療と介護を連携させる役割を果たしていくためには，現場で政策的思考ができる看護職の存在は貴重である。その意味で，今後，地域レベルで医療・看護政策が展開できる人材育成を強化する必要があると考えている。

2）政策研究の推進

　本研究を始めるにあたり多くの先行研究を調べたが，看護政策をテーマとした研究は非常に少なく，また，医療政策に関する研究も決して多くない状況であった。

　本書の下敷きとなった拙著の『看護の政策過程』[3]は，研究分野としては政策立案および政策決定過程研究であったが，このような政策研究の他に，政策決定後の新制度の実施に関する政策実施過程研究や政策評価研究があり，これらはあまり取り組まれていない分野である。

　看護制度は歴史的変遷を経て創られたものであるので，これを改善していくためには政策の実施過程や政策評価を研究することが次なる制度の改善につながる。そのような研究を進めるためには，政策の基礎となる研究，すな

3）野村陽子『看護の政策過程――准看護師問題と訪問看護制度を中心に』法政大学大学院政治学研究科提出博士論文，2012 年。

わち，次の政策課題を明確にするための実態調査や政策案を練るための既存の事業等の成果研究が行われる必要があり，このような基礎的な研究と政策過程研究が連動して，制度の変革の議論ができるようになると考える。

　一方，政策に直結する研究ではないが，第6章で述べた看護制度を見直す上でその根底にある，看護の概念の明確化，看護サービスの言語化や，看護の科学的根拠を明確にする研究，根拠のある看護技術を普及する研究なども重要である。これらの研究は，これまで看護系学会などで報告されているものも含まれるが，それらの研究成果が制度変革にうまく活用できていないのではないかと感じている。研究成果を制度変革につなげるためには，成果を看護界の中で切磋琢磨するだけではなく，そこから導き出され，集約された提言が政策企画者や国民に伝わるような普及方法を考えていくべきであると思う。

　また，研究者が制度変革に資する研究を企画するためには，看護制度の問題点や看護政策過程における課題を理解し，制度変革の意図をもって研究を進めることが重要で，このような研究を計画的および戦略的に行うことが看護政策を推進する力になると考える。

　そして，看護サービスを規定している制度は，医療，保健，福祉，介護と非常に幅広く，政策研究のテーマも多様である。このような看護制度に係る研究は，看護学の分野のみでなく，社会科学系の学問分野においても看護政策をテーマとした研究が推進されることが期待される。

　看護制度・政策は，看護学の領域からみるとある意味では非常に狭い分野であり，また，政策研究全般からみると医療政策の一部とされてきたことから，研究はあまり進んでこなかった。しかし，看護制度はその変革を通じて，看護職としての専門能力を十分に活かせることにつながり，医療の質の向上，ひいては医療の対象となる国民のQOLの向上に寄与することができる。それは今後，さらに推進されるべき重要な政策なのである。

　本書では，看護制度・政策を取り上げ，その特徴と課題，推進方策について考察してきたが，この成果には他の分野の政策研究にも共通する内容が含まれていると思われる。また，各政策分野における関係団体の影響力関係な

どを分析する上で，重要な視点となるのではないかとも考えている。今後展開される看護政策に，この研究成果が活かされることを期待したい。

参考文献

縣公一郎・藤井浩司編『コレーク政策研究』成文社，2007 年
秋山智久『社会福祉士及び介護福祉士法成立過程資料集』第 1 巻，近現代資料刊行会，2007 年
阿部正和編『医師養成』日本評論社，1988 年
阿部正俊「医療関係職種の新しい資格制度——その性格と内容と今後」『厚生福祉』時事通信社，1987 年 7 月 11 日
天野正子「看護婦の労働と意識」，日本社会学会編『社会学評論』87，有斐閣，1972 年
天野正子「専門職化をめぐる看護婦・看護学生の意識調査」『看護研究』第 5 巻第 1 号，医学書院，1972 年
天野志保「訪問看護活動と医師の指示について」『看護管理』第 7 巻第 10 号，医学書院，1997 年
荒木誠之編『社会保障法』青林書院，1988 年
有岡二郎『戦後医療の五十年　医療保険制度の舞台裏』日本医事新報社，1997 年
アンダーウッド，パトリシア・R.「米国における専門看護師——クリニカル・ナース・スペシャリストの発展過程」『看護』特別臨時増刊号，1995 年
イアノー，マギー「イギリスの地域スペシャリストの役割」『インターナショナルナーシングレビュー』臨時増刊号，日本看護協会出版会，2003 年
一圓光彌『医療保障論』光生館，2003 年
池上直己『医療の政策選択』勁草書房，1996 年
池上直己，J. C. キャンベル『日本の医療——統制とバランス感覚』中公新書，1996 年
石村善助『現代のプロフェッション』至誠堂，1977 年
猪口孝『現代日本政治経済の構図』東洋経済新報社，1983 年
猪口孝・岩井奉信『族議員の研究——自民党政権を牛耳る主役たち』日本経済新聞社，1987 年
磯崎育夫『政策過程の理論と実際』芦書房，1997 年
伊藤昭『激動の国会史——歴代内閣の光芒』日本報道記者会，1999 年
伊藤雅治他「見えてきた老人訪問看護ステーションの中身」『医療 '92』第 8 巻第 1 号，メヂカルフレンド社，1992 年
伊藤雅治「訪問看護に期待するもの」『保健の科学』第 47 巻第 1 号，杏林書院，2005 年
伊藤光利「官邸主導型政策決定システムにおける政官関係」，日本行政学会編『行政改革

と政官関係』ぎょうせい，2007年
伊藤元重『市場の法則』講談社，1998年
井上なつゑ『わが前に道はひらく　井上なつゑ自叙伝』日本看護協会出版会，1973年
井部俊子，中西睦子監修『看護管理学習テキスト　看護制度・政策論』日本看護協会出版会，2013年
医療法制研究会編『医療六法』中央法規出版，2009年
岩下清子他『診療報酬（介護報酬）　その仕組みと看護の評価』日本看護協会出版会，2004年
印南一路『医療政策の形成に関する研究　ネットワーク間闘争による政策形成』日本製薬工業協会，1990年
ウェーバー，マックス『官僚制』阿閉吉男他訳，恒星社厚生閣，1987年
上田啓史「救急救命士制度改正の政策形成過程分析」『早稲田政治公法研究第74号』早稲田大学大学院政治学研究科，2003年
上林喜久子「アメリカにおける職業資格制度——医療分野の資格を例にして」『經濟系関東学院大学経済学会研究論集』第173集，関東学院大学経済学会，1992年
氏家幸子「看護技術に影響を与えた看護概念の変化　サイエンスと看護のケア技術との接点」『看護技術』第35巻第8号，メヂカルフレンド社，1989年
氏家幸子「スペシャリストとジェネラリスト」『看護』第36巻第3号，日本看護協会出版会，1984年
内田卿子「看護の場で看護技術はどのように変わってきたのか　病院内ケア：病棟」『看護技術』第35巻第8号，メヂカルフレンド社，1989年
衛藤幹子「福祉国家の「縮小・再編」と厚生行政」『レヴァイアサン』17号（秋），木鐸社，1995年
衛藤幹子「連立政権における日本型福祉の転回——介護保険制度創設の政策過程」『レヴァイアサン』臨時増刊（夏），木鐸社，1998年
江藤美和子「諸外国における看護裁量権」『インターナショナルナーシングレビュー』第30巻第1号，日本看護協会出版会，2010年
江口隆裕「医と法の対話⑮在宅看護　法学の立場から」『法学教室』No.143，有斐閣，1992年
大国美智子『保健婦の歴史』医学書院，1985年
大熊由紀子『物語介護保険』上，岩波書店，2010年
大嶽秀夫『政策過程』東京大学出版会，1990年
大杉覚「利益，公共精神とシステム改革——クリントン医療改革挫折の政治分析にみるアメリカ政策過程研究の展開」『季刊行政管理研究』第99号，2002年
大杉覚「医療行政の再編と健康政策局の組織対応」，総務庁長官官房企画課編『社会環境と行政——新たなる行政システムの構築にむけて』行政管理研究センター，1993年
太田秀樹「「准看養成停止」で時代の要請に応えられるか」『看護学雑誌』第61巻第7号，医学書院，1997年7月

大谷藤郎他「座談会　医療関係職種の資格制度に望むこと」『医療'87』第3巻第7号，メヂカルフレンド社，1987年

大野真義『現代医療と医事法制』世界思想社，1995年

大森文子『看護の歴史』日本看護協会出版会，2003年

緒方さやか「APNとしてのナースプラクティッショナー」『インターナショナルナーシングレビュー』第33巻第1号，日本看護協会出版会，2010年

尾形裕也他「特集：医師・看護師の養成と役割分担に関する国際比較」，国立社会保障・人口問題研究所編『海外社会保障研究』No.174，2011年

岡光序治『老人保健制度解説』ぎょうせい，1994年

岡光序治，山崎泰彦「老人保健制度改正案を語る」『総合社会保障』第29巻第3号，1991年

荻島國男『病中閑話』荻島國男遺稿集刊行会，1993年

介護保険法規研究会『介護保険六法』中央法規，2013年

加倉井周一「新しい専門職種「義肢装具士」の資格制度発足について」『日本リハビリテーション医学会誌』第24巻第4号，1987年

笠京子「政策決定過程における「前決定」概念（1）」『法学論叢』第123巻第4号，京都大学法学会，1988年

笠原英彦『日本の医療行政』慶応義塾大学出版会，1999年

桂木誠志「「移行教育」の速やかな実現を」『労働運動』No.428，拓植書房，2000年

加藤淳子「政策決定過程研究の理論と実証」『レヴァイアサン』8号，1991年

香西義昭「准看護婦の資質向上に関する検討会および准看護婦の移行教育に関する検討会の経過」『日医雑誌』第121号第8巻，1999年

金子光『初期の看護行政』日本看護協会出版会，1992年

金子光「保健師助産師看護師法五〇年の証言」『日本看護歴史学会誌』第11号，日本看護歴史学会，1998年

金子光『保健婦助産婦看護婦法の解説』中央医書出版社，1972年

金子光「看護制度の光と影」『看護白書』平成12年版，日本看護協会出版会，2000年

亀山美知子『近代日本看護史II　戦争と看護』ドメス出版，1989年

亀山美知子『近代日本看護史IV　看護婦と医師』ドメス出版，1985年

柄澤行雄「職業としての看護と准看護婦問題──社会学の視点から」『看護教育』第38巻第9号，医学書院，1997年10月

唐澤剛「訪問看護と在宅ケア」『公衆衛生情報』第18巻第1号，日本公衆衛生協会，1998年

川喜田愛郎『近代医学の史的基盤』下，岩波書店，1977年

川越博美「訪問看護ステーションの現状と課題」『保健の科学』第42巻第10号，杏林書院，2000年

川島みどり「看護その専門分化と方向」『病院』第37巻第7号，医学書院，1978年

川島みどり『チーム医療と看護』看護の科学社，2011年

川原礼子他「訪問看護場面の尿閉に対する医行為の実態およびその認識」『看護実践の科学』第37巻第2号, 看護の科学社, 2012年

川村佐和子『医療依存度の高い在宅療養者に対する医療的ケアの実態調査および安全性確保に向けた支援関係職種間の効果的な連携の推進に関する検討』厚生労働科学研究費補助金, 2010年

菅野耕毅『看護事故判例の理論』信山社, 2002年

看護史研究会『派出看護婦の歴史』勁草書房, 1983年

「看護教育」編集室『准看護婦問題調査検討会報告(資料と解説)』医学書院, 1997年

看護行政研究会『看護六法』, 2011年

看護問題研究会監修『新たな看護のあり方に関する検討会報告書』日本看護協会出版会, 2004年

菊池馨実「「看護」業務の法的位置づけ——老健法上の老人訪問看護制度を契機として」『看護』第45巻第9号, 日本看護協会出版会, 1993年

菊池昭江, 原田唯司「看護専門職における自律性に関する研究」『看護研究』第39巻第4号, 医学書院, 1997年

季羽倭文子「老人訪問看護制度を"絵に描いた餅"にしないために」『医療'91』第7巻第12号, メヂカルフレンド社, 1991年

木下安子『近代日本看護史』メヂカルフレンド社, 1980年

キャンベル, ジョン・C.「メディアと政策転換——日本の高齢者対策」増山幹高訳, 『レヴァイアサン』7号, 木鐸社, 1990年, 49-74頁

清川美和「准看護婦養成問題のゆくえ」『看護展望』第26巻第2号, メヂカルフレンド社, 2001年

行政改革委員会事務局監修『光り輝く国をめざして』行政管理研究センター, 1996年

行政改革委員会事務局監修『創意で造る新たな日本』行政管理研究センター, 1997年

近現代資料刊行会『社会福祉士及び介護福祉士法成立過程資料集』, 2007年

草刈淳子『在宅ケアにおける医師の指示と訪問看護婦の業務範囲と法的責任』科学研究費補助金基盤研究, 1998年

草野厚『政策過程分析入門』東京大学出版会, 1997年

草間朋子「「多職種連携」と「業務分担」で医療のあり方を見直す」『月刊保険診療』第64巻第7号, 医学通信社, 2009年

楠本欣史「臨床検査技師資格制度の新設」『時の法令』741号, 大蔵省印刷局, 1971年

久米龍子他「看護師の専門性に関する一考察」『豊橋創造大学紀要』第16巻, 2012年

黒岩祐治「医療現場のタブー"准看"問題に斬り込む」『中央公論』, 1991年8月

黒岩祐治「准看問題今こそ決着のとき」『中央公論』, 1994年12月

ケイトファン, S.他「上級実践の役割の発展:国際比較を通じての考察」『インターナショナルナーシングレビュー』第26巻第3号, 日本看護協会出版会, 2003年

小泉純一郎『小泉純一郎の暴論・青論』集英社, 1997年

厚生省医務局『医制百年史』ぎょうせい, 1976年

厚生省『厚生白書』，1983 年，1990 年，1992 年
厚生省『厚生省五十年史』厚生問題研究会，1988 年
厚生省健康政策局看護課監修『看護体制の変革をめざして』メヂカルフレンド社，1984 年
厚生省健康政策局看護課監修『看護制度検討会報告書』第一法規，1991 年
厚生省健康政策局看護課監修『看護業務検討会報告書』中央法規，1993 年
厚生省健康政策局看護課監修『知っておきたい看護婦確保対策の基礎知識 '93　看護婦等の人材確保法逐条解説』ぎょうせい，1993 年
厚生省高齢者介護対策本部事務局『新たな高齢者介護システムの構築を目指して——高齢者介護・自立支援システム研究会報告書』ぎょうせい，1995 年
厚生省准看護婦問題調査検討会『准看護婦問題調査結果の概要』，1996 年
厚生省老人保健課監修『訪問看護の手引』社会保険研究所，1998 年
厚生統計協会『国民衛生の動向』，2010 年
厚生統計協会『国民の福祉の動向』，2010 年
厚生労働省労使関係担当参事官室『日本の労働組合』日本労働研究機構，2002 年
ゴードン，スザンヌ『Life Support』勝原裕美子他訳，日本看護協会出版会，1998 年
国政問題調査会編『日本の政治近代政党史』国政問題調査会，1988 年
小島操子他「准看護婦をめぐる諸外国の看護制度に関する研究」『聖路加看護大学紀要』No.24，1998 年
小島通代「保健婦助産婦看護婦法における看護業務と医師の指示との関係の検討」『看護管理』第 6 巻第 3 号，医学書院，1996 年
小玉香津子他「看護と介護」『看護』第 39 巻第 5 号，日本看護協会出版会，1987 年
小西知世「保助看法改正の成果」『看護管理』第 12 巻第 5 号，医学書院，2002 年
小山真理子編『看護教育の原理と歴史』医学書院，2003 年
小谷野康子「看護専門職の自律性に関する概念の検討と研究の動向」『聖路加看護大学紀要』No.26，2000 年
権丈善一『再分配政策の政治経済学』慶応義塾大学出版会，2001 年
斎藤訓子他「「看護基礎教育 4 年制大学化」推進にいたる過程と展望」『看護教育』第 49 巻第 10 号，医学書院，2008 年
齋藤美華他「訪問看護師の裁量拡大に対する当該職種の意見の内容」『東北大医学部保健学科紀要』第 21 巻第 1 号，2012 年
佐々木敏明「精神保健福祉士の 10 年」『精神保健福祉』第 40 巻第 1 号，2009 年
佐藤香代『日本助産婦史研究』東銀座出版社，2001 年
佐藤公子『わが国の占領期における看護改革に関する研究』風間書房，2008 年
佐藤進「在宅ケア推進をめぐる法制度政策の現状と課題」『ジュリスト』有斐閣，1993 年
佐藤誠三郎・松崎哲久『自民党政権』，中央公論社，1986 年
佐藤直子『専門看護師制度　理論と実践』医学書院，1999 年
佐藤信人『介護保険——制度としくみ』建帛社，1999 年
佐藤美穂子「訪問看護制度の変遷」『看護研究』第 35 巻第 1 号，医学書院，2002 年

志自岐康子「看護職の専門職的自律性：その意義と研究」『インターナショナルナーシングレビュー』第18巻第1号，日本看護協会出版会，1995年
柴田秀子「日本のヘルスケア政策における看護職の役割に関する遡及的ケーススタディ——1992年看護師等の人材確保の促進に関する法律に焦点を当てて」『日本看護管理学会誌』第4巻第2号，2001年
島崎謙治『日本の医療　制度と政策』東京大学出版会，2013年
島内節「海外の訪問看護の実態」『看護研究』第35巻第1号，医学書院，2002年
下野恵子・大津廣子『看護師の熟練形成　看護技術の向上を阻むものは何か』名古屋大学出版会，2010年
清水嘉与子『私たちの法律』日本看護協会出版会，1992年
社会保険研究所『看護関連施設基準・食事療養等の実際』，2012年
社会保険研究所『訪問看護業務の手引』社会保険研究所，2010年
社会保険研究所『介護保険制度の解説』，1998年
白瀬由美香「英国における看護師の職務拡大」，社会政策学会編『社会政策』第3巻第1号，ミネルヴァ書房，2011年
新藤宗幸『技術官僚——その権力と病理』岩波新書，2002年
菅谷章『日本医療制度史』原書房，1976年
杉下知子「看護職の専門性——領域拡張への提言」『看護教育』第40巻第4号，医学書院，1999年
杉田敦『政治的思考』岩波書店，2013年
杉谷藤子「新職種と問われる看護職の専門性」『看護』第39巻第9号，日本看護協会出版会，1987年
杉中淳「精神保健福祉士の国家資格を創設」『時の法令』1570号，大蔵省印刷局，1998年
砂原茂一，若月俊一「チーム医療と医療チーム」『病院』第38巻第3号，医学書院，1979年
全国訪問看護事業協会『訪問看護における診療の補助のあり方に関する研究報告書』，1998年
全国訪問看護事業協会『訪問看護10か年戦略報告書』，2009年
総務省『規制緩和白書（平成10年版）』，1998年
田尾雅夫『ヒューマン・サービスの組織』法律文化社，1997年
高橋秀行「医療政策の形成をめぐる政治家・官僚・圧力団体」『明治大学大学院紀要』第25集(3)，1988年
滝下幸栄，岩脇陽子，松岡知子「専門職としての看護の現状と課題」『京都府立医科大学雑誌』第120巻第6号，2011年
武士俣敦「職能資格制度の法的構造について(1)——技術系資格を中心に」『福岡大学法学論叢』第37巻第2.3.4号，福岡大学総合研究所，1993年
竹前栄治他監修『GHQ日本占領史第1巻』『GHQ日本占領史第8巻』『GHQ日本占領史』第22巻，日本図書センター，1996年

田島桂子「看護の専門分化にともなう長所と短所」『教育と医学』第31巻第2号,慶応通信,1983年
田中勝子「米国の専門看護婦制度——その歴史と現状」『看護』特別臨時増刊号,日本看護協会出版会,1995年
田中幸子「占領期における保健師助産師看護師法の改正過程」『日本看護歴史学会誌』第13・14号,日本看護歴史学会,2001年
田村やよひ『私たちの拠りどころ保健師助産師看護師法』日本看護協会出版会,2008年
タルコット,ポール「日本の医療政策における連立政権の影響」東京大学社会科学研究所紀要『社会科学研究』第53巻第2・3合併号,2002年,243-268頁
辻功『日本の公的職業資格制度の研究』日本図書センター,2000年
辻哲夫・季羽倭文子「対談:新職種と看護職との協力関係」『看護』第39巻第9号,日本看護協会出版会,1987年
辻中豊『利益集団』東京大学出版会,1996年
坪井栄孝『我が医療革命論』東洋経済新報社,2001年
坪井栄孝『変革の時代の医師会とともに——日本医師会長,世界医師会長として』春秋社,2004年
Davies, Janet「イギリスにおける看護職の役割拡大と権限委譲:処方権の獲得をめぐって」『インターナショナルナーシングレビュー』第32巻第1号,日本看護協会出版会,2009年
テッツ,カレン・B.他「アメリカの在宅ケアと在宅看護」『インターナショナルナーシングレビュー』第27巻第1号,日本看護協会出版会,2004年
土井英子「「療養上の世話」中心の看護業務概念に関する一試論」『Quality Nursing』第9巻第2号,光文堂,2003年
時井聰『専門職論再考』学文社,2002年
鴇田忠彦「日本医師会の行動」鴇田忠彦編『日本の医療経済』東洋経済新報社,1995年
鴇田忠彦編著『日本の医療改革』東洋経済新報社,2004年
戸木田嘉久,三好正巳編著『規制緩和と労働・生活』法律文化社,1997年
外口玉子「新たな価値づくりを可能にする"場"としての「老人訪問看護制度(老人訪問看護ステーション)をめざして」『看護管理』第2巻第1号,医学書院,1992年
土曜会歴史部会『日本近代看護の夜明け』医学書院,1989年
中島明彦「医療供給政策における政策過程の変容」医療経済研究機構編『医療経済研究』第9巻,2001年
中島幸江『拝啓 厚生大臣殿 准看護婦の"准"ってなあに』桐書房,1995年
中西睦子「チーム医療における医師——看護婦関係」『看護』第29巻第5号,日本看護協会出版会,1977年
中野実編著『日本型政策決定の変容』東洋経済新報社,1986年
中野実『現代日本の政策過程』東京大学出版会,1992年
中野康子「訪問看護師の勤務継続と職務満足との関係」『兵庫県立大学看護学部・地域ケ

ア開発研究所紀要』No.15，2008 年
中山洋子「専門職の"自律"とチームアプローチ」『看護白書』平成 12 年版，日本看護協会出版会，2000 年
二木立「介護保険下の訪問看護ステーション」『訪問看護と介護』第 5 巻第 2 号，2000 年
西尾勝『行政学の基礎概念』東京大学出版会，1996 年
似田貝香門「不透明な意思決定過程に驚きと危惧」『看護教育』第 39 巻第 3 号，医学書院，1998 年
似田貝香門「新しい方に期待する――社会学の視点から」『看護管理』第 11 巻第 1 号，医学書院，2001 年
日本医療度労働組合連合会「欧州の看護教育改革と看護事情――「すべての准看護婦を看護婦へ」の運動の発展のために」『賃金と社会保障』No.1165，1995 年
日本医師会『日本医師会創立記念誌』，1997 年
日本医療労働組合連合会「特集　准看護婦「移行教育」問題」『医療労働』412，1999 年
日本看護協会出版会『看護関係統計資料集 2013 年版』，2014 年
日本看護協会出版会『日本看護協会史』第 1 巻～第 6 巻
日本看護協会出版会『近代日本看護総合年表』日本看護協会出版会，1995 年
日本看護協会編『2001 年に准看護婦養成停止の実現を』日本看護協会出版会，1997 年
日本訪問看護振興財団『在宅療養に必要な衛生材料・機材等の取扱いに関する研究』，1998 年
南野知惠子『思い出の立法　十八年の軌跡』自由民主党東京都参議院比例区第六十八支部，2010 年
野村拓『医療改革』青木書店，1984 年
野村陽子「老人保健事業・訪問指導の現状と課題」『社会保険旬報』No.1693，1990 年
野村陽子「訪問看護制度をめぐる法的概要」『看護』第 47 巻第 12 号，日本看護協会出版会，1995 年
野村陽子「近年の訪問看護の歴史」『訪問看護と介護』第 1 巻第 5 号，医学書院，1996 年
橋本紘市『専門職養成の政策過程』学術出版会，2008 年
服部万里子「介護保険制度改革と訪問看護の展開」『Nurse eye』第 19 巻第 4 号，桐書房，2006 年
羽生田俊「21 世紀の看護のあり方について，日本医師会の立場から」『看護管理』第 11 巻第 1 号，医学書院，2001 年
日野秀逸『現代日本の医療政策』労働旬報社，1984 年
久常節子『にわか役人奮闘記』学習研究社，2002 年
平岡敬子「占領期における看護制度改革の成果と限界」『看護学統合研究』第 2 巻第 1 号，広島文化学園，2000 年
平野方紹「福祉関連専門職の資格制度と人材育成」『総合リハビリテーション』第 28 巻第 8 号，2000 年
平林勝政『看護制度に関する研究』平成 12 年度厚生労働省医療技術評価総合研究事業，

2001 年
福井和夫「老人保健法改正の趣旨とその内容」『医療 '91』メヂカルフレンド社，1991 年
藤田由紀子『昭和 50 年代以降の医療政策の変容』東京大学都市行政研究会，1995 年
フリードソン，エリオット『医療と専門家支配』進藤雄三他訳，恒星社厚生閣，1992 年
保健師助産師看護師法 60 年史編纂委員会『保健師助産師看護師法 60 年史』，2009 年
星和美「保健師助産師看護師法と新たな看護」古村節男他編『医事法の方法と課題』信山社，2004 年
細田満和子「「准看護婦問題」についての一考察——プロフェッション論の視点から」『保健医療社会学論集』第 8 号，日本保健医療社会学会，1997 年
細田満和子『「チーム医療」の理念と現実』日本看護協会出版会，2009 年
前田さよ子「既得権者と再教育」『看護』第 2 巻第 6 号，メヂカルフレンド社，1950 年
前原正明『看護師が行う医行為の範囲に関する研究』厚生労働科学特別研究，2010 年
増田雅暢『介護保険見直しの争点』法律文化社，2003 年
松下圭一『政策型思考と政治』東京大学出版会，1991 年
松下圭一『現代政治の基礎理論』東京大学出版会 1995 年
丸山正義講演「看護制度検討会を顧みて」『日本看護学校協議会雑誌』18 巻 2 号，1987 年
三井さよ『ケアの社会学——臨床現場との対話』勁草書房，2004 年
水野肇『誰も書かなかった日本医師会』草思社，2003 年
水巻中正『厚生省研究』行研出版局，1993 年
水巻中正『ドキュメント日本医師会——崩落する聖域』中央公論社，2003 年
見藤隆子「保健師助産師看護師法の 50 年」『看護』第 50 巻第 13 号，日本看護協会出版会，1998 年
南裕子「日本における専門看護師の誕生と発展に向けて」『看護』特別臨時増刊号，日本看護協会出版会，1995 年
宮川公男『政策科学の基礎』東洋経済新報社，1994 年
村﨑満「消防救急の歴史」『月刊自治研』第 34 巻通巻第 389 号，自治労出版センター，1992 年
村松静子『在宅看護への道』医学書院，1998 年
村松岐夫，伊藤光利，辻中豊『戦後日本の圧力団体』東洋経済新報社，1986 年
森山幹夫「厚生省少子・高齢社会看護問題検討会報告書に示された改革方策の達成状況」『国立看護大学校研究紀要』第 7 巻第 1 号，2008 年
ライダー島崎玲子，大石杉乃『戦後日本の看護改革』日本看護協会出版会，2003 年
安田真美他「看護・介護の専門性と共同に関する研究」『聖隷クリストファー大学看護学部紀要』12 号，2004 年
矢野正子「厚生行政について」『日本看護学校協議会雑誌』第 18 巻第 2 号，1987 年
山口富一「言語聴覚士（国家資格）誕生までの概略とその養成」『新潟医療福祉学会誌』第 4 巻第 2 号，新潟医療福祉学会，2005 年
山下麻衣「明治期以降における看護婦資格制度の変遷」『大阪大学経済学』第 50 巻第 4 号，

大阪大学大学院経済学研究科，2001 年
山本あい子『諸外国における看護婦の業務と役割に関する研究』研究成果報告書，2002 年
山本あい子「看護婦の業務と役割の模索」『看護管理』第 13 巻第 12 号，医学書院，2003 年
湯槇ます，小玉香津子「看護の変革・戦後 30 年」『看護』第 33 巻第 1 号，日本看護協会出版会，1981 年
横田真二「臨床工学技士の資格制度の創設」『時の法令』1335 号，大蔵省印刷局，1988 年
横田真二「義肢装具士の資格制度の創設」『時の法令』1335 号，大蔵省印刷局，1988 年
吉武香代子「看護の専門分化を求めて」『日本看護研究学会雑誌』第 18 巻第 1 号，1995 年
米林喜男「保健・医療・福祉専門職の現状と課題」『新潟医療福祉学会誌』第 4 巻第 2 号，新潟医療福祉大学，2005 年

Clarke, P. N., "Nursing leadership and health policy: a dialogue with nurse leaders", *Nursing Science Quarterly*, 2013, Vol. 26, No. 2.

Clavelle, J. T., "Nurse practitioner/physician collaborative practice", *The Journal of Nursing Administration*, 2013, Vol. 43, No. 6.

Courtenay, M., "Nurse prescribing and community practitioners", *The Jounal of Family Health Care*, 2010, Vol. 20, No. 3.

Eskildsen, M., *Nursing home care in the USA*, Geriatrics & Gerontology International 2009, Vol. 9, No. 1.

Feldman, Harriet R., *The Nursing Shortage*, Springer Publishing Company, Inc. 2003.

Kingdon, John W., *Agendas, Alternatives, and Public Policies*, 2nd Ed. Addison-Wesley Educational Publishers, 1995.

McHale, Jean, Tingle, John, *Law and Nursing*, 2nd Butterworth Heinemann.

Nannini, A., "The Health policy pathfinder: an innovative strategy to explore interest group politics", *The Journal of Nursing Education*, 2009, Vol. 18, No. 10.

Tellez, M., *California nurse staffing Law and RN workforce changes*, Nursing Economic$, 2013, Vol. 31, No. 1.

あとがき

　本書のテーマとした「看護制度と政策」は，まさに私の職業の大半を占めた仕事であり，本書はある意味で仕事の集大成ともいえるものである。これまでを振り返ってみると，看護大学を卒業した後，医療機関，保健所そして研究所と10年間現場を経験した後に厚生労働省に入り，ここで27年間定年まで勤めた。看護職のキャリアとしては稀な経験を積んできたと思う。厚生労働省では保健・医療分野を中心にいくつもの制度の創設や法改正を経験し，また委員会や検討会を運営して制度的な課題の解決に取り組んできた。しかし押し寄せる業務に追われ，一つ一つの仕事を深く考える時間もなく，全体の動きがなかなか見えない状況が続き，やりがいのある仕事ではあったが不充足感がぬぐえなかった。

　そんな折，在職中に法政大学大学院で政治学を学ぶ機会を得て，これまでの仕事のまとめとして看護制度と政策について研究しようと考え，博士論文を作成した。本書は，2012年3月に，法政大学大学院政治学研究科に提出した博士論文『看護の政策過程』を原型とし，加筆訂正したものである。

　本書を作成する過程でわかったことであるが，「看護」と「政策」という，二つのテーマの両者を取り扱っている出版社がほとんどなかったのである。要するに，私が取り組んだ分野は，看護でも政策でもマイナーであるということを痛感させられた。また，現在，私は看護教育の場に身を置き，大学院で看護政策論を教授しているが，この分野はまだまだ未知の世界というか，開拓されていない分野である。そのため，どのような教育を行うべきか，その内容や方法はいまだに混沌としている。もちろん教科書とすべき書物はほとんどないので，本書は政策論としては不十分なものではあるが，看護政策を学ぶ諸氏に何らかの参考になればと思い，出版することにした。

　本書のベースとなった博士論文の執筆は，定年退職後の1年間に集中していた。この間に法政大学の図書館に通い，多くの本に囲まれる幸せな日々を

過ごし，また日本看護協会や日本医師会の図書館にも足を運び，種々の資料を収集した。このように資料を探し，読み，理解することで，これまでいかに表面的な認識で仕事を進めてきたかを反省させられたし，学ぶことによる新たな発見も数多く経験した。制度の歴史的変遷では，法政大学大原社会問題研究所で専門家でないとコピーができないような古い資料を読み，保助看法創設時の激しかった労働運動の実態を明らかにすることができ，また，政策過程として資料を整理しなおすことで，歴史から学べることが見出せたと思っている。また看護職の資格制度は当然のものとして深く考えていなかったが，社会学等の研究成果から医療の資格制度のあり方を考えることができ，資格制度の本質に少しは迫ることができたと思う。そして准看護師制度の政策過程分析では，国会や関係団体の資料を集め，政策ストーリーとして整理する中で，関係者の力関係の中で何が起きていたのかが次第に明らかとなり，このような分析の重要性を痛感させられた。

筆者は厚生労働省に在籍していたので，看護政策には精通していると思われがちであるが，直接関わっていないものも多い。本書で取り上げた訪問看護制度の創設には併任という形で関与したが，准看護師制度の検討にはまったく関わっていなかった。准看護師制度の政策過程についてはさまざまな資料を読むことで，政策のダイナミックな動きや全体の流れが見えてきて，研究者としての醍醐味を味わった。

本書の執筆を通して，看護制度として取り組むべき課題や政策推進方策は見えてきたが，具体的な解決方策を示すまでには至らなかった。そして，看護政策の研究課題にはほとんど手が着けられていないことも見えてきた。このような状況にあることから，今後，本書を下敷きとして，後輩たちによって看護制度の課題が議論され，また，政策的な研究が進められることを期待したい。

ここで，本書の執筆に至るまでにご指導をいただいた方々に謝辞を述べたい。

まずは，法政大学大学院の修士課程・博士課程を通して指導教授であった武藤博己先生に感謝を申し上げたい。武藤先生には修士課程で政策過程を最

初に教えていただき，修士論文・博士論文を通して，看護学の研究しかわからない私に，丁寧に政治学の研究についてご指導をいただいた。その間，武藤ゼミに参加して多くの学生の研究に触れ，私の関心の幅を広げていただいた。博士課程修了後は，本として刊行してくれる出版社が見つからずあきらめかけていたが，武藤先生から粘り強い励ましをいただき，また刊行のきっかけをつくっていただいた。先生には言葉で言い尽くせないほどの多大なご指導とご支援をいただいた。心から御礼申し上げる。そして，博士論文の副指導教授であった廣瀬克哉先生にも感謝を申し上げたい。先生には研究の方向性がずれがちな私の論文に対して的確なご指導をいただき，また，公共政策学の講義を通じて，政治学の学びを深めることができたと思っている。宮﨑伸光先生からは，博士論文の審査にあたり貴重なご助言をいただいて視野を広げることができたこと，そして宮﨑ゼミを通して現在もご指導いただいていることに，改めて御礼申し上げる。また，武藤ゼミ，宮﨑ゼミの皆様方に感謝申し上げたい。共に切磋琢磨して学ぶ中で多くの刺激を受け，また研究を深めることができたと思っている。

　そして本書でかなり引用をさせていただいた松下圭一先生に，この場を借りて感謝を申し上げたい。松下先生には修士課程で政治政策論を教えていただき，最も影響を受けた先生である。特に，先生の講義では厳しい指摘を受けたが，将来を見通す力をつけていただいたと思っている。授業終了後に松下先生と懇談する機会を得て，研究者として現場から学ぶ真摯な姿勢を知り，先生の人柄に触れられたことは私の宝物である。その他，法政大学大学院政治学研究科の諸先生からも講義等を通して大いに知的な刺激を受け，政治学の理解を深めることができた。諸先生方に心から感謝申し上げる。

　振り返ってみると，私が本書をまとめる上で最も基本的な学び場は，厚生労働省での仕事を通してであった。厚生省には30代で就職したが，看護学の教育しか受けておらず，看護の仕事しかわからない私に，行政マンとして一から指導してくださった多くの同僚そして諸先輩の方々には，言葉では尽くせないほどお世話になった。特に最初の職場の上司であった湯沢布矢子室長には心から感謝申し上げたい。このような多くの方々からご指導，ご鞭撻いただき，そしてご支援をいただいたことに対して，改めて深く感謝の意を

表したい。

　そして，本書の作成までにご支援をいただいた友人に感謝を申し上げたい。特に武藤ゼミの宮本郁子さんには，論文執筆中に病気で入院した時に励ましていただき，そして本の完成まで細かな相談に乗っていただいた。心から感謝申し上げる。また，本書の出版でつまずいた時に，東京都看護協会長の嶋森好子さんや朝日エルグループ会長の岡山慶子さんから本書の刊行を勧めていただいたことで，何とか完成にまでこぎつけた。この場を借りて改めて御礼申し上げる。

　ここで，本書の表紙に掲載している「オーヴェルの麦」について触れておきたい。この絵は緒方洪章先生の作品で，背景も含めてすべて点描で書かれており，麦の穂が1本凛としているところが気に入り，本書への掲載を依頼したものである。また，「麦は咲き明日へと育って行く」という中島みゆきの麦の唄のように，この麦の穂には看護制度がよりよい制度に育っていくことへの期待も込めている。緒方先生にはこの絵の掲載を快諾していただけたことを心から感謝申し上げたい。

　本書の出版にあたっては，2014年度法政大学大学院博士論文出版助成の交付を受けた。法政大学出版局の勝康裕前編集部長および郷間雅俊編集部長にも，御礼を申し上げたい。

　私事で恐縮であるが，私を支えてくれた家族，特に日常生活を顧みずに仕事に専念してきた私を忍耐強く見守ってくれた夫に，この場を借りて感謝したい。そして，私が博士課程を修了したことを最も喜んでくれた父は98歳になり，また母も93歳になった。この本は，90歳代になっても二人で支え合い自立した生き方をしている両親に捧げたい。

2015年3月

著　者

索引

あ行

アクター 44, 57, 71, 147, 191-92, 194-96, 198, 200, 252-53, 259, 261, 267-68, 270, 280-81, 284-85, 287, 290, 332
天野正子 92, 116, 304-05, 320
医行為／医療行為 10-11, 13-16, 18, 21-22, 41-42, 104-05, 111, 116, 120-21, 133, 135-38, 144, 220, 251, 293-96, 310, 312
医行為の禁止 10-11, 14-16, 18, 41
医師の指示 1, 10-11, 13-14, 18, 22, 26-27, 41-43, 80, 82, 102-06, 115-17, 120, 122, 134-35, 137, 164, 216-19, 233, 239-41, 249, 251-52, 256, 258, 260, 272, 292-93, 303-08, 311-12, 322-23, 328
石村善助 81, 89-91, 94, 97, 317
医制 6, 11-16, 19, 28-29, 68, 77, 123-25, 127, 322
井上なつゑ 34, 37, 52, 54
医療介護推進法 327-28
医療関係職種 7, 79, 91, 93-94, 123-24, 127-32, 134-39, 293-95, 298, 310-13, 315, 319-20, 322-23, 328-29, 337
医療資格制度 28, 79, 82, 97, 122, 134-35, 137-38, 299, 309, 331
医療政策 123, 196-98, 200, 203-04, 269, 271, 273, 280-81, 330, 333, 339-40
医療制度調査会 5, 67-68, 128, 130, 133, 161, 289, 313
医療法 33, 71, 74-75, 80, 84, 86, 124, 165, 199, 204, 214, 271, 299, 328

影響力関係 7, 191-92, 200, 253, 267-68, 270, 280, 340
NHS（national health service） 103, 114, 202
NP（nurse practitioner） 105, 108-09, 112-13, 119, 319
乙種看護婦 32-33, 35, 44, 48, 50, 53, 60-62, 65-66, 76, 298
オルト課長 30, 36, 47, 62, 64-65

か行

介護保険法 1, 80, 84, 87, 146, 209-11, 213, 215-16, 220, 222, 247, 269
改正研究会 34, 53, 56, 61-64
金子光 30-33, 35, 64, 67
看護管理（者） 327, 334, 336
看護教育 5, 13, 18, 20-21, 30, 47-48, 58, 63, 69-70, 75, 81, 99-100, 114, 122, 148-49, 153, 158, 160, 163, 178, 180-82, 184, 187, 201, 231, 270, 294, 297, 314, 319-22, 324, 330, 338, 343
看護業務検討ワーキンググループ 120
看護実践・職務行為に関する法 101
看護師等の人材確保の促進に関する法律（看護人確法） 71, 75, 84-85, 88, 165, 301-02, 328, 335
看護職員確保対策 71, 85, 164, 166, 220, 300-01
看護職員需給見通し 166, 200, 202, 301
看護職不足 4-5, 35, 55, 60-61, 65, 67, 69-72, 84, 156, 161-62, 164-66, 202, 220, 225, 276, 291,

看護制度検討会　70, 117, 164-65, 227, 258, 315
看護制度審議会　30-31, 34, 39, 43, 49, 56, 61, 63
看護体制検討会　69
看護婦規則　6, 9-11, 14, 17-18, 20-23, 26-27, 29, 31, 40-41, 60, 77, 82, 222
議員立法　34, 37, 57, 73, 75-76, 96, 123, 127
看護人確法　→　看護師等の人材確保の促進に関する法律
規制改革会議　95
規制緩和　119, 242-46, 248, 251-52
規制緩和小委員会　243-49, 252
規制政策　246, 285
既得権擁護　33-34, 56, 62
旧制度看護師　33, 35, 37, 48, 52-56, 60-63, 65-66
行政改革委員会　242, 243-46, 250, 252, 285
業務法　8, 81-82, 98, 101, 104, 107, 110-11, 115, 122, 136, 137, 291, 292-94, 303, 309, 318
キングダン　223, 274-77, 279, 283, 314, 333, 336
健康保険法　4, 6, 25, 80, 86, 128, 166, 243, 288
原始スープ　277-79, 288, 314, 333
健康保険組合連合会（健保連）　235, 259, 268
甲種看護婦　32-34, 44, 48, 52-56, 59-61, 66, 298
国民医療総合対策本部　228-29, 231, 253, 258, 262, 282, 286, 288
国民医療総合対策本部中間報告（「中間報告」）　229-32, 258, 262
国民医療法　17, 27, 29-31, 48-49, 59, 76, 124-26

さ 行

在宅看護　81, 105-06, 117-18, 144, 221, 226, 228, 259
サムス局長　36-37, 47, 49-50, 65
参議院厚生委員会　34, 36, 56, 64-66, 181, 183, 237, 239-40
参議院社会労働委員会　68, 144, 162
産婆規則　6, 9-11, 14-18, 22-23, 26, 29, 39, 41-42, 77, 82, 124
CNS（clinical nurse specialist）　105, 107-08, 110, 112, 319, 338
社会的入院　243, 253, 259, 261, 275
社会福祉士及び介護福祉士法　74, 141-43, 219-20, 296
衆議院厚生委員会　35-36, 56, 59, 61, 63-66, 170, 180, 218, 237, 240
衆議院社会労働委員会　162
准看護師制度　2-8, 36, 38, 44, 54, 65, 68-70, 93, 96, 98, 128, 147-48, 152-61, 164-65, 167-68, 170, 172-73, 176-77, 179-82, 186, 190-94, 200-05, 207, 209, 257, 267-82, 284-89, 291-92, 297-98, 306, 308, 310, 312-17, 331, 344
准看護師問題　7, 72, 147, 152-53, 155-56, 160, 164-73, 175-76, 178, 180-81, 185, 188, 190-92, 195-96, 198-99, 201-04, 206, 257, 260, 276-77, 282, 284, 288, 297, 317, 339
准看護師養成停止　7, 157, 171-73, 177, 180-81, 186, 189-90, 192-93, 195, 199, 201-03, 205-06, 273-74, 276, 278-80, 288-89
准看護婦の移行教育に関する検討会（移行教育検討会）　72, 184, 186-87, 189-91, 193-94
准看護婦の資質の向上に関する検討会（資質向上検討会）　72, 184, 186-87, 189-90, 194
准看護婦問題調査検討会　155, 168, 170-71, 173, 176-78, 180, 184, 186, 190, 193-94, 201-02, 206, 297
准看護婦問題調査検討会報告書　155, 176-77, 180, 184, 186, 190, 193
准看護婦養成停止　156, 175, 181, 183
少子・高齢社会看護問題検討会　72, 165-68, 170, 193, 276
処方看護師　105, 107-08, 110-11, 113-14, 307
診療の補助　1, 10, 23, 40-42, 74, 80, 101, 104-05, 115-16, 120, 122, 134, 136-37, 148, 153, 164, 197, 211, 216-19, 238, 293-94, 296, 303, 305, 307-12, 315, 322
診療報酬　49, 71, 80, 84, 86-88, 105, 112, 117, 119, 165-66, 209-10, 225-28, 231, 242, 250-53, 256-57, 261, 296, 299-300, 305, 315, 330
政策型思考　205

政策過程研究　3-4, 7, 44-46, 51, 67, 77, 147, 165, 191-92, 198, 200, 204, 207, 209, 228, 252-53, 257, 259-61, 264, 267, 271-72, 274-75, 280-81, 284-89, 291, 309, 327, 331-32, 334-6, 338-40
政策決定過程　7, 44, 57, 60, 114, 222, 274, 339
政策コミュニティ　192, 198-200, 253, 260, 272-73, 278-89, 332-33, 337
政策段階　7, 44, 57, 60, 147, 191-92, 200, 253, 261, 267, 274-75, 280, 282-83, 332
「政策の窓」　223, 274-75, 336
政策目的　62-64, 204-05, 336
政策目標　62, 122, 165, 205-06, 262, 281, 287, 313-14, 316
政策類型　206
政府提案　69, 96, 130, 141, 162, 255, 264
1951年改正　6, 29, 43-44, 49, 57, 60, 66
専門家政策コミュニティ　198-200, 260, 272-73, 278-82, 287, 289, 333, 337
専門看護師　5, 70, 97, 103, 105-19, 221, 294, 307-08, 310, 316, 319-20, 331, 338
専門職化　66, 92, 116, 291, 299, 303-04, 306, 308, 310, 317-22, 325

た 行

退院患者継続看護・指導料　210, 225, 227, 257
代替策　206
田尾雅夫　91, 93, 306
地域完結型　328-30, 339
地域包括ケア　293, 328-29
チーム医療　6, 83, 96, 104, 113, 119-21, 130, 137, 293-96, 299, 303, 309-12, 315, 317, 322-24, 328
チーム医療の推進に関する検討会　119, 121, 295, 312, 323
中間報告　→　国民医療総合対策本部中間報告

な 行

二重構造　7, 44, 148, 153-54, 159, 188, 291, 297-99, 313-14
日本医師会　34, 49-51, 61, 127, 132, 155-56, 161-62, 164, 168, 171-73, 175-77, 179-88, 190-200, 205, 216, 226-28, 230-33, 235-37, 241-42, 244, 248, 250, 253, 255-60, 263, 268-71, 273-74, 280, 315, 344
日本看護協会　30, 33-34, 36-37, 48-49, 51-54, 56, 59-61, 63, 67, 71-72, 75, 96, 106-07, 117, 132, 142, 155, 161-63, 168-72, 175-78, 181-99, 201-02, 205, 217, 219, 221, 224-26, 231-32, 235, 240-42, 244, 248, 253, 256-58, 260, 263, 268-74, 276, 280, 319, 321, 339
『にわか役人奮闘記』　166, 178
認定看護師　5, 106-07, 117, 221, 308, 319

は 行

バンドワゴン効果　263, 278, 337
「風鈴」　234, 238, 283, 287
プロフェッション研究　79, 89, 91
訪問看護制度　3-4, 6-7, 80-81, 87, 106, 118, 146, 166, 209-10, 213, 215-23, 226-28, 231-43, 245, 252-64, 267-76, 278-80, 282-88, 290-91, 293, 305, 311, 332-33, 336, 344
訪問看護モデル事業　220, 231-33, 237, 254, 256, 258, 262-64, 268, 271, 278, 282, 286, 288
訪問指導　88, 223-24, 226, 228-29, 231, 254, 256, 261, 276
保健師助産師看護師法（保助看法）　1-10, 13-17, 22-23, 27-46, 48-70, 72-77, 79-86, 88-89, 98, 100-01, 115, 118, 120-22, 124-26, 131-32, 137-39, 147-48, 152-53, 162-63, 175, 204, 209, 217, 238, 248, 291-94, 296-98, 303-04, 306, 308-09, 312, 318, 320-22, 328, 330, 334-35, 344
保健師法案　30-31, 39-40, 58, 162
保健婦規則　6, 9-11, 23-29, 31, 38, 43
保助看法改正　2, 5-6, 29, 33-37, 49, 51, 53-56, 60-61, 63-69, 75, 82, 85, 96, 98, 118, 120, 122, 163, 292, 309, 320-21, 335

索引　**359**

や 行

薬剤師　12, 33, 122-26, 129, 292, 332
「山崎試案」　34-35, 53, 63-64

ら 行

利益団体　197-98, 333
療養上の世話　10, 23, 40-42, 44, 73, 80, 101-02, 105, 115, 118, 122, 137, 144, 148, 153, 197, 211, 216-18, 238, 249, 256, 296, 303, 305, 307, 309, 323
療養費制度　236, 238, 248, 254-55, 262, 276, 278, 288

日本労働組合総連合（連合）　235, 244, 259, 268
連合国軍総司令部（GHQ）　29-32, 34-36, 39-40, 45-49, 51, 55, 57-59, 62-67, 122, 125-27, 129, 197, 292
老人訪問看護制度　72, 238, 240-41
老人保健法改正　7, 209, 216, 218, 223, 233-34, 235-37, 239, 241, 253-55, 257-59, 262-64, 268, 284, 286-87, 293, 332, 336
老人保健審議会　218, 234-37, 241, 253-55, 258, 263, 273, 287
労働組合　34, 45, 49, 53, 55-57, 59-62, 155, 187, 191, 201, 235, 244, 253, 268

●著者紹介

野村陽子（のむら・ようこ）

1973年聖路加看護大学卒業。博士（政治学，法政大学大学院）。病院，保健所，研究所を経て1984年厚生省入省。保健指導室長，看護課長を経て2014年から京都橘大学教授。2019年から名寄市立大学学長。

看護制度と政策

2015年3月18日　初版第1刷発行
2022年9月9日　　第4刷発行

著　者　野村陽子
発行所　一般財団法人　法政大学出版局

〒102-0071 東京都千代田区富士見2-17-1
電話03 (5214) 5540　振替00160-6-95814
組版：緑営舎／HUP　印刷：三和印刷　製本：誠製本

© 2015 Yoko Nomura
Printed in Japan

ISBN978-4-588-67518-8

ケアのリアリティ 境界を問いなおす
三井さよ・鈴木智之 編著 …………………………………… 3000 円

ケアとサポートの社会学
三井さよ・鈴木智之 編 ……………………………………… 3300 円

子どもの医療と生命倫理［第2版］
玉井真理子・永水裕子・横野恵 編 ………………………… 3200 円

成年後見制度の新たなグランド・デザイン
法政大学大原社会問題研究所・菅富美枝 編著 …………… 5700 円

大都市における高齢者の生活
奥山正司 著 ………………………………………………… 6000 円

日本仏教の医療史
新村拓 著 …………………………………………………… 3300 円

国民皆保険の時代 1960, 70年代の生活と医療
新村拓 著 …………………………………………………… 2800 円

在宅死の時代 近代日本のターミナルケア
新村拓 著 …………………………………………………… 2800 円

ホスピスと老人介護の歴史
新村拓 著 …………………………………………………… 2400 円

日本医療社会史の研究 古代中世の民衆生活と医療
新村拓 著 …………………………………………………… 7500 円

死と病と看護の社会史
新村拓 著 …………………………………………………… 3000 円

歴史のなかの障害者
山下麻衣 編著 ……………………………………………… 4000 円

分別される生命 20世紀社会の医療戦略
川越修・鈴木晃仁 編著 …………………………………… 3500 円

高齢社会と家族介護の変容 韓国・日本の比較研究
金貞任 著 ……………………………… オンデマンド版 5600 円

表示価格は税別です